말지각검사의 실제 2판

| 대한청각학회 편 |

Speech Perception Test in Practice

2nd ed.

학지사

집필진 소개

김은연 명지대학교 통합치료대학원 언어치료학과

김진숙 한림대학교 자연과학대학 언어청각학부

문인석 연세대학교 의과대학 이비인후과

박경호 가톨릭대학교 의과대학 이비인후과

박민현 서울대학교 의과대학 이비인후과

박현영 서울대학교병원 언어청각센터

방정화 한림국제대학원대학교 청각언어치료학과

신유리 소리의원

윤미선 나사렛대학교 보건의료재활치료학부 언어치료학과

이승환 한양대학교 의과대학 이비인후과

이영미 이화여자대학교 사범대학 언어병리학과

이재희 한림국제대학원대학교 청각언어치료학과

이준호 서울대학교병원 의과대학 이비인후과

이지연 서울아산병원 이비인후과

이효정 한림대학교 의과대학 이비인후과

임기정 고려대학교 의과대학 이비인후과

장선아 소리의원, 연세대학교 언어병리통합과정

장지원 한림대학교 의과대학 이비인후과

장현숙 한림대학교 자연과학대학 언어청각학부

정성욱 동아대학교 의과대학 이비인후과

정종우 울산대학교 의과대학 이비인후과

조창현 가천대학교 의과대학 이비인후과

한우재 한림대학교 자연과학대학 언어청각학부

홍성화 성균관대학교 의과대학 이비인후과

편집위원 소개

임기정 고려대학교 의과대학 이비인후과

장선아 소리의원, 연세대학교 언어병리통합과정

장지원 한림대학교 의과대학 이비인후과

장현숙 한림대학교 자연과학대학 언어청각학부

2판 발간사

대한청각학회는 1966년에 창립되어 청각과 연관된 진료와 연구를 체계적으로 시작하였으나, 말지각검사 및 언어치료 분야에 있어서는 1988년 인공와우이식 수술이 국내에 소개된 이후에 비로소 학문적 · 실제적 발전이 시작되었다고 할 수 있습니다. 이러한 변화에 대해 유사 분야에서 진료 또는 연구를 수행하는 분들의 지식을 공유하고 표준화된 진료의 기틀을 마련하고자 대한청각학회에서는 2015년에 이과학 · 청각학 · 언어병리학 분야의 전문가들이 모여『말지각검사의 실제(Speech Perception Test in Practice)』를 발간하였습니다. 소아난청 환자부터 고령화에 따른 난청까지, 청각재활에 필요한 보청기와 인공와우이식 수술의 수요 증대에 따라 정확하고 표준화된 말지각검사의 활용이 필수적이었기에 실제적 검사 방법과 구체적인 지침이 있는 교과서가 필요하였고, 제1판은 새롭게 말지각검사를 공부하거나 접하는 임상의 · 청각사 · 언어치료사를 위한 기본 교재로 활용되었습니다.

『말지각검사의 실제』의 1판이 발행되고 6년이 지나 국내에서도 다수의 말지각검사가 개발되고 이를 임상에서 적용하며 학문적으로 검증하는 연구가 이루어짐에 따라, 최신의 내용으로 보충하고 더 심도 있게 정리한 개정판을 발간하게 되었습니다. 1판이 청각장애인의 청각재활에서 말지각 능력의 위계적 발달에 대한 소개와 말지각 능력의 발달 수준에 따른 다양한 검사법을 소개하였다면, 개정판에서는 보다 신뢰성과 타당성이 검증된 검사도구 위주로 재구성하였고, 또한 새롭게 검증된 말지각 검사도구들을 추가하여 소개하였습니다.

말지각검사 개발에 기여하신 여러 교수님과 개정판 작성에 소중한 지식을 제공해 주시고 노고를 아끼지 않으신 각 분야의 교수님, 소중한 말지각 검사도구를 아낌없이 제공하고 책 발간에 도움을 주신 분들께 감사를 드리며, 앞으로 말지각검사의 지속적인 개발과 연구 및 활용을 위해 노력하실 많은 분께도 감사의 말씀을 드립니다. 이 책의 발간을 위하여 많은 수고를 하신 대한청각학회 임기정 기획임원과 장지원 편집위원장을 위시하여 각 장을 집필하신 저자와 편집위원들의 노고에 감사드립니다.

끝으로 모든 이과학 및 청각언어 관련 분야에 종사하시는 분들께서 이 지침서를 간직하고 사용하셔서 청각장애 극복에 큰 도움이 되기를 희망합니다.

2021년 7월

대한청각학회 회장 이준호

2판 머리말

조기 난청의 발견 및 중재, 보청기 및 인공와우의 지속적인 발전 등으로 청각장애인의 구어 의사소통에 대한 요구가 더욱 증가하고 있으며, 보장구 보험급여 지원 기준 등으로 순음청력검사와 더불어 의사소통 능력을 직접적으로 측정할 수 있는 말지각검사의 사용이 무엇보다 중요시되고 있다. 청각장애인의 말지각 능력은 위계적으로 발달하고 그 수준이 다양하여 한두 개의 말지각검사만으로는 개인의 말지각 능력을 측정할 수 없다. 즉, 다양한 말지각 수준을 측정하기 위해서는 다양한 검사도구가 사용될 필요가 있으며, 특히 신뢰성과 타당성이 있는 객관적인 검사도구의 사용과 더불어 정확한 검사 방법과 해석이 요구된다. 이에 2013년 대한청각학회에서는 청각언어검사 표준화위원회를 발족하고, 첫 단계로서 지금까지 국내에서 개발되어 임상에서 사용되고 있는 말지각검사를 집대성하여『말지각검사의 실제』를 출간한 바 있다. 초판이 출간된 이후 7여 년간 국내에서 여러 말지각검사의 개발과 이를 적용하고 검증하는 연구가 이루어짐에 따라 최신의 내용을 보충하고 좀 더 심도 깊게 정리하여 개정판을 발간하게 되었다.

『말지각 검사의 실제(2판)』은 총 3부 11장으로 이루어져 있다. 제1부는 개관 부분으로 말지각과 말지각 발달을 정의하고 말지각검사의 요소, 고려점, 분류 등을 다루었다. 제2부는 말지각과 관련된 발달척도검사, 설문지검사, 말지각 자극 단위에 따른 패턴, 음소, 단어, 문장수준검사로 각 장을 구성하였으며, 이 외에 비언어적 자극인 환경음검사를 포함하여 총 7장으로 구성하였다. 제3부의 제9, 10, 11장에서는 말지각처리 기능과 관련하여 소음하 말지각검사, 소리방향성검사, 중추청각처리검사를 소개하였다.

제2판은 제1판의 구성과 배열을 그대로 유지하되, 각 단원마다 최신 연구 결과를 추가하였다. 또한 검사기관 간 정성적 · 정량적 교류가 더 활발해질 수 있도록 연구를 통해 검증되지 않은 검사는 가급적 제외하였으며, 신뢰성과 타당성이 검증된 검사도구 위주로 재구성하였고 또 새롭게 검증된 말지각 검사도구들을 편입하여 소개하였다. 제1판에서와 마찬가지로 각 단원의 저자들은 의학, 청각학, 언어병리학의 이론 및 임상 전문가로 구성된 다학제팀으로, 용어 통일, 내용과 범위에서의 상충된 부분을 최소화하고 각 학문 영역에서의 임상적 적용을 더욱 확장하였다.

이 책은 국내에서 개발된 말지각검사를 총망라하여 소개하고 있으므로 말지각검사에 입문하는 학습자는 물론, 청각장애인을 대상으로 말지각검사를 직접 실시하고 결과를 해석하며 임상에 적용하는 전문가에게 필수적인 지침서가 될 것이다. 이 책을 통하여 말지각검사의 중요성을 인식하고 청각장애인의 의사소통 능력을 정확히 평가하여 그에 알맞은 중재가 이루어지기를 기대한다.

말지각검사는 시대성이 요구되므로 지속적인 개발과 연구가 필요하다. 특히 보청기 및 인공와우 등 발전하는 청각기기들의 대상자 선정 및 효과 평가에 말지각검사는 중요하고 필수적인 검사로 발전되어 나갈 것이다. 이 책이 이러한 변화에 발맞추어 우리나라의 말지각검사의 표준화와 발전에 기여하고 방향을 제시하는 지침서가 되기를 바란다.

2021년 7월

대한청각학회 부회장 장현숙

『말지각 검사의 실제(2판)』 개정위원장 장지원

대한청각학회 기획임원 임기정

1판 발간사

대한청각학회는 이과학, 청각학, 언어병리학 분야의 전문가들이 함께 모여 약 2년간에 걸친 노력으로 마침내 『말지각검사의 실제(Speech Perception Test in Practice)』를 발간하게 되었습니다. 대한청각학회가 1966년에 창립되어 청각과 연관된 진료와 연구가 체계적으로 시작하였다고 본다면 말지각검사 및 언어치료 분야는 1988년 인공와우이식술이 소개된 이후 학문적 또는 실제적 발전이 시작되었다고 할 수 있습니다. 이러한 변화에 대해 유사 분야에서 진료 또는 연구를 수행하는 분들이 지식을 공유하고 표준화된 진료의 기틀을 마련하고자 대한청각학회에서는 일련의 책자 발간을 기획하게 되었습니다. 그 첫 번째 작업으로 2008년 『청각검사지침』을 발간하였습니다. 이를 통해 청각에 대한 실제적 검사 방법을 설명하고 구체적인 지침을 마련한 바 있으며, 새롭게 청각학을 공부하는 청각사 등에게 이러한 지식을 쉽게 접근할 수 있도록 대한이비인후과학회에서 주관하는 청각사연수과정의 기본 교재로 지금까지 활용하고 있습니다.

신생아청각선별검사로 늘어나는 신생아를 포함한 소아 환자의 난청부터 고령화에 따른 난청까지의 청각 재활에 필요한 보청기 또는 인공와우이식술의 수요 증대에 따라 정확하고 표준화된 말지각검사 활용이 청각-말-언어 평가에 필수적이라고 하겠습니다만 지금까지 서로 다른 검사도구와 방법이 혼재되어 있어 서로 간의 평가 결과의 비교에 어려움이 많았으며 의료 보험 적용 기준에서도 혼돈이 있어 왔던 것도 사실입니다. 대한청각학회에서는 표준화된 말지각검사법 개발의 첫 단계로 현재 각각의 임상 현장에서 사용하고 있는 말지각검사에 대해 균형 있게 소개하고 서로 간의 장단점을 공유할 수 있는 책을 발간하기로 하고 2년간의 각고 끝에 『말지각검사의 실제』라는 책을 발간하게 되었습니다. 이 책이 향후 대한청각학회

회원들이 자신들의 말지각검사 지침을 개선하고, 표준화된 검사 지침 제작에 상식적인 통일을 이루는 데 근간이 되었으면 합니다.

우선 인공와우이식술의 소개와 더불어 말지각검사 초기 개발에 기여하셨던 많은 교수님과 소중한 말지각검사도구를 아낌없이 제공하고, 책 발간에 도움을 주셨던 분들께 감사를 드리며, 앞으로 통일된 검사법의 개발과 활용에 노력하실 많은 분들께도 부탁의 말씀을 드립니다. 이 책의 발간을 위하여 많은 수고를 하신 대한청각학회 조양선 기획임원과 임기정 편집위원장을 위시하여 각 단원을 집필하신 저자들과 편집위원들의 노고에 감사드립니다.

끝으로 모든 이과학 및 청각언어 관련 분야에 종사하시는 분들께서 이 지침서를 간직하고 사용하셔서 청각장애 극복에 큰 도움이 되기를 희망합니다.

2015년 3월

대한청각학회 회장 홍성화

1판 머리말

청각장애는 전 생애에 걸쳐 발생할 수 있으며 높은 유병률을 보이는 질환 중 하나다. 선천성 고심도난청(농)의 경우 전체 선천성 질환 중에 세 번째로 높은 유병률을 보일 뿐만 아니라, 농으로 인해 언어 및 인지 발달 부전과 기능 장애가 발생하며, 이는 이후에 막대한 교육적 · 의료적 비용의 소모를 가져온다. 더욱이 성인기에 도달한 청각장애인에 대한 복지 비용의 증가를 피할 수 없게 된다. 한편, 우리나라의 65세 이상 고령인구 비율은 나날이 증가하여 2000년대 초반에 이미 고령화 사회에 진입했으며, 오는 2018년에는 14.3%, 2026년에는 20.8%로 초고령화 사회에 도달할 전망이다. 이에 따라 노년기의 보청기 수요가 폭발적으로 증가할 것으로 예상된다.

이렇게 청각에 장애를 가지는 다양한 연령층에 대하여 보청기나 인공와우 등을 이용한 적절한 재활을 제공하는 데 청각언어 검사의 중요성과 유용성이 대두되고 있다. 우리나라에서는 2005년부터 인공와우에 대한 보험 지급이 시작된 이후 고심도난청으로 잘 듣지 못하던 청각장애인이 인공와우 수술을 받고 새로이 소리를 듣는 데 많은 도움을 받고 있다. 따라서 수술 전에 인공와우 대상자 선정을 위한 청각적 반응에 대한 체계적이며 종합적인 평가가 필요하게 되었으며, 수술 후 청각언어 재활에 대한 평가와 훈련 또한 매우 중요한 부분이다. 특히 아동에게는 청각 언어 발달에 대한 지속적인 평가를 통하여 정상적인 발달이 이루어지는가를 면밀하게 관찰해야 할 필요성이 있다.

현재 우리나라는 영유아부터 성인에 이르기까지 청각장애 환자의 비율이 계속적으로 증가하고 있고, 이들의 청능 수준을 향상시키기 위한 보청기 또는 인공와우를 최적의 조건과 상황에서 사용할 수 있도록 병원, 기관 및 관련 센터의 협력하에 다각적으로 노력하고 있다. 또한 청능 및 말과 언어 능력의 향상을 위하여 청능재활 및 언어치료가 시행되고 있는데, 이때 청각과 말-언어에 관한 평가를 객관적이고 정확하게 시행하는 것이 추후 재활의 목표 설정과 실행에 중요한 부분이다. 그러나 이러한 중요성에 비해 진단과 재활의 근간이 되는 평가 자료를 산출하기 위한 정확하고 광범위한 평가도구가 제대로 갖추어지지 못한 것이 우리의 현실이다.

현재 우리나라에서 인공와우 검사평가를 포함한 청각언어 검사의 문제점을 다음과 같이 정리해 볼 수 있다. 첫째, 다양한 검사가 혼재되어 있으며, 부르는 명칭 또한 기관 · 병원마다 다른 실정이다. 둘째, 같은 검사라도 검사를 시행하는 방법이나 구체적인 검사도구, 실시 기준, 평가결과지 등이 약간씩 다르게 혼재되어 있다. 셋째, 이렇게 검사들이 서로 다른 구성으로, 다른 기준하에 평가되면서 병원 · 기관마다 검사 결과가 다르게 나올 수 있다. 넷째, 이와 같은 문제들로 인해 국내 병원 및 센터 간 검사 결과에 대한 비교 및 공유가 어려우며, 이는 나아가 국제 자료와의 비교 및 연구도 어렵게 하고 있는 실정이다. 구체적으로는 검사 과정의 차이에 의해서 인공와우 수술 시행을 위한 대상자 선정 및 보험 적용 기준에 병원 · 기관별로 차이가 생길 수 있으며, 보청기나 인공와우를 이용한 청각언어재활에 대한 평가를 서로 비교하거나 통합하기가 어려워서 전체적인 통계를 산출하거나 이를 이용한 연구에도 제약이 되고 있다.

이에 대한청각학회에서는 회장단의 발제 아래 2013년 7월 16일 청각언어 검사 표준화위원회의 첫 회의를 시작하였으며, 위원회는 의학, 청각학, 언어병리학의 이론 및 임상 전문가들로 구성되었다. 수차례의 회의 끝에 광범위한 청각 및 말-언어 검사도구 중에서 말지각검사(Speech Perception Test) 영역에 집중하기로 하고, 발간하는 책의 제목을 『말지각검사의 실제』라고 정하였다. 이 책은 다양한 말지각검사들에 대해, (1) 검사의 간략한 설명과 역사적 배경, (2) 적용 가능 연령대, (3) 실제적인 검사방법 및 해석지침을 제공하고 있다. 또한 논란의 여지가 있는 검사법에 대하여 다양한 견해를 균형 있게 정리하여 표준화 작업이 이루어지는 데에 초석이 되고자 하였다.

이 책에서는 현재 우리나라에서 청각보장구 및 청각보조기기를 사용하는 다양한 연령대의 청각장애인을 대상으로 임상현장에서 사용하는 말지각검사를 망라하였다. 표준화된 검사들은 전문을 이 책에 실을 수 없었으나 예시를 넣어 검사도구를 이해할 수 있도록 하였다. 부록에는 임상에서 널리 사용하고 있는 SNUH 성인-아동 말지각검사의 전문을 실을 수 있었으며, 이에 대하여 이 자리를 빌려 감사드린다. 과거 2008년 본 학회에서 발간한『청각검사지침』은 청각 검사에 집중하였으며, 이번에 발간하는『말지각검사의 실제』는 말지각 검사에 특화하여 두 책이 내용면으로 서로 중복되지 않도록 만들었다. 이 책이 보청기 및 인공와우에 관련된 검사와 청능재활에 유용하게 쓰여서, 청각장애의 극복을 위해 노력하시는 관련 전문가들에게 도움이 되는 교과서가 되기를 기원한다.

2015년 3월

대한청각학회 기획임원 조양선

대한청각학회 청각언어 검사 표준화위원장 임기정

차례

제1부

개관

제1장 • 말지각과 말지각검사

장선아 · 장현숙 · 임기정 · 이준호

1. 말지각 능력

청감각(auditory sensation)은 인간의 오감 중에서 언어 및 인지 능력과 가장 밀접한 관계를 갖는 중요한 감각이다. 청감각을 담당하는 말초기관은 귀이며, 귀에서부터 중추기관인 대뇌에 이르기까지의 구간을 청각경로(auditory pathway)라 한다. 청감각을 일으키는 소리 자극이 외이, 중이, 내이, 청신경으로 구성된 말초청각체계와 뇌간, 중뇌, 간뇌를 거쳐 대뇌에 도달하면서 청각피질 영역에서 소리의 지각이 일어나며, 대뇌의 다른 영역에서 일어나는 활동들과 연합하여 다양한 형태의 정보처리가 일어나는데, 이를 청지각(auditory perception) 과정이라 한다.

1) 청지각과 말지각

인간 고유의 청지각 과정은 청감각 경로 이후에 대뇌피질에서 이루어진다고 할 수 있다. 소리 자극은 내이에서 신경전기에너지로 변환되어 대뇌 측두엽(temporal lobe)의 1차 청각 영역을 활성화시킨 후 2차 청각 영역에서 기존의 말소리 및 언어 능력과 통합되어 처리되기 시작한다. 뿐만 아니라 시각적 정보처리와 함께 인지 능력을 기반으로 하여 다양한 정보처리의 핵심요소 역할을 한다. 청지각 능력 중 인간의 성도를 통해 산출된 의미 있는 말소리에 대한 지각을 말지각(speech perception)이라 한다. 말지각을 담당하는 해부학적 영역으로는 2차 청각 영역을 포함하여 베르니케 영역(Wernicke area)이 중요한 역할을 하며, 각회(angular gyrus), 연상회(supramarginal gyrus)를 지나면서 두정엽와 후두엽에서 제공하는 정보와 함께 다양한 언어 이해가 이루어진 후, 브로카 영역(Broca area)과 운동 영역(motor area)에서 말소리에 대한 행동 반응과 언어 표현을 관장한다. 즉, 1차 청각 영역 이후의 과정을 통해 들려온 소리가 말소리라는 것을 지각할 뿐만 아니라 말소리에 내재되어 있는 언어적 정보를 인지하고 처리하는 중요한 과정이 이루어진다. 이렇게 측두엽에서 처리된 소리 정보는 언어적 이해와 말의 산출을 포함한 다양한 언어처리 과정으로 나아가게 된다. 따라서 청감각, 청지각 그리고 말지각은 인간의 고유한 기능 중의 하나인 말과 언어를 발달시키는 데 필수적인 선수 능력이다. [그림 1-1]은 청감각으로부터 청지각과 말지각을 거치는 말-언어, 인지 및 의사소통 능력 간의 관계를 보여 주고 있다. 이러한 과정은 인간의 의사소통을 구성하는 중요한 요소들이다.

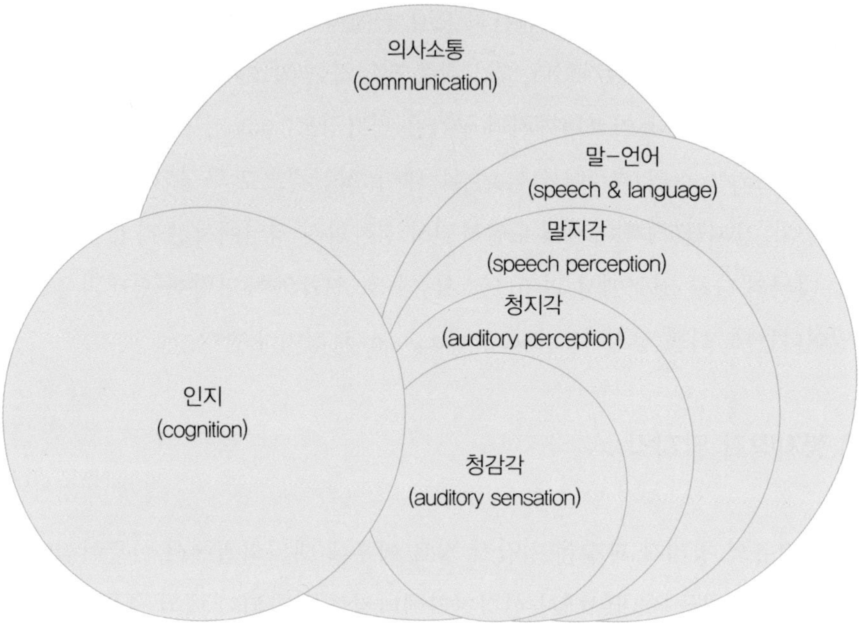

[그림 1-1] 청각적 지각 과정과 의사소통

2) 말지각 발달 단계

생애 초기의 말지각 현상을 살펴보면 그 발달 과정을 유추할 수 있다. 주변에서 소리가 나도 아무런 반응을 하지 않던 신생아가 소리에 놀라거나 멈추는 등의 반응을 보이기 시작한다(sound detection, 탐지 또는 감지). 주변 소리와 가족의 말소리는 상호작용이 늘어나면서 아기가 소리 간의 차이를 인식(sound discrimination, 변별)하는 데 도움을 준다. 이때 주변에서 충분한 언어자극이 제공되고 의미 있는 상호작용이 증가하면 다른 사람과 소통하기 위해, 들은 말소리를 알아듣고 행동하거나 입을 통해 발화함으로써 말소리를 확인(speech identification)할 수 있게 된다. 확인하고 이해(language comprehension)할 수 있는 말소리가 지속적으로 증가하고, 옹알이를 통해 말 산출 능력이 향상되어 의사소통을 위해 구어를 사용하는 아동으로 자라나게 된다. 이와 같이 의사소통과 함께 발달하는 말지각 능력은 단계적 발달과 통합의 과정을 거치게 된다.

이러한 말지각 발달에 대한 단계적인 이해는 아동 발달보다는 언어를 완전히 습득한 후에 청력을 잃은 성인들이 보청기와 같은 청각 보장구를 통해 다시 소리를 듣게 되는 과정을 살펴보면서 체계화되었다(Erber, 1982). Erber는 말지각의 단계들을 탐지, 변별, 확인, 이해라는 용어로 설명하면서 말소리 자극의 길이 또는 단위와 연결하여 보다 체계적인 청능 훈련 및 재활의 기초를 마련하였다.

탐지 또는 감지 단계는 소리가 존재하거나 존재하지 않는 것을 인식(awareness)하는 것을 말한다. 소리 중에서 말소리를 인식한다는 것은 환경 내에 말소리 자극이 대뇌에 지각될 때까지 반복적으로 제시되는 환경을 선행 조건으로 가지고 있을 때 가능하다. 이와 관련하여 Kelly(1995)는 청각적 주의집중(auditory attention)을 말지각 단계의 기초로 제시하였다. 즉, 소리의 탐지 능력을 갖춘다는 것은 일단 특정 소리 자극에 집중하여 주의를 기울일 수 있는 능력이 선행된다는 것을 의미한다는 것이다. 들려오는 다양한 소리 중에서 말소리에 집중하여 그것을 인식하였다는 자각이 이루어졌을 때 말지각 발달이 시작된다.

탐지된 여러 가지 소리 중에 어떤 특정한 소리가 다른 소리와 같은지 다른지를 알고 소리의 같고 다름을 분류할 수 있는 능력이 바로 변별 능력이다. 이때 들려오는 두 가지 혹은 그 이상의 말소리 간의 유사점과 차이점에 각각 반응하게 되는데, 전반적인 말소리 패턴(speech pattern)의 차이를 지각하다가, 말소리의 개별 요소에 집중하여 차이점을 정확하게 지각하는 능력으로 나아간다. Kelly(1995)는 청각적 변별은 청각적 기억 능력이 병행되지 않으면 습득될 수 없다고 하였다. 즉, 두 가지 이상의 소리를 비교하기 위해서는 그 소리들을 기억하는 능력이 동반되어야 하는 것이다.

확인이란, 새로 입력되는 청각적 정보를 자신이 이미 알고 있는 정보와 비교하여 재인지(recognition: 말지각검사에서 인지로 해석되어 사용되기도 함)하는 능력을 말한다. 말소리의 확인은 주의집중과 탐지, 변별과 기억 과정을 거쳐 뇌에 저장된 말소리와 의미의 통합 과정이 이루어졌음을 의미한다. 즉, 청각적 처리 과정을 통해 습득된 정보가 기억될 만큼 의미가 있어야 하며, 이를 새롭게 제시되는 말소리 자극과 매치(match)시키는 능력이 필요하다. 이때, 매치 능력을 돕기 위해 사물이나 그림 자극을 함께 제시하기도 하는데, 말소리 이외의 시각 자극이 동반될 때 이를 보기가 있는 조건(폐쇄형, Closed-set)의 자극이라 한다. Geers와 Moog(1987)는 심도난청 아동의 초기 말지각 능력을 패턴지각 불가능(no pattern perception), 패턴지각 가능(pattern perception), 몇몇 단어의 확인(some word identification), 지속적인 단어의 확인(consistent word identification)의 4단계로 범주화하면서, 패턴의 변별 능력과 단어확인 능력의 발달을 설명하였다. Nevins와 Chute(1996)은 한 단계 더 나아가 보기가 제시되지 않은 조건(개방형, Open-set)에서 단어의 재인지(word recognition)를 추가하여 인공와우를 착용한 심도난청 아동의 수행 능력을 평가하고자 하였다.

이해 단계에서는 탐지, 변별, 확인 단계를 거치면서 습득되고 재사용된 정보들을 바탕으로 말소리 정보가 지닌 의미를 광범위하게 이해하게 된다. 이해 단계에 이르렀다는 것은 보다 상위의 말-언어 능력을 보유하고 있다는 전제를 갖는 경우가 많다. 이에 대한 평가는 다양한 언어인지 평가로 이루어지게 되는데 청각적 입장에서는 주로 이해한 내용을 따라 말하거나 대답하는 것으로 반응하도록 하며, 보다 상위의 언어인지 능력의 측정보다는 전화를 통한 말소리의 이해와 같이 청각적 능력의 평가에 중점을 두게 된다. 이러한 특징은 Archbold 등(1995)의 연구에서 찾아볼 수 있다. 이들은 청각적 수행력을 범주 0에서 7까지 8단계로 제시하면서 말지각의 발달을 측정하고 있다(자세한 내용은 제2장 참조).

이렇게 여러 학자가 설명하고 있듯이, 말지각의 단계는 탐지하고 변별한 후 확인하고 이해하는 단순한 과정만이 아니라, 주의집중, 기억 등 다양한 인지 언어적 능력이 함께 작동하며, 현실의 의사소통 상황에서 필요한 듣기 기술의 측정과 관련된다. Kelly(1995)는 상향식(bottom-up) 말지각 정보처리만이 아니라 하향식(Top-down) 정보처리의 통합을 강조하며 청각적 집중 및 기억 능력과 함께 청각적 신호–배경(figure-ground) 분리 능력, 청각적 종결(closure) 능력의 발달로 이어지는 응집 능력(cohesion)의 발달을 강조하고 있다.

[그림 1–2]는 다양한 말지각 단계와 이론들 중에 Erber(1982)와 Kelly(1995)의 말지각 단계를 도식적으로 보여 주고 있다. 말지각 능력은 인간의 능력 중에 언어 능력과 가장 밀접한 관계를 가지고 발달하며, 언어 능력의 하위 발달 단계로 설명할 수 있는 발달 영역이다.

언어라는 큰 틀에서 이해와 설명이 가능한 하위 말지각 발달에 특별한 관심이 주어진 이유는, 보청기나 인공와우와 같은 청각 보장구가 발전함으로써 청감각의 장애를 비약적으로 보상할 수 있게 되었기 때문이다. 20세기 들어 보청기(Hearing Aids: HA)가 개발되어 전자공학의 발전과 함께 발달하였으며, 20세기 후반부터는 뇌과학의 발전이 이루어지면서 인체 이식형 청각 보장구가 발달하기 시작하였다. 말초청각기관을 대체하는 인공와우(Cochlear Implant: CI)의 발명은 보청을 통한 말지각 능력의 회복에 획기적인 발전을 가져왔다. 회복된 정도의 측정은 청각 보장구 기술의 발달과 청능 재활의 발전에 매우 중요한 요소다.

이렇듯 여러 학자는 발전하는 청각 보장구 기술을 반영하고, 다양한 연구를 통해 청각적 능력 및 말지각에 대한 이론들을 정립하며 청각장애인의 말지각 수준을 파

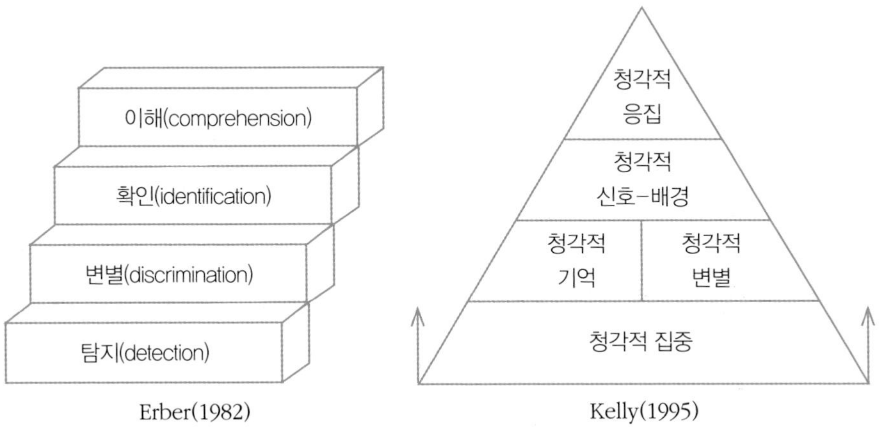

[그림 1–2] 말지각 단계의 분류

악하고 청능재활을 효과적으로 계획하기 위해 말지각에 필요한 단계들을 설명하였다(Archbold et al., 1995; Erber, 1982; Geers & Moog, 2000; Pollack, 1997). 이러한 말지각 능력의 발달은 언어 및 인지 능력의 발달과 성숙을 위해 필수적인 요소다.

3) 말-언어 연쇄

말소리가 지각의 단계에 그친다면, 인간의 삶에 그리 큰 의미가 없다. 지각된 말소리는 언어가 되고, 나아가 언어와 생각을 말로 표현하고 다시 받아들이면서 청각적 처리 과정이 말-언어 연쇄 과정으로 나아가는 것이야말로 말지각의 궁극적인 이유와 목적이다.

말지각 능력의 발달은 언어(language), 인지(cognition) 그리고 말(speech) 능력 발달의 선행 조건이 된다. 말지각 영역은 그 중요성에 비해 발달 과정과 기전에 대한 이해가 상대적으로 명확히 이루어져 있지 않아 학문적으로 도전이 되는 분야다. 언어는 인간의 뇌에서 작동하는 상징적 체계를 의미하는 반면, 말은 언어가 인간의 발성기관을 통해 산출되어 청각적으로 신호화된 것을 말한다. 초기 언어와 말의 발달은 말지각의 발달과 동시다발적으로 이루어진다.

Pollack(1997)은 이를 생애 초기 듣기 기술의 진전의 측면에서 설명하였다. Pollack은 먼저 생후 1년 간의 듣기 발달을 크게 4단계로 나누었다. 첫 번째 단계는 생후 0~3개월 시기로 청각적 인식과 집중(awareness and attention)의 발달이 이루어지며, 두 번째 단계는 3~6개월 시기의 변별과 청각적 피드백(discrimination and auditory feedback) 단계라고 하였다. 이 두 번째 단계에서 소리의 방향 찾기(localization) 능력이 시작되며 변별과 피드백 능력으로 나아가게 된다. 세 번째 단계는 6~9개월 시기에 고개 돌리기, 앉기와 같은 운동 능력의 성숙과 함께 방향 찾기 능력이 더욱 향상되며 의도적 옹알이(babbling)가 나타나는 단계로, 듣기 발달 측면에서 목소리를 모니터링하는 능력(monitoring of voices)과 순서화 능력(sequencing)이 발달한다. 네 번째 단계는 9~12개월 시기로 청각적 처리와 이해(auditory processing and understanding)가 완성됨으로써 말 발달에서 첫 단어의 산출로 이어진다고 하였다. 이렇게 생후 1년간 소리 및 말지각을 통해 듣기 발달(listening)이 이루어지며 이를 바탕으로 말 발달(talking)이 이루어지는 것을 도식적

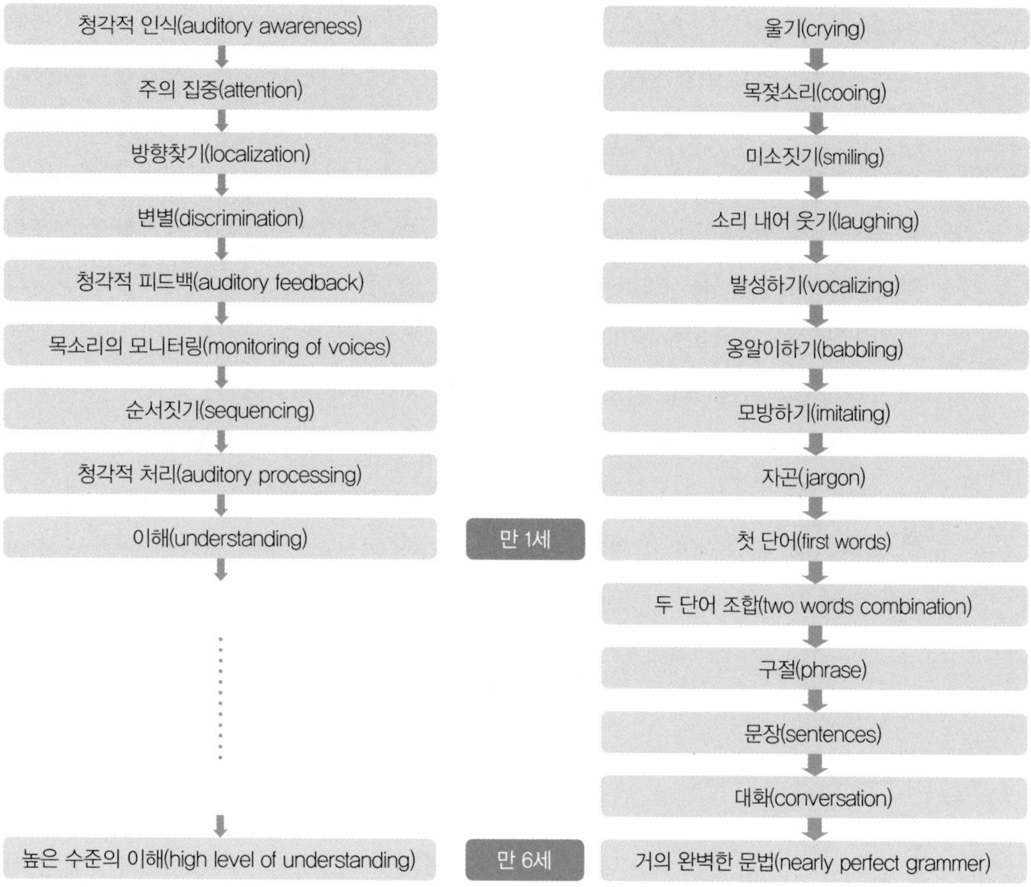

[그림 1-3] 듣기(listening)와 말하기(talking) 발달의 관계

으로 정리한 것이 [그림 1-3]이다. [그림 1-3]은 울기로부터 시작된 말 발달이 성숙되어 가면서 청각적 이해가 완성되는 만 1세 경에 첫 단어(first word)의 산출로 이어지는 것을 잘 보여 준다.

말지각은 의식과 무의식의 전 영역이 활용되는 복잡한 과정이다. 이러한 생후 1년의 말지각 과정을 살펴보자. 아기가 엄마의 목소리를 들은 경우, 아기는 고음역의 부드럽고 고유한 음색을 받아들여(sound awareness) 여자, 특히 엄마의 목소리가 항상 반복되는 특정한 패턴을 가지고 있다는 것을 지각하고(pattern perception), 목소리가 의미하는 뜻(language comprehension)과 음성의 변화에 따른 화자의 기분 및 상황까지 예측하게 된다(cognitive understanding). 이러한 수용적 활동은 엄마의 목소리에 대해 발성이나 말로 반응을 하거나(vocal and speech production), 아기 스스로 좋거나 슬프거나 하는 감정적인 변화를 겪기도 한다(emotional bonding). 이러한 모든 일련의 과정에 말지각 능력이 작용하며, 이러한 과정은 일상생활 속의 의사소통(communication) 상황에서 반복되고 강화된다. 이렇게 생후 1년의 발달이 완성되면, 이후의 발달은 듣기 측면보다는 말과 언어의 측면에서 이루어지며 생후 6년경에 말-언어 발달의 완성으로 이어진다. 인간의 의사소통 발달을 시기적으로 표현할 때, 생후 1년을 '듣기(listening)를 배우는 1년'이라 하며 생후 6년을 '언어 발달의 결정적 시기(critical period)'라고도 한다.

이렇게 말지각 능력을 기초로 언어 능력이 발달하게 되며, 언어 능력은 이후에 말지각 능력을 측정하기 위해 필요한 지표가 되기도 한다. 이러한 말지각 능력은 앞서 살펴보았듯이, 기억이나 분리, 종결 능력과 같이 다양한 지각적 능력의 습득과 발달과 관련된다. 이 외에도 말지각은 다양한 지각적 현상을 동반하거나 도움을 받아 이루어진다.

2. 말지각 현상

말지각에는 발달적 측면 외에도 청감각에서 언어처리로 나아가는 과정에서 여러 가지 지각적 현상이 관찰된다. 인간의 귀는 두 개로, 각각의 처리 경로를 가지고 진행하다가 뇌로 진입하면서 교차되어 진행하는 특성을 가지고 있다. 복잡한 중추청각경로는 다양한 듣기 환경 내에서 최적의 말소리지각 능력을 발달시키거나 확보하기 위한 다양한 메커니즘을 가지고 있다. 여러 가지 말지각 현상 중 양이청취(binaural listening), 친숙도(familarity), 듣기 노력(listening effort) 등은 말지각검사의 실행과 밀접히 관련된 현상이다.

1) 양이청취

양이청취(binaural listening) 능력은 말지각 현상에 영향을 미치는 대표적인 능력이다. 한마디로 하자면, 한 귀로 듣는 것보다 두 귀로 듣는 것이 더 잘 들린다는 것이다. 양쪽 귀가 각각 소리를 들음으로써 작은 소리(말소리에 있어서는 자음 정보가 해당된다), 속삭이는 소리, 먼 곳에서 나는 소리 등에 대한 민감성을 증가시킬 수 있다. 또한 각 귀에 들어오는 서로 다른 정보를 조합함으로써 정보 처리를 돕는다. 양이 청취를 통해 중추처리 과정에서의 이득이 발생하며 방향성 지각의 향상뿐만 아니라 소리 및 말소리지각력이 향상된다는 것은 이미 10여년 전에 증명되었다(Basura et al., 2009; Buss et al., 2008; Eapen et al., 2009). 일측 인공와우 환자에 비해 양측 인공와우 환자가 소음상황에서의 어음명료도가 56% 향상되는 등 말소리지각에 더 큰 이득을 얻는 것이 관찰됨으로써 양이청취가 말지각에 미치는 영향이 매우 크다는 것을 알 수 있다. 양이청취 메커니즘은 크게 세 가지로 설명된다.

첫 번째, 양이합산(binaural summation) 현상이다. 한쪽 귀로 들을 때보다 약 3dB 정도 소리 강도가 증가된다. 양쪽 귀에 유사한 신호가 들어올 때 가장 명확하며, 조용한 상황과 소음 상황 모두에서 말소리지각력을 향상시킨다. 두 번째, 두영 효과(head shadow effect)로 음원이 한쪽 귀 쪽에 있을 때 머리를 지나 다른 쪽 귀로 소리가 진행하면서 소리가 감소되는 현상을 말한다. 이로 인해 음원의 반대쪽 귀는 4~7dB 감소된 소리를 듣게 되고 이는 말소리지각에 부정적 영향을 준다. 음원의 반대쪽 귀에서 받는 신호 중에 고주파 소리는 약 20dB까지 감소할 수 있다. 두 귀가 있으면, 좋은 신호대잡음비를 가진 쪽을 사용하여 선택적으로 말소리지각을 향상시킬 수 있다. 세 번째, 양이 잡음억제 효과(binaural squelch effect)는 보다 복잡한 신경통합 과정이며, 복잡하게 변하는 주변 소음 상황에 따라 더 잘 들리는 귀를 사용하여 효과적으로 말소리를 이해할 수 있는 메커니즘이다. 소음이 매우 크고 공간상에서 계속적으로 변화할 때, 양쪽 귀에 들어오는 정보를 지속적으로 모니터링하여 소음은 억제하고 신호를 극대화하는 중추처리 능력이며 지각심리학적 용어로는 칵테일 파티 효과(cocktail party effect)라고도 한다.

2) 친숙도

말소리 자극에 많이 노출되면 노출될수록, 청자가 화자와 친숙하면 친숙할수록 말지각에 도움을 받는다. 자신의 이름을 부르는 소리는 지하철역 이름이나 전화번호를 말하는 소리보다 더 잘 들린다. 말소리 정보의 청각적 처리 과정이 숙달되어 감에 따라 더 어린 시절부터 더 많은 사람에게 들은 소리는 작은 소리로 들리거나 더 멀리서, 시끄러운 곳에서 들릴 때도 그렇지 않은 말소리에 비해 더 잘 알아듣는 것이다. 듣기에 있어서 친숙도(familiarity)를 좌우하는 요인에는 목소리, 어휘, 표현 방법, 상황 등이 있을 수 있다. 검사에 사용되는 말소리 자극은 너무 쉽거나 너무 어렵지 않은 연령에 적합한 친숙도를 가지는 것이 바람직하다.

3) 듣기 노력

말소리를 들을 때 노력을 많이 해야 한다면, 집중을 유지하고 정보처리를 하는 데 불리할 수밖에 없다. 외국어를 듣는 상황이나, 소음이 많은 환경에서 듣기, 청각 보장구를 통하여 듣기 등 조용한 최적의 듣기 상황이 아닐 때 듣기 노력(listening effort)은 증가할 수밖에 없다. 최근 들어, 듣기 노력을 최소화하는 방법, 듣기 노력이 가져오는 영향 등에 대한 연구가 증가하고 있다.

양이청취가 가져오는 효과는 3차원적 소리지각으로 소리의 발생 위치와 거리의 지각을 도와줌으로써 환경 내에서 소리가 더 자연스럽게 들리도록 하며, 양쪽 귀 사이에 소리가 균형이 잡힘으로써 더 명료(clearness)하고 더 충만(fullness)한 소리를 듣게 하여 듣기 노력을 감소시킨다. 또한 청자가 좀 더 쉽게 말소리를 들을 수 있도록 도와주는 방법 중에 음향학적인 강조(acoustic highlighting)라는 개념이 있다. 더 짧고 충분한 크기의 소리로 쉬운 내용을 천천히 제시한다면 청자의 듣기 노력을 감소시킬 수 있다. 또한, 부모가 아기들에게 사용하는 어투(parentese, 모성어)를 관찰해 보면, 목소리의 높낮이에 변화를 많이 주면서 크고 짧게 쉽고 재미있는 소리로 말하는 것을 볼 수 있다. 듣기 노력을 감소시키는 것은 말지각 향상뿐만 아니라 장기적인 말소리지각력에도 긍정적인 영향을 줄 수 있다. 양이청취나 음향학적 강조와 반대되는 개념으로 말소리를 제공한다면 듣기 노력을 증가시키게 될 것이다.

3. 말지각검사

한 개인의 말지각 능력을 알아보기 위해 행동적 기반을 둔 정확한 검사가 이루어져야 한다. 예전에는 말-언어의 연쇄 과정 중 청감각이나 청지각 능력이나 말-언어 능력의 측정 및 평가에 검사가 집중되어 있었다. 앞서 언급했듯이 청각 보장구의 발전과 이를 통한 청각 능력의 회복과 발달에 획기적인 진전이 이루어지면서, 말지각 단계에 대한 이해와 이에 대한 측정이 중요해졌다. 최근 들어서는 말지각검사의 다양화와 표준화가 활발하게 이루어지고 있다.

말지각검사의 궁극적인 목적은 실제 의사소통 상황에서 청각장애인의 말소리지각 능력을 정확히 측정함으로써 이후 치료 및 재활 과정에 객관적이고 정확한 자료와 정보를 제공하는 것이다. 말지각검사는 청력 손실이 의사소통에 미치는 영향을 평가하고, 청각 보장구의 적합과 재활의 효율성을 평가하며, 청각처리 능력을 측정하는 데 도움을 준다. 측정하고자 하는 청각처리 능력에 따라 신뢰도(reliability)와 타당도(validity)가 높은 말지각검사를 선정하고, 검사 결과에 영향을 미칠 수 있는 앞에서 살펴본 말지각 현상들을 포함한 여러 변수를 고려하여 검사를 정확히 실시해야 한다. 다음에서는 말지각검사의 요소, 말지각검사 시 고려점 및 주의점, 말지각검사의 분류에 대해서 살펴보고자 한다.

1) 말지각검사의 요소

말지각검사는 누구에게(검사 대상), 어떤 수준(자극 수준)과 어떤 단위(자극 단위)의 말소리를, 어떤 매체를 통해(육성 또는 녹음), 어떤 조건(자극 제시 조건)에서 들려주고, 어떤 양식(반응 양식)으로 어떤 반응(반응 종류)을 요구할 것인가에 따라 다양한 방식으로 이루어질 수 있다.

(1) 검사 대상

말지각검사의 대상은 크게 아동과 성인으로 나뉜다. 임상적으로 만 0~12세를 아동으로 만 16세 이상을 성인으로 분류하며 만 13~15세의 연령 구간은 피검자의 언어 및 인지 발달 정도에 따라 아동용 검사 또는 성인용 검사를 적용한다. 성인 대상은 청소년, 장년, 노년의 세 집단으로 분류할 수 있다. 세 집단의 연령 구간에 대한 명확한 규정은 없으며, 집단 간에 검사의 종류가 다르게 적용되지는 않지만, 검사의 해석에 있어서 피검자의 연령이 고려되어야 한다.

이에 비해 아동 대상의 분류는 연령에 따라 좀 더 세분화되어야 정확한 말지각

검사를 시행할 수 있다. 아동은 크게 초등학교 입학 전과 입학 후의 집단으로 나눌 수 있으며, 초등학교 입학 전 아동은 연령에 따른 발달적 차이가 매우 크다. 만 0~3세 연령 구간을 영유아기라고 하며, 만 0~1세를 영아(infant), 만 2~3세를 유아(toddler)로 세분하기도 한다. 만 3~5세는 학령전기(preschooler)라고 하며, 만 6~12세를 학령기(schooler)라고 한다. 만 3세 연령은 유아기에서 학령전기로 전이되는 시기로 개인차가 크며, 두 분류에 각각 포함될 수 있다.

영유아기의 경우, 청력 손실에 대한 즉각적이고 적절한 중재가 이루어지지 않으면 의사소통과 심리사회적 발달에 지연을 초래하므로, 청각 보장구를 통해 가청력을 최대화하고 음소 단서에 대한 청각처리가 이루어지게 하는 것이 매우 중요하다. 이 시기에 말지각 능력을 측정하는 것은, 첫째, 아동이 청각 보장구의 혜택을 받고 있는지 여부를 결정하고, 둘째, 청각 보장구의 알고리즘 간의 차이를 비교하고, 셋째, 후속 평가를 통해 성과를 추적하며, 넷째, 언어 평가 결과와 연계하여 재활을 위한 지침을 수립하는 데 도움을 주기 위함이다. 이때, 아동의 연령만이 아니라 청력 손실 정도, 인지 능력, 어휘 등 언어 능력, 기억력 등이 말지각 능력에 영향을 미칠 수 있으며, 영유아기는 행동적 말지각검사의 시행이 어려우므로 부모 설문지나 규준참조 척도검사를 사용하여 영유아의 말지각 능력을 측정하는 경우가 많다.

말지각검사는 적용 연령 범위에 따라 개발된 검사를 사용하는 것이 가장 바람직하다. 국내외에서 말지각검사가 어음청각검사로 개발되는 경우, 학령전기(만 3~5세), 학령기(만 6~12세), 일반용(만 13세 이상)으로 구분하여 어음 자극이 연령대에 친숙하도록 개발되어 있다. 검사 자극의 친숙도 외에 일반적인 원칙은 연령대가 어릴수록 자극 수준은 낮게, 자극 단위는 작게 구성하여 난이도를 낮추고, 자극 조건과 반응 양식은 아동의 집중과 협조가 이루어질 수 있는 방식으로 제공되어야 한다. 예를 들어, KS-단음절어표 학령전기용(김진숙 외, 2008b), KNISE-DASP의 하위 검사인 단어패턴-인지검사와 폐쇄형 문장인지검사(송영준 외, 2010)는 아동의 연령을 고려하여 보기가 있는 폐쇄형 반응 양식을 사용한 검사다. 학령기 아동과 성인으로 연령이 증가함에 따라 친숙도를 고려하지만 난이도가 더 높은 단어와 문장 자극을 보기가 없는 개방형 조건에서 진행한다. 그러나 청력 손실이 너무 심하거나 인지 및 언어 능력이 제한적인 경우에는 학령기 아동이나 성인의 경우에도 아동용 검사를 사용하기도 한다.

(2) 자극 수준

앞서 설명한 탐지, 변별, 확인, 이해는 말지각검사의 자극 수준을 구성한다.

① 탐지

탐지 단계를 행동적으로 측정하기 위해서는 소리가 발생했을 때 반응하고 소리가 없을 때는 반응하지 않는 활동을 할 수 있어야 하며, 이러한 활동을 자극-반응 활동(stimulus-response activities)라 한다. 피검자가 소리를 듣고 손을 든다든지, 고리를 끼우거나 퍼즐을 맞추는 등 소리 자극에 따른 행동적 반응이나 소리를 듣고 따라 하거나 대답하는 반응을 산출하도록 조건화되었을 때, 피검자의 탐지 능력에 대한 평가가 가능하다. 이때, 청각적 민감성과 듣기 기술(listening skills)뿐만 아니라 말소리의 강도가 수행에 영향을 미칠 수 있다. 역치를 측정하는 순음 및 어음 검사에서 이 방법을 주로 사용하며 환경음검사와, 말지각검사 중에는 Ling 6 음검사가 이 단계를 측정하는 데 사용될 수 있다.

② 변별

들려오는 두 가지 혹은 그 이상의 소리들 간의 유사점과 차이점을 지각하는 능력을 말한다. 말소리의 개별 요소에 집중하여 정확하게 지각하는 능력과 함께 전반적인 패턴의 차이를 지각하는 능력이 변별 능력에 해당된다. 이 단계의 능력을 갖춘다는 것은 소리들 간의 차이점에 집중하고 다른 소리들에 다르게 반응할 수 있는 능력이 동반되어야 한다는 것을 의미한다.

주어진 자극에 따라 소리의 차이에 반응하는 능력은 소리의 변별 능력보다 더 늦게 발달하기 때문에 검사 상황에서 변별 능력을 측정하는 것은 어린 아동일수록 어렵다. 나이 많은 아동이나 성인의 경우 같다/다르다 과제 등을 통해 변별 능력을 측정할 수 있으나, 어린 아동들은 아동이 산출하는 말소리를 통해 변별 능력을 유추한다. 이러한 점들로 인해 변별 단계를 말지각의 발달 단계로 보지 않는 견해도 있다. 패턴지각검사는 피검자의 변별 능력을 유추할 수 있는 대표적인 검사다.

③ 확인

말소리의 확인 또는 재인지 능력은 청지각적으로 받아들인 말소리 자극이 어떠한지 판별하여 반응할 수 있는 능력으로, 그림이나 사물을 가리키거나, 그대로 반복하여 따라 말하거나, 이름을 대거나, 쓰기를 함으로써 측정될 수 있다. 소리 자극의 초분절적 요소와 분절적 요소 각각에 대한 확인 능력을 파악하는 것이 중요하며, 대부분의 말지각검사는 확인 단계에 대한 측정을 하고 있다.

④ 이해

들려오는 말소리 자극에 행동이나 말로 답하거나 지시 따르기, 다른 말로 바꾸어 표현하기, 대화에 참여하기 등으로 말의 의미를 이해하는 능력이며, 친숙한 표현을 식별하여 의미를 도출해 내거나 다양한 지시(direction)의 내용을 순서화할 수 있는 능력을 말한다. 말소리의 이해 단계는 인지 능력, 언어 발달 수준, 음성적 균형, 어휘 빈도 및 친숙도와 맥락 등이 영향을 미치게 되어 복잡한 중추처리 과정인 언어 인지적 과정을 거치게 된다. 따라서 청각적 단계로 측정하기 어려우며, 언어와 인지 능력이 함께 평가된다고 볼 수 있다. 한편, 문장 자극은 확인 또는 이해 수준의 말지각 평가에 사용될 수 있으며, 문장검사는 크게 문장확인과 문장이해, 이야기이해검사로 구분할 수 있다. 문장을 듣고 단순히 따라 말하는 지각검사는 확인 수준이라고 할 수 있으며, 문장이나 이야기를 듣고 질문에 답하거나 내용을 이해하는 검사는 이해 수준이라고 할 수 있다.

말지각의 단계를 설명할 때 주의해야 할 점 중의 하나는 이 단계들이 서로 중첩되거나 관련을 맺고 있으며, 때로는 빠른 속도로 단계를 이동하기 때문에 각 요소가 분리되어 있다고 보기 어렵다는 것이다. 그러나 말지각 과정의 문제나 어려움을 파악하고 재활적인 도움을 주기 위해서는 각 단계별로 구분을 하여 평가와 중재가 이루어져야 한다.

(3) 자극 단위

말소리 자극의 단위는 음소, 단어, 문장 그리고 이야기의 순서로 커진다. 자극 단위가 커질수록 시간과 정보의 양이 늘어나며, 음소 및 단어 자극 단위는 음향-음성적 정보(acoustic-phonetic information)에 더 의존적이고 자극 단위가 문장 이상으로 커질수록 문맥-상황적 정보(context-situation information)를 더 활용하게 된다.

음소 자극은 말소리 간의 차이를 만들어 내는 가장 작은 단위로, 서로 조합됨으로써 음절과 단어를 형성한다. 음소 수준의 지각을 평가하기 위해서는 주로 무의미 음절(nonsense syllable)을 사용한다. 음소 자극은 청자의 어휘 수준에 영향을 받지 않고 사용할 수 있는 장점이 있는 반면, 음소 자극으로 의사소통하지는 않기 때문에 의사소통 능력에 대한 안면 타당도(face validity)는 낮다.

단어 자극은 단어지각 능력을 평가하기 위해 이음절(bisyllable) 단어와 일음절(monosyllable) 단어를 주로 사용한다. 영어권에서는 어음을 사용한 청각검사에 강강격의 이음절 단어를 사용하여 목록의 50%를 확인할 수 있는 가장 낮은 강도로 단어인지역치를 산출한다. 한국어는 단어 내 강세가 의미의 변화나 지각에 미치는 영향이 적으므로 단어 내 강세의 위치보다는 친숙도, 표준어의 대표성, 음소적 비유사성, 단어 간 가청역치의 동질성(homogeneity with respect to audibility) 등의 기준(Hudgins et al., 1947)에 따라 선정된 단어 목록을 사용한다. 단어를 제시할 때는 각 음절에 강세를 동일하게 제시하여 발음한다.

일음절 단어 자극은 일반적으로 말소리의 명료도를 측정하는 데 사용되며, 한국어 말소리 빈도를 고려하여 음성적 균형(phonetic balance)을 이룬 단어 목록으로 구성된다. 일음절 단어검사는 단어 정반응률과 함께 음소 정반응률을 제공함으로써 피검자의 말지각 진전 정도를 파악하는 데 도움을 줄 수 있다. 그러나 단어수준검사는 일상생활의 청취 환경을 충분히 반영하지 못하며, 피검자의 어휘력에 많은 영향을 받기 때문에 제한된 어휘 수준을 가지고 있는 피검자의 수행력을 평가하기에는 또 다른 문제점이 발생할 수 있다.

문장 자극은 사람들이 일반적으로 구, 문장, 단락 수준의 단위로 의사소통하고, 운율 단서, 문맥 정보, 동시조음 등 일상대화의 특징을 가장 많이 포함하므로 음소나 단어 수준의 검사보다 안면 타당도가 높다. 그러나 피검자의 언어 지식과 주제에 대한 친숙도, 문장 길이에 따른 기억력 등에 영향을 받을 수 있다.

검사를 구성할 때는 앞서 언급한 탐지, 변별, 확인, 이해의 말소리지각 능력의 발달 단계에 맞도록 자극의 수준을 결정한다(Erber, 1982). 일반적으로 음소나 단어 단위가 탐지, 변별, 확인 수준에 사용되고, 단어와 문장 단위가 확인 및 이해 수준에 사용되며, 이해에는 문장과 이야기 단위가 사용된다. 즉, 자극 수준과 자극 단위는 위계적인 순서를 공유한다고도 볼 수 있으나, 문장 자극 단위를 이해 수준만이 아니라 탐지 수준에서도 사용할 수 있는 것과 같이 단위와 수준의 개념을 구분해야 하는

표 1-1 국립특수교육원 말지각 발달 검사도구(KNISE-DASP)의 구성

말지각 발달 단계	자극 단위	검사도구
음소의 탐지, 변별 및 확인	음소	• KNISE-DASP(Ling 6 음검사) • KNISE-DASP(자모음검사)
말소리의 패턴인지 불가능 (No pattern perception) ↓ 패턴인지 가능 (Pattern perception) ↓	단어	• KNISE-DASP(단어패턴-인지검사)
Closed set: 몇몇의 단어인지 (Some word recognition) ↓	단어	• KNISE-DASP (단어인지검사)
Closed set: 지속적인 단어인지 (Consistent word recognition) ↓		
Open set: 지속적인 단어인지 (Consistent word recognition) ↓		
문장이해 Closed set: 몇몇의 문장 인지 및 이해 (Some sentence recognition & comprehension) ↓ Closed set: 지속적인 문장 인지 및 이해 (Consistent sentence recognition & comprehension) ↓ Open set: 지속적인 문장 인지 및 이해 (Consistent sentence recognition & comprehension)	문장	• KNISE-DASP(문장인지검사) • KNISE-DASP(문장이해검사) • KNISE-DASP(문장기억 · 순서화 검사)
이야기이해 (Understanding connected speech) ↓	이야기	• KNISE-DASP(이야기이해검사)
다양한 듣기 상황에서 말소리이해 (Understanding connected speech in various listening situation)		

경우도 있다. 말지각 수행력을 정확히 평가하기 위해 개인의 어휘나 문법 지식, 언어 능력 및 기억력 등의 요인의 영향을 최소화할 수 있는 자극을 선택하고, 한 가지 검사보다는 다양한 자극을 사용하는 여러 검사를 함께 사용하는 것이 바람직하다. 이를 위해 검사도구(battery)로 말지각검사를 개발해야하며, 〈표 1-1〉은 자극 수준에 따른 자극 단위를 위계적으로 개발한 KNISE-DASP의 하위 검사를 정리하여 보여 주고 있다.

(4) 자극 제시 조건

자극 제시 조건은 말소리 자극을 받아들이는 감각 양식의 기능을 파악할 수 있는 단서들을 말한다. 일상생활에서의 말소리 정보는 다감각 양식(multimodality)을 통해 수집되어 처리되므로 어떤 감각 양식이 어느 정도 말지각에 공헌하는지를 파악하기 힘들다. 말지각 능력은 청각적 단서뿐만 아니라 입 모양이나 얼굴 표정 및 몸짓 등의 시각적 단서의 영향을 받는다. 말지각에 사용되는 감각 양식의 기능을 파악하기 위해 청각적 단서만(Auditory Only: AO) 제시하는 조건, 시각적 단서만(Visual Only: VO) 제시하는 조건, 청각적 단서와 시각적 단서를 모두(Auditory-Visual: AV) 제시하는 조건에서 말지각검사를 실시할 수 있다([그림 1-4]).

AO 조건은 청각 능력에 대한 직접적인 정보를 제공하므로 말지각검사에서 가장 많이 사용된다. 일반적으로 말지각검사는 AO 조건의 조용한 상황 또는 소음 상황에서 실시하며, 일상회화 수준의 강도(45~60dB HL)로 말소리 자극을 제시한다. 소음은 듣기 과제의 어려움을 가중시키거나, 실제 환경에서의 수행력을 측정하기 위해 사용하며, 백색 소음(white noise), 어음스펙트럼 소음(speech spectrum noise), 다화자 소음(multibabble noise), 일상생활 환경 소음(environmental noise) 등을 사용한

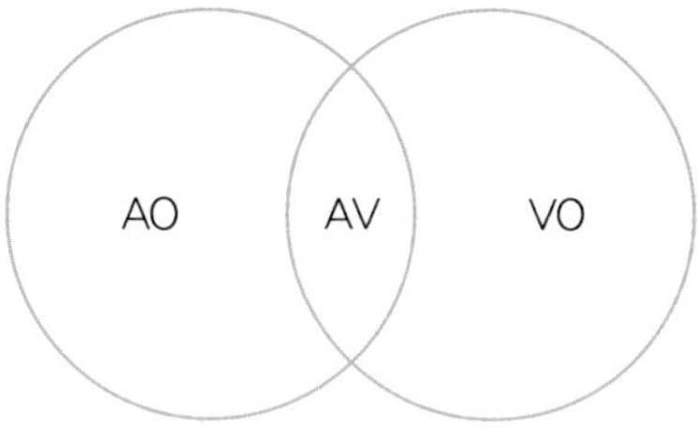

[그림 1-4] 말지각검사 자극 제시 조건

다. 소음 상황에서 말지각검사를 시행하는 경우 말소리 자극 강도와 소음 강도의 차이를 나타내는 신호대잡음비(signal to noise ratio)를 고려하여 제시한다.

VO 조건은 청각적 단서 없이 입 모양을 보고 말소리를 지각하거나 이해하는 능력을 측정하기 위해 사용된다. 이때, 검사자는 피검자의 정면에 위치하고 검사자의 얼굴이 충분히 보일 수 있도록 밝은 조명 아래에서 검사를 실시한다. VO 조건에서의 말지각 능력은 피검자의 독화(speechreading) 능력을 반영한다.

AV 조건은 일상생활에서 청각적 단서와 시각적 단서를 모두 사용하여 의사소통하므로 일상생활에서의 의사소통 능력을 가장 잘 반영한다. 이 조건은 최상의 수행력을 파악하고자 하는 경우나 청력이 너무 나빠 청각 단서가 시각 단서의 보조적인 단서로만 사용되는 경우에 적합하다.

VO 조건과 AV 조건 모두 독화 향상력(speechreading enhancement)을 측정하기 위해 사용될 수 있다. 독화 향상력은 VO 조건과 AV 조건에서의 말소리지각 능력을 비교하므로 산정할 수 있으며, 청각 보장구를 사용하였을 때 이득을 측정하는 지표로도 사용할 수 있다. 즉, 두 조건 간의 점수 차이가 클수록 청각 단서의 이득을 더 반영하는 것이다.

(5) 자극 제시 방법

말소리 자극을 육성으로 제시하느냐, 녹음된 자료를 제시하느냐에 따라 말지각 수행력에 영향을 미칠 수 있다. 최근 들어, 원격치료 등이 활발해지면서 녹음 자료가 아니더라도 실시간 기계음으로 말지각검사를 하는 경우도 증가하고 있다.

육성이나 실시간 기계음의 경우 피검자의 상태나 검사의 필요에 따라 자극 제시 속도를 조절하는 등 검사의 유연성이 있는 반면, 검사자의 목소리의 높낮이, 목소리의 질, 억양, 말 속도, 조음명료도, 신체적 특징 등이 영향을 미칠 수 있으며, 시간 경과, 검사 장소 등에 따라 다른 검사 결과를 얻을 수도 있다. 이러한 이유로 청각검사로 사용되는 표준화된 국내외 말지각검사는 대부분 녹음 자료를 제공하고 있다. 일반적으로 검사 결과의 신뢰성을 확보하기 위해서는 육성을 사용하는 것보다 녹음 자료를 사용하는 것이 권고된다.

(6) 반응 양식과 종류

자극을 제시하는 방법에 따라 피검자의 반응은 달라질 수 있다. 피검자의 반응을 결정하는 양식은 보기가 있는 조건(Closed-set, 폐쇄형), 보기가 제한된 조건(Limited-set, 제한형), 보기가 없는 조건(Open-set, 개방형)으로 나눌 수 있다. 이러한 반응 양식은 반응의 종류에 대응이 될 수 있다([그림 1-5]).

폐쇄형 반응 양식은 일반적으로 2~12개의 자극이 보기로 주어지고 들려오는 말소리 자극을 보기 중에서 찾는 방식으로 이루어진다. 검사 항목이 문자, 그림 및 실물로 제시되므로 이때의 반응 종류는 대부분 가리키기를 이용한다. 개인의 말지각 특성을 검사하고 검사 난이도를 다양화하기 위해 보기의 내용과 수를 조절할 수 있다.

제한형 반응 양식은 숫자, 자모음, 특정 주제(예: 동물 관련 단어나 문장 등) 등으로 12개가 넘는 보기로 이루어지지만 이미 알고 있는 내용의 선택 범위 내에서 제시되는 경우다. 반응 종류는 가리키기와 따라 말하기가 주로 사용된다.

개방형 반응 양식은 말소리 자극에 대한 보기가 주어지지 않고 내용이나 선택 범위 등에 대한 정보가 전혀 제공되지 않는 경우로, 반응 종류는 따라 말하기, 대답하기, 쓰기 등으로 이루어진다. 일반적으로 검사의 난이도는 폐쇄형, 제한형, 개방형 순으로 높아진다.

반응 양식의 결정은 피검자의 연령, 인지 및 언어 능력에 따라 다르게 이루어진다. 조음이나 언어 발달 수준이 낮아 개방형 양식 사용이 어려운 아동이나, 성인이지만 인지장애가 있는 경우 폐쇄형 양식을 사용하는 것이 바람직하다.

반응 양식	반응 종류
폐쇄형(Closed-set)	가리키기
제한형(Limited-set)	가리키기, 따라 말하기
개방형(Open-set)	따라 말하기, 대답하기, 쓰기

[그림 1-5] 말지각검사의 반응 양식과 종류

2) 말지각검사의 고려점 및 주의점

말지각검사를 시행할 때, 검사자는 피검자에게 적절한 자극을 제공하고 요구되는 반응을 피검자가 잘 이해하고 반응하는지 확인해야 하며, 피검자의 반응을 정확하게 측정 및 기록할 수 있어야 한다. 검사자는 검사의 결과에 영향을 미치는 요소들을 고려하여 정확한 검사 결과와 해석을 방해하는 요인들은 통제해야 한다. 대표적인 요인들로 학습 효과(learning effect), 검사-재검사 변이성(test-retest variability), 임상적 유의성(clinical significance)이 있다.

(1) 학습 효과

학습 효과(learning effect)는 친숙도와 비슷한 개념이지만, 좀 더 의도적이고 계획적인 영향을 말한다. 영어 듣기 테스트를 한다고 생각해 보자. 공부하지 않은 모르는 단어가 나온다면 소리는 들려도 무슨 말소리인지 확인할 수 없을 것이다. 한편, 이미 학습되어 인지된 내용은 더 잘 지각됨으로써 검사상 점수를 향상시켜 새로운 말소리를 지각하는 능력을 제대로 파악하지 못할 수 있다.

말지각검사에 있어서 학습 효과란, 검사 절차나 문항 친숙도로 인해 검사 수행력이 향상되는 경우로, 말지각검사에서 동일한 검사 문항을 반복적으로 사용하는 경우에 발생한다. 따라서 말지각검사는 이러한 학습 효과를 최소화할 수 있도록 구성되어야 한다. 검사 자극에 말소리를 유추할 수 있는 요소가 많으면 많을수록 학습 효과가 증가한다. 기본적으로 음소검사보다는 단어검사가, 단어검사보다는 문장검사가 학습 효과가 나타나기 쉬우며 이를 배제하기 위한 검사 제작상의 노력이 필요하다. 또한 문장 수준의 검사에서 동일 검사표를 반복적으로 사용하는 경우, 문장의 일부만 듣고도 나머지 부분을 기억하여 산출함으로써 실제 말지각 능력보다 높은 수행을 보일 수 있다.

말지각검사에서 학습 효과를 해결하는 방법은, 첫째, 동일한 난이도로 구성된 등가 목록(equivalent lists)를 사용하는 것이다. 등가 목록이란 어느 목록을 사용해도 그 수행력에 유의미한 차이가 없음을 검증한 검사도구다. 예를 들어, 한국표준 문장표(장현숙 외, 2008a, 2008b)는 4~8개의 등가 목록으로, KNISE-DASP(송영준 외, 2010)은 2~4개의 등가 목록으로 구성되어 검사 내 어느 목록을 사용하여도 수행력에 차이가 없음이 검증된 검사표다. 검사 회기마다 검사에 사용한 목록을 검사지에 기록하여 후속되는 검사에서 동일한 목록을 사용하지 않도록 한다. 문장검사의 경우 5개 이하의 등가 목록은 학습 효과를 배제하기에 충분하지 않을 수 있으므로 지속적으로 보다 다양한 목록을 개발해야 한다.

둘째, 폐쇄형 반응 양식을 사용하는 것이다. 폐쇄형 검사는 보기 내 또는 보기 간 목록의 등가성을 유지하여 개발한다. 검사 전 연습을 통해 목표 단어에 대한 이해도를 모두 확인하고 검사를 진행하며, 각 보기를 모두 2~3회 반복함으로써 학습 효과의 영향을 배제할 수 있다.

셋째, 매트릭스(matrix) 검사나 비문장검사를 사용한다. 매트릭스 검사는 모든 문장이 동일한 구조를 가지고 있으며, 매트릭스에서 선택한 4~5개의 핵심단어를 포함하여 문장을 구성한다. 각 단어의 선택을 무선화하여 단어의 조합이 제곱승의 경우의 수를 가지게 되므로 학습 효과를 줄일 수 있다. 비문장검사의 경우, 문장 구조나 맥락으로 인한 예측 가능성을 파괴하여 모든 단어를 지각하고 순서대로 산출함으로써 학습 효과를 최소화한다.

(2) 검사-재검사 변이성

검사-재검사 변이성은 검사를 시행한 후에 다음에 시행할 때까지 검사 일관성에 대한 측정을 말하며, 동일한 검사를 시행하는 경우 검사의 수행력이 동일하게 유지되어야 한다. 검사-재검사 변이성에 영향을 미칠 수 있는 요인은 피검자 변인, 검사 특성, 검사 조건 등이다. 첫째, 피검자 관련 요인은 검사 시 검사에 임하는 피검자의 신체 상태, 흥미, 피로도, 기분 등이 검사 결과에 영향을 미칠 수 있다. 둘째, 검사 특성과 관련된 요인의 경우, 검사의 모든 요소를 동일하게 유지하더라도 검사 문항의 반복 사용, 반응 양식의 선택 등에 따라 검사 결과가 영향 받을 수 있다. 셋째, 검사 조건과 관련된 요인으로 자극 제시 방법(육성 대 녹음자료), 방음 정도(방음실 대 치료실), 검사자 요인(친숙 대 비친숙, 여성 대 남성 등), 반복 횟수(한 번만 제시 대 반복 제시) 등에 따라 수행력의 일관성에 영향을 미칠 수 있다.

(3) 임상적 유의성

임상적 유의성이란, 말지각검사의 수행력에서의 변화가 실제 의사소통 생활에서의 변화를 반영하는가에 대한 것이다. 예를 들어, 피검자의 단어확인 점수가 70%에서 80%로 향상되었을 때, 말지각 수행력이 의미 있게 향상되었다고 확정할 수 있는가의 문제를 말한다. 다른 예로는 보청기 착용 전후의 말지각 수행력에서 5% 이내의 차이를 보이는 것이 과연 보청기의 효과를 증명하는지를 생각해 볼 수 있다. 단순한 수치의 차이로 해석하는 것이 아니라 통계적 비교를 통한 임상적 유의성을 토대로 말지각검사의 결과를 해석하는 것이 바람직하다.

3) 말지각검사의 분류

말지각 능력은 발달적으로 피검자가 스스로 검사 상황에 참여하여 자발적으로 반응할 수 없는 어린 시기에 성숙된다. 이러한 사실은 말지각검사의 개발과 적용을 어렵게 한다. 학령기 이상의 연령에서 잃어버렸던 말지각 능력의 회복을 측정하기 위해 말지각검사를 적용할 경우, 검사의 시행은 좀 더 쉬워지지만, 청감각부터 의사소통 및 인지 능력까지 고려하여 적절한 말지각검사를 선택 · 적용 · 해석하는 것은 쉽지 않다.

적절한 말지각검사를 선택하는 것은 정확한 검사 결과 산출을 위한 첫걸음이다. 이때 가장 먼저 고려해야 할 것은 연령이다. [그림 1-6]은 피검자의 연령과 이에 따라 적용 가능한 말지각검사의 분류를 보여 주고 있다. 말지각검사는 크게 척도검사 · 설문검사 · 행동검사의 세 가지로 나누어 볼 수 있다. 척도검사와 설문검사는 피검자의 말지각 능력을 직접적으로 검사하기 어려운 연령대에서부터 사용 가능하며, 행동검사는 말소리 자극에 대한 피검자의 행동적 반응이 확실해지는 연령대부터 사용한다.

척도검사는 듣기 발달의 위계에 따른 피검자의 듣기 행동을 체계적으로 관찰함으로써 결과를 산출할 수 있다. 이는 부모나 보호자의 도움 없이도 검사자가 시행할 수 있기 때문에 다른 검사들에 비해 적용 범위가 더 넓다. 설문검사는 부모나 보호자에 의해 보고된 내용을 바탕으로 피검자의 말지각 능력을 평가하는 도구다. 척도검사와 설문검사는 검사 문항을 통해 피검자의 일상생활 속 말지각 능력에 대한 정보를 얻는다. 한편, 두 가지 검사 모두 듣기 발달뿐만 아니라 말 발달에 대한 정보를 수집하는 도구가 쌍으로 개발되어 있다(예: 척도검사에서 CAP과 SIR, 설문검사에서

MAIS와 MUSS). 이는 피검자의 말지각 능력에 대한 직접적인 정보가 아닌 간접적인 행동 관찰 정보로 검사가 이루어지기 때문에, 듣기 발달과 함께 진행되는 말 발달에 대한 정보를 부가하여 말지각검사의 타당성과 신뢰성을 높이기 위함이다. 이 두 가지 종류의 검사는 전 연령대에서 사용 가능하지만 행동검사가 가능한 연령이 되면 점차 사용 빈도가 줄어든다.

행동검사는 말소리 자극에 대한 행동 반응, 즉 고개 돌리기, 가리키기, 따라 말하기, 대답하기, 받아쓰기 등이 가능해짐에 따라 다양한 수준의 말소리지각 능력을 평가한다. 말지각 능력 소리 자극에 대한 가장 정확한 평가가 가능하며, 앞서 살펴본 검사 대상, 자극 수준, 자극 단위, 자극 제시 조건, 자극 제시 방법, 반응의 양식과 종류에 따라 다양하게 적용 가능하다. 말소리에 대한 반응 능력이 가장 적은 대상에게 사용할 수 있는 행동검사는 패턴검사이며, 음소검사, 단어검사, 문장검사의 순으로 대상 범위가 넓어진다. 〈표 1-1〉은 말지각 발달 수준을 자극 단위와 자극 수준으로 구성하여 이를 측정할 수 있는 8개의 하위 검사를 개발 및 표준화한 국립특수교육원 말지각 발달 검사도구(KNISE-DASP, 송영준 외, 2010)를 정리하여 보여 주고 있다. 이 외에도 환경음을 자극음으로 사용하는 환경음검사, 소음 속에서 이루어지는 말지각 능력을 측정하는 소음하 말지각검사, 소리의 방향 지각 능력을 측정하는 소리 방향성검사, 보다 복잡한 중추청각처리 과정을 반영하여 측정하는 중추청각처리검사 등이 임상 현장에서 피검자들의 말지각 능력에 대한 광범위한 정보를 얻기 위해 사용되고 있다.

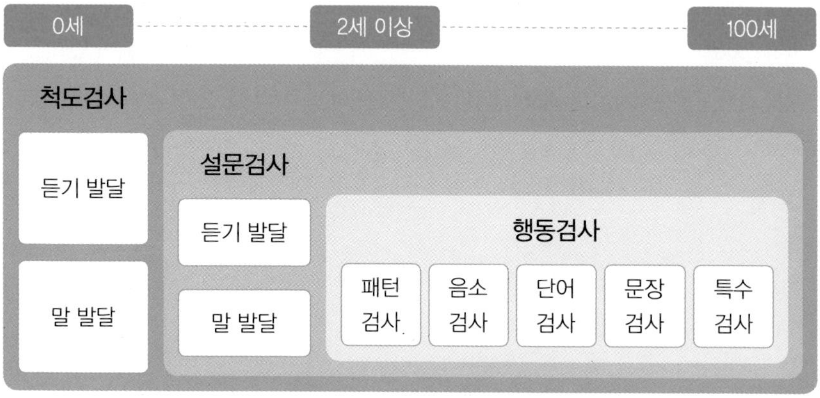

[그림 1-6] 피검자의 연령에 따른 말지각검사의 분류

검사 종류의 선택과 적용에는 연령뿐만 아니라, 다른 장애의 유무, 피검자의 인지적 능력, 측정하고자 하는 말지각 능력의 단계, 사용할 수 있는 검사 시간 등에 따라 다양한 방식으로 이루어질 수 있다.

이 책의 제2부는 검사 대상의 연령에 따라 순차적으로 적용할 수 있도록 척도검사로 시작하여 설문검사, 환경음검사, 패턴지각검사, 음소검사, 단어검사, 문장검사의 7개 장으로 구성하였다. 제3부는 소음하 말지각검사, 소리방향성검사, 중추청각처리장애검사의 세 가지 특수 검사를 소개하고 있다. 부록에는 서울대학교병원 언어청각센터의 'SNUH 성인-아동 말지각검사'의 전문을 기재하였다. 다양한 말지각검사의 이론적인 배경과 구체적인 임상적 시행 방법을 설명하여 임상에서 말지각검사를 사용하는 데 도움이 되고자 하였다. 이 책을 통해 말지각에 대한 배경 지식과 함께 말지각검사를 실제로 사용하는 데 유용한 정보를 얻기를 바란다.

Summary box

- 귀를 통해 진입한 말소리 정보는 대뇌에서 청감각, 청지각, 말지각의 순으로 처리된다.
- 말지각 능력은 탐지, 변별, 확인, 이해의 단계로 발달하며, 대뇌의 하향식 정보처리 과정, 말 발달과의 유기적 관계 아래 습득된다.
- 말지각 과정에서 양이청취, 친숙도 효과, 듣기 노력과 같은 말지각 현상을 관찰할 수 있다.
- 말지각검사의 요소는 검사 대상, 자극 수준, 자극 단위, 자극 제시 조건, 자극 제시 방법, 반응 양식과 종류 등이다.
- 말지각검사에서 고려할 점은 학습 효과, 검사-재검사 변이성, 임상적 유의성 등이 있다.
- 말지각 검사는 척도검사, 설문검사, 행동검사로 분류되며 행동검사는 환경음검사 외에는 주로 어음검사로 이루어진다. 이 외에 소음하 말지각검사, 소리방향성검사, 중추청각처리검사 등이 있다.

참고문헌

김경현, 이재희(2018). 한국어 Matrix 문장 검사 도구 평가: 목록 간 동질성과 단어 위치의 영향에 대한 검증. *Audiol Speech Res, 14*(2), 100-107.

김경현, 이재희(2020). 측정 절차가 건청인의 한국어 Matrix 소음하 문장인지에 미치는 영향. *Korean J Otorhinolaryngol-Head Neck Surg. 64*(1), 7-12.

김은연, 하효정(2000). **청각장애 아동을 위한 청능 선별검사: GASP를 중심으로. 언어장애 청각장애의 다학문적 접근.** 서울: 한국언어청각임상학회.

김진숙, 김지민, 문형아, 박성혜, 박영덕, 배미란, 이미소, 이지연, 장선아, 장현숙, 허명진(2014b). 청각통합능력검사(Meaningful Auditory Integration Scale, MAIS)의 이해와 해석본 연구. **청능재활, 10**(2), 99-124.

김진숙, 문형아, 박미혜, 박성혜, 박영덕, 박현영, 배미란, 이미소, 이지연, 장선아, 장현숙, 허명진(2014a). 영유아의 청각통합능력 검사의 해석본 연구. **청능재활, 10**(1), 3-24.

김진숙, 신은영, 신현욱, 이기도(2011). 자음지각검사(KCPT)의 개발. **한국음향학회지, 30**(5), 295-302.

김진숙, 임덕환, 홍하나, 신현욱, 이기도, 홍빛나 외(2008a). **한국표준 일반용 단음절어표 개발. 4**, 126-140.

김진숙, 임덕환, 홍하나, 신현욱, 이기도, 홍빛나 외(2008b). **한국표준 학령기용 및 학령전기용 단음절어표 개발.** 4, 141-160.

문성균, 문형아, 정현경, Sigfrid, D. S., 이준호, 박기현(2005). 한국어 Hearing in Noise Test (HINT) 문장의 개발. **대한이비인후과학회지, 48**, 724-728.

박현영(2010). 성인용 문장검사(K-CID). **동아청각심포지엄.**

손미나, 김진숙, 박혜진(2015). 한국어 LittlEARS Auditory Questionnaire를 이용한 건청과 청각장애 아동의 듣기 발달 연구. **청능재활, 11**(1), 45-62.

송영준, 이효자, 장현숙(2011). **국립특수교육원 말지각 발달 검사 KNISE-DASP 검사요강.** 서울: 교육과학사.

윤미선(2009). **나자렛 청각장애 조기중재 프로그램 평가 프로토콜: 전문가를 위한 인공와우이식과 언어재활 워크숍III.**

윤미선(2011). 한국어 영유아청각통합능력척도(IT-MAIS)의 타당도와 신뢰도 평가. **언어청각장애연구, 16**, 494-502.

이상흔, 박미혜, 허명진(2003). **청각 언어재활을 위한 평가 가이드: EARS-K.** 대구: 경북대학교.

이수정(2012). 난청 환자를 위한 말-언어평가 프로토콜: 동아대학교병원. 부산: 동아청각심포지엄.

장선아(2011). *Frequency-limiting effect on perception of speech and environmental sound in normal-hearing and cochlear implant adults*. Ph. D. Diss., Yonsei University.

장선아(2014). **우송 영유아 말지각검사**. 산학공동기술개발과제.

장현숙, 이정학, 임덕환, 이경원, 전아름, 정은조(2008a). 문장인지검사를 위한 한국표준 문장표 개발. **청능재활**, 4, 161-177.

장현숙, 이정학, 임덕환, 전아름, 현재환(2008b). 문장인지검사를 위한 한국표준 학령전기용 문장표 개발. **청능재활**, 4, 178-187.

조수진, 이정학, 임덕환, 이경원, 한희경(2008b). 어음인지역치검사를 위한 학령기용 및 학령전기용 이음절어표 개발. **청능재활**, 4, 37-47.

조수진, 임덕환, 이경원, 한희경, 이정학(2008a). 어음인지역치검사를 위한 한국표준 일반용 이음절어표개발. **청능재활**, 4, 28-36.

조웅경(2010). 학령전 아동용 문장 검사. **동아청각심포지엄**.

최재희, 서영란, 장현숙(2016). 가정환경 아동듣기평가(CHILD) 부모용 설문지의 한국어 번역 및 적용 연구. **재활복지**. 20(4), 247-264.

최재희, 윤건석, 장현숙(2017). 한국어 버전 일상생활 청각행동 설문지의 신뢰도와 타당도. *Audiology and Speech Research, 13*(1), 19-27.

Allen, C., Nikolopoulos, T. P., & O'Donoghue, G. M. (1998). Speech intelligibility in children after cochlear implantation. *Am J Otol, 19*, 742-746.

Allen, C., Nikolopoulos, T. P., Dyar, D., & O'Donoghue, G. M. (2001). Reliability of a rating scale for measuring speech intelligibility after pediatric cochlear implantation. *Otol & Neurotol, 22*, 631-633.

Archbold, S., Lutman, M. E., & Marshall, D. (1995). Categories of Auditory Performance. In: Clark M, Cowan RSC eds. International Cochlear Implant, Speech and Hearing Symposium, Melbourne. *Ann of Otol, RhinolLaryngol, 104*(Suppl 166), 312-4.

Basura, G. J., Eapen, R., & Buchman, C. A. (2009). Bilateral cochlear implantation: Current concepts, indications, and results. *Laryngoscope, 119*, 2395-2401.

Bregman, A. S. (1990). *Auditory scene analysis: The perceptual organization of sound*. MA: Cambridge, MIT press.

Buss, E., Pillsbury, H. C., Buchman, C. A., et al. (2008). Multicenter U.S. bilateral MED-EL cochlear implantation study: speech perception over the first year of use. *Ear Hear, 29*,

20-32.

Chang, S., Jeon J., Koo, J., Oh, S., Ratnanather, T. (2017). Development of Listening Evaluation and Practice Tool in a Format of Mobile Application for the People with Hearing Impairment. Paper presented at the 2017 International Conference on Speech Sciences (SICSS 2017) Proceedings, 20, Seoul, Korea.

Chang, S., Jeon, J., Koo, J., Oh, S., Ratnanather, T. (2017). *Development of Listening Evaluation and Practice Tool in a Format of Mobile Application for the People with Hearing Impairment*. Paper presented at the 2017 International Conference on Speech Sciences (SICSS 2017) Proceedings, 20, Seoul, Korea.

Eapen, R. J., Buss, E., Adunka, M. C., Pillsbury III, H. C., & Buchman, C. A. (2009). Hearing-in-noise benefits after bilateral simultaneous cochlear implantation continue to improve 4 years after implantation. *Otol Neurotol, 30*, 153-159.

Elliot, L. L., & Katz, D. R. (1980). *Northwestern University Children's Perception of Speech* (NU-CHIPS). St Louis, MI: Auditec.

Erber, N. (1982). *Auditory Training*. Washington DC: Alexander Graham Bell Association.

Geers, A. E., & Moog, J. S. (1990). *Early speech perception test for profoundly hearing impaired children*. St. Louis: Central Institute for the Deaf.

Hudgins, C. V., Hawkins, J. E., Karlim, J. E., & Stevens, S. S. (1947). The envelopment of recorded auditory tests for measuring hearing loss for speech. *The Laryngoscope, 57*, 57-89.

Jerger, S., Lewis, S., Hawkins, J., & Jerger, J. (1980). Pediatric speech intelligibility test Ⅰ: Generation of test materials. *International Journal of Pediatric Otorhinolaryngology, 2*, 217-230.

Kelly, D. A. (1995). *Central Auditory Processing Disorder: Strategies for Use with Children and Adolescents*. San Antonio, TX: Communication Skill Builders.

Kim, J. S., Pae, S. Y., & Lee, J. H. (2000). Development of a test of Korean speech intelligibility in noise (KSPIN) using sentence materials with controlled word predictability. *Speech Sciences, 7*(2), 37-50.

Kuehn-Inacker, H., Weichbold, V., Tsiakpini, L., Coninx, S., & D'Haese, P. (2003). *LittlEARS Auditory Questionnaire Manual-Parent questionnaire to assess auditory behaviour in young children*. MED-EL, Innsbruck, Austria.

Lee, Y. M., Kim, L. S., & Jeong, S. W. (2010). A Survey of Speech Perception Tests for

Children with Hearing Loss Used in Cochlear Implant Centers in Korea. *Korean J Otorhinolaryngol-Head Neck Surg, 53*, 534-46.

Liberman, A. M., & Mattingly, I. G. (1985). The motor theory of speech perception revised. *Cognition, 21*(1), 1-36.

MaClelland, J. L., & Elman, J. L. (1986). The TRACE model of speech perception. *Cognitive Psychol, 18*, 1-86.

Nilsson, M., Soli, S., & Sullivan, J. (1994). Development of the Hearing In Noise Test for the measurement of speech reception threshold in quiet and in noise. *Journal of the Acoustical Society of America, 95*, 1085-1099.

Osberger, M. J., Miyamoto, R. T., Zimmerman-Phillips, S., Kemink, J. L., Stroer, B. S., Firszt, J. B., et al. (1991) Independent evaluation of the speech perception abilities of children with the Nucleus 22-channel cochlear implant system. *Ear and hearing, 12*(4), 66S-80S.

Pollack, D., Goldberg, D., & Caleffe-Schenck, N. (1997). *Educational audiology for the limited hearing infant and preschooler: An auditory-verbal program*. Springfield, IL: Charles C. Thomas.

Purdy, S. C., Farrington, D. R., Moran, C. A., Chard, L. L., & Hodgson, S. A. (2002). A parental questionnaire to evaluate children's Auditory Behavior in Everyday Life (ABEL). *American Journal of Audiology, 11*(2), 72-82.

Ratnanather, J. T., Bhattacharya, R., Heston, M. B., Song, J., Fernandez, L. R., Lim, H. S., Lee, S. W., Tam, E., Yoo, S., Bae, S. H., Lam, I., Jeon, H. W., Chang, S. A., & Koo, J. W. (2021). *Speech Banana: design and development of an mHealthapplication for auditory training*. JMIR Mhealth Uhealth.

Robbins, A. M., & Osberger, M. J. (1990). *Meaningful use of speech scale* (MUSS). Indianopolis: Indiana University School of Medicine.

Robbins, A. M., Renshaw, J. J., & Berry, S. W. (1911). Evaluating meaningful auditory integration in profoundly hearing-impaired children. Otol Neurotol, 12, 144-150.

Zhou, H., Chen, Z., Shi, H., Wu, Y., & Yin, S. (2013). Categories of auditory performance and speech intelligibility ratings of early-implanted children without speech training. *PloS one, 8*(1), e53852.

제2부

말지각검사

제2장 · 발달척도검사

이영미 · 장지원 · 정성욱

1. 들어가며

임상 현장에서는 난청 아동의 수행력을 평가하기 위해 다양한 유형의 말지각, 말, 언어검사를 사용하고 있다. 척도검사(scale)는 검사의 실시와 해석이 간편하고 타당도와 신뢰도 검증이 가능하다는 장점이 있어서, 다양한 분야에서 아동 및 성인의 평가에 활발하게 사용하고 있다. 난청 아동의 수행력 평가에서 사용하는 대표적인 척도검사에는 Categories of Auditory Performance(CAP)과 Speech Intelligibility Rating(SIR)이 있다. CAP은 난청 아동의 청각적 수행력(auditory performance)을 평가하기 위한 척도검사이며, SIR은 난청 아동의 말명료도(speech intelligibility)를 평가하기 위한 척도검사다. 이 장에서는 먼저, 두 척도검사의 개발 배경에 대해서 소개하고 실제 검사 방법과 결과 해석에 대해서 설명하고자 한다.

1) CAP 개발 배경

1990년대 중반 영국에서는 인공와우이식을 받는 아동의 수가 급증하면서, 수술 및 재활을 위한 자금을 모금해야 하는 상황이었다. 이에 따라 전문가들은 인공와우이식, 언어치료, 기기 유지 및 관리 등의 필요성에 대한 근거를 마련하기 위해 인공와우이식 아동의 수행력을 타당하게 평가해야 할 필요성이 높아졌다(Archbold et al., 1995). 영국 노팅엄 소아 인공와우이식 팀(Nottingham Pediatric Cochlear Implant Team)은 인공와우이식 대상자의 적절성 확인, 인공와우이식 효과 검증, 수술 후 수행력 모니터링을 위한 검사 패키지를 개발하였다(Archbold et al., 1995). 이때, Archbold 등(1995)은 인공와우이식 아동의 청각적 수행력을 평가하기 위해 CAP을 개발하였다. 이후 Archbold 등(1998)은 초기에 개발한 CAP을 좀 더 보완하여 1998년에 CAP 개정판을 발표하였다.

기존에 개발된 검사가 인공와우이식 아동의 말지각을 평가하는 데 유용하지만, 비전문가(예: 난청 관련 행정 공무원, 부모, 학교 선생님 등)가 공식적인 말지각검사의 결과를 해석하고 이해하는 데는 어려움이 있었다. 그리고 조용한 검사실 상황에서 평가한 인공와우이식 아동의 청각적 수행력이 실제 일상생활에서보다 더 높게 나타나기 때문에 공식적인 말지각검사 결과만으로는 인공와우이식 아동의 일상생활에서의 기능적인 청각적 수행력을 평가하는 데 한계가 있었다(Cunningham, 1990; Selmi, 1985; Vidas et al., 1992). 이러한 상황에서 개발된 CAP 검사는 청각재활에 관한 지식과 경험이 부족한 비전문가도 쉽게 검사 실시와 해석을 할 수 있다는 장점이 있다. 또한, 구조화된 검사실에서 파악하기 힘든 인공와우이식 아동의 기능적인 청각적 수행력을 평가할 수 있으며, 인공와우이식 아동의 연령대와 수행력에 상관없이 장기간에 걸쳐서 청각적 수행력을 평가할 수 있다는 장점을 가지고 있다(Lee et al., 2010; Nikolopoulos et al., 2004; Nikolopoulos et al., 2005).

2) SIR 개발 배경

말명료도는 화자(speaker)가 청자(listener)에게 본인이 의도한 메시지를 전달하여 의사소통에 성공하는 정도를 말하며 주로 화자, 청자, 메시지 내용, 전달매체, 대화 문맥 등에 영향을 받는다(이영미, 2017; Lee et al., 2014). 난청 아동의 말명료도는 언어 발달, 교육 배치, 직업 선택 등과 같은 인생의 중요한 부분에 영향을 미치기 때문에, 임상 현장에서는 난청 아동의 말명료도 향상을 재활의 목표로 설정하고 있다.

1990년대 중반 노팅엄 소아 인공와우이식 팀에서 인공와우이식 아동의 수행력 발달을 청각적 수행력, 말, 언어 영역에서 다차원적으로 효과적으로 평가하고자 검사 패키지를 개발하였다(Nikolopoulos et al., 2004; Nikolopoulos et al., 2005). 이때, Dyar(1994)는 인공와우이식 아동의 전반적인 말소리 발달 정도를 말명료도 측면에서 간편하고 효과적으로 평가할 수 있도록 SIR를 개발하였다(Allen et al., 1998).

2. CAP

1) 검사 소개

CAP은 인공와우이식 아동의 청각 발달을 8개의 위계적 범주로 구분하고 있으며, 각 범주에는 구체적인 작업적 정의(working definition)가 포함되어 있다(Archbold et al., 1995). CAP은 환경음의 감지가 불가능한 수준(CAP 0)부터 친숙한 사람과 대화가 가능한 수준(CAP 7)까지 총 8개의 범주로 구성되어 있다. 〈표 2-1〉에 제시한 CAP은 번역 타당도, 내용 타당도(content validity), 검사자 간 신뢰도(inter-rater reliability)를 예비 연구를 통해서 검증한 것이다(이영미, 2010).

표 2-1 작업적 정의가 포함된 CAP

CAP	범주 및 작업적 정의
0	**환경음 인식 불가** 귀꽂이(earmold)가 잘 맞춰진 보청기를 착용한 상태에서 아동이 어떤 환경음에도 자발적으로 들었다는 반응을 보이지 않는다. 또한, 아동이 환경음에 반응했다는 보고가 없다.
1	**환경음 인식** 아동이 집, 학교, 언어치료실, 야외 등에서 약 6개 이상의 환경음에 대해 자발적으로 반응하는 것이 관찰된다. 이때, 아동의 반응은 환경음을 인지한 것이 아니라 단지 감지한 것을 의미한다.

2	**말소리에 반응** 아동은 간단한 지시를 따를 수 있다. 예를 들면, 아동은 30~60cm 거리에서 일상회화음의 크기로 '던져' 혹은 '시작'과 같은 지시를 듣고, 공을 던지는 등의 행동을 할 수 있다.
3	**환경음 인지** 아동이 일상생활에서 약 6개 이상의 환경음(예: 초인종, 전화벨, 부모 목소리, 자동차 소리 등)에 일관적으로 반응하는 것이 관찰된다. 관찰자는 아동이 듣기를 통해서 자신의 환경을 탐색하고 있다는 것을 확신한다(예: 아동은 전화벨 소리를 듣고 전화기를 가져오는 것과 같이, 환경음에 따라 적절한 행동을 할 수 있다).
4	**두 가지 이상의 말소리 변별** 아동은 입 모양을 보지 않은 상태에서 일상회화음의 크기로 들려주는 Ling 5 음(/스/, /쉬/, /이/, /우/, /아/) 중에서 2개 이상의 말소리를 일관적으로 변별할 수 있다.
5	**입 모양을 보지 않고 일상생활 문장 이해** 아동은 친숙한 상황에서 일상생활 문장을 확인할 수 있다. 예를 들면, 아동은 보기가 있는 조건의 문장검사를 수행하거나 친숙한 상황에서 간단한 질문(예: '이름이 뭐니?', '엄마 어디 있니?', '몇 살이야?')에 대답하거나 들려주는 설명을 듣고 몇 개의 그림 중에서 알맞은 그림을 고를 수 있다.
6	**입 모양을 보지 않고 친숙한 사람과 대화** 아동은 조용한 장소에서 친숙한 사람(예: 부모나 교사)과 정해지지 않은 간단한 주제로 입 모양을 보지 않고 대화할 수 있다. 아동은 간단한 질문에 의사소통 단절 없이 정확하게 대답할 수 있어야 한다.
7	**친숙한 사람과 전화 통화** 아동은 전화로 친숙한 사람과 특정 주제가 아니더라도 간단한 대화를 주고받을 수 있다. 아동은 간단한 질문에 의사소통 단절 없이 정확하게 대답할 수 있어야 한다.

2) 검사 방법

CAP은 난청 아동의 평가에 관한 지식과 경험이 부족한 비전문가들도 쉽게 평가할 수 있도록 개발되었다(Archbold et al., 1998). CAP은 실제 일상생활에서의 청각적 수행력 평가를 평가하는 척도검사이기 때문에, 난청 아동과 자주 접하는 부모나 학교 선생님의 관찰과 보고가 중요하다. 부모나 학교 선생님의 보고를 토대로 하여, 평가자는 아동의 청각적 수행력이 CAP의 어느 범주에 속하는지 판단한다(〈표 2-1〉 참조). 이때, 평가자는 범주별 작업적 정의를 참고하여 난청 아동의 청각적 수행력이 적절한 수준에 도달하였는지를 판단해야 한다. 아동의 청각 반응에 대한 부모나 선생님의 보고가 일관되지 않을 경우, 평가자가 아동에게 간단한 청각 과제나 지시를 수행하게 하여 CAP 점수를 평정하도록 한다.

3) 검사 결과 해석

CAP은 검사 방법만큼 검사 결과의 해석도 간편하다. 난청 아동의 CAP 점수에 해당하는 작업적 정의를 기준으로 하여, 일상생활에서의 청각적 수행력을 판단하면 된다. 단, CAP 검사 결과를 해석할 때는 다음과 같은 사항에 주의를 기울여야 한다.

첫째, CAP은 주관적 검사(subjective assessment)이므로, 평가자에 따라서 동일한 난청 아동의 CAP 점수가 다를 수 있다. 그러므로 평가자는 필요한 경우 다른 말지각검사를 실시하여, 난청 아동의 청각적 수행력을 판단하여야 한다(Archbold et al., 1998).

둘째, CAP은 인공와우이식 아동의 청각적 수행력을 장기간에 걸쳐서 평가하기에 적합하도록 개발되었기 때문에, 인공와우이식 직후와 같은 특정 시기 동안 난청 아동의 청각적 수행력을 민감하게 평가하는 데 한계가 있다(Lee et al., 2010; Nikolopoulos et al., 2004; Nikolopoulos et al., 2005).

셋째, CAP은 난청 아동의 청각적 수행력을 8개의 위계적 범주를 통해서 판단하기 때문에, 청각적 수행력을 민감하게 측정하는 데 한계가 있다. 예를 들면, 난청 아동 2명의 CAP 점수가 같더라도 실제 말지각 능력에는 차이가 날 수 있으며, 인공와우이식 후 CAP 점수에는 변화가 없더라도 실제 아동의 청각적 수행력은 지속적으로 향상되고 있는 상태일 수 있다(이영미, 2010). 특히 인공와우이식 후 청각적 수행력이 우수한 아동의 경우, 0점에서 7점의 총 8점으로 구성되어 있는 CAP 검사가 충분한 변별력을 가지지 못할 수 있다. 이러한 CAP 검사의 제한점을 극복하고자 Gilmour(2010)는 기존의 CAP 검사에서 CAP 8(교실과 레스토랑 같은 소음이 있는 장소에서 소그룹 대화에 참여하여 화자의 말을 이해하기)과 CAP 9(친숙하지 않은 사람과의 전화 통화에서 대화의 단절 없이 적절하게 대화하기)의 범주를 추가하여 총 10점으로 구성된 CAP-II를 개발하였다.

넷째, CAP은 비선형 검사(nonlinear scale)다. 즉, CAP 검사의 범주는 청각 발달의 측면에서는 위계적이지만 범주 간에는 동일한 난이도 간격으로 배열되어 있지는 않다. 각 범주에 해당하는 청각적 수행력을 성취하는 데 필요한 선수 기술 및 능력, 소요 시간에는 차이가 있다. 예를 들면, 인공와우이식 영유아가 CAP 5점(입 모양을 보지 않고 일상생활 문장 이해)을 성취하기 위해서는 3세 전후의 언어 능력의 필요하기 때문에, CAP 4점에서 5점까지의 점수 변화에 걸리는 시간이 CAP 1점에서 4점까지의 점수 변화에 걸리는 시간보다 더 길어질 수 있다. 그러므로 CAP 점수를 해석할 때 아동의 청각적 수행력을 선형적인 점수에 기반하여 해석하는 것은 적절하지 않다(이영미, 2010).

3. SIR

1) 검사 소개

SIR은 난청 아동의 발화에 대한 경험이 많은 전문가가 인공와우이식 아동의 말명료도를 평가할 수 있도록 개발되었다(Allen et al., 1998; Wilkinson & Brinton, 2003). SIR은 청자가 아동의 연속적인 발화(connected speech)를 이해할 수 없는 수준(SIR 1)

표 2-2 SIR의 범주별 말명료도 준거

SIR 범주	말명료도 준거
5	아동의 연속적인 발화가 명료하다. 청자와 대화 문맥에 상관없이 아동의 연속적인 발화를 이해할 수 있다.
4	청자가 난청 아동과의 대화경험이 있을 경우에는 아동의 연속적인 발화를 이해할 수 있다.
3	청자가 대화에 집중하거나 아동의 입술 모양을 활용해야 아동의 연속적인 발화를 이해할 수 있다.
2	아동의 연속적인 발화가 명료하지 않다. 청자가 대화 문맥과 아동의 입술 모양을 활용해야 아동이 말하는 낱말을 이해할 수 있다.
1	아동의 연속적인 발화가 명료하지 않다. 아동의 주된 의사소통 방법은 수화이며, 청자가 아동이 말하는 낱말을 이해하기 어렵다.

부터 모든 청자가 대화 문맥에 상관없이 아동의 연속적인 발화를 이해할 수 있는 수준(SIR 5)까지 총 5점 척도로 구성되어 있다(Allen et al., 1998; Cullington et al., 2011; Dyar, 1994). SIR의 범주에 따른 말명료도 기준은 〈표 2-2〉와 같다.

SIR은 검사자 간 신뢰도가 높으며, 부모와 보건의료 행정 담당자와 같은 비전문가도 난청 아동의 말명료도에 대해서 이해하기 쉬운 장점이 있다(Allen et al., 2001). 또한, SIR은 아동의 연령이 어리거나 중복장애가 있더라도 말명료도 평가가 가능하며, 인공와우이식 후 약 5년까지는 천정 효과(ceiling effect) 없이 사용이 가능하다(Doyle, 1987; Lee et al., 2010).

2) 검사 방법

언어재활사, 청능사와 같은 전문가가 아동의 연속적인 발화를 듣고서 SIR 검사의 말명료도 기준에 따라서 평가한다(〈표 2-2〉 참조)(Allen et al., 1998; Wilkinson & Brinton, 2003). Allen 등(1998)은 말명료도 측정의 일관성을 유지하기 위해 동일한 검사자가 지속적으로 인공와우이식 아동의 말명료도를 평가할 것을 권고하였다.

3) 검사 결과 해석

SIR의 점수 해석은 말명료도 기준을 참고하여 인공와우이식 아동의 말명료도를 판단한다. 단, SIR은 인공와우이식 아동의 전반적인 말명료도를 평가하기 위해서 개발된 척도검사이기 때문에, 인공와우이식 아동의 말소리 발달을 민감하게 측정하거나 청각언어중재의 목표를 설정하는 데는 한계가 있음을 유념해야 한다.

4. 맺음말

CAP과 SIR은 영국 노팅엄 인공와우이식 팀에서 난청 아동의 인공와우이식 효과를 검증하고, 인공와우이식 아동의 수행력 발달을 모니터링하기 위해서 개발되었다. CAP은 실제 일상생활에서의 난청 아동의 청각적 수행력을 평가하기 위한 척도검사이며, SIR은 난청 아동의 말명료도를 평가하기 위한 척도검사다. 현재는 두 검사 모두 인공와우뿐만 아니라 보청기를 착용하는 아동의 수행력 발달을 평가하는 데도 활용되고 있다. 해당 검사들은 검사 소요 시간이 짧고 비전문가도 검사 결과를 쉽게 해석할 수 있기 때문에 난청 아동의 듣기 능력과 말 산출 능력을 평가하는 데 유용하다. 검사자는 CAP과 SIR이 주관적 검사인 점을 고려하여 평가 결과의 객관성을 높이기 위해서 CAP의 작업적 정의와 SIR의 말명료도 준거에 근거하여 평가해야 한다.

• Summary box •

- CAP은 난청 아동의 실제 생활 환경(예: 가정과 학교)에서의 청각적 수행력을 평가할 수 있는 척도검사이며, SIR은 난청 아동의 말명료도를 평가할 수 있는 척도검사다.
- CAP을 이용하여 난청 아동의 청각적 수행력을 평가할 때는 검사자의 주관성을 최소화하기 위해서 작업적 정의를 반드시 참고하여야 한다.
- SIR은 난청 아동의 전반적인 말명료도를 간편하게 평가하기 위한 검사이므로, 난청 아동의 말소리 발달을 민감하게 측정하기에는 한계가 있다.

참고문헌

이영미(2010). *Categories of Auditory Performance* (CAP). **동아청각심포지엄**.

이영미(2017). 청자의 듣기 경험과 화자의 조음중증도가 인공와우 아동의 말명료도에 미치는 영향. **청능재활**, 13, 318-25.

Allen, M. C., Nikolopoulos, T. P., & O'Donoghue, G. M. (1998). Speech intelligibility in children after cochlear implantation. *Am J Otol, 19*, 742-746.

Allen, M. C., Nikolopoulos, T. P., Dyar, D., & O'Donoghue, G. M. (2001). Reliability of a rating scale for measuring speech intelligibility after pediatric cochlear implantation. *Otol Neurotol, 22*, 631-633.

Archbold, S., Lutman, M. E., & Marshall, D. (1995). Categories of Auditory Performance. In

Clark M, Cowan R. S. C. (Eds.), *International Cochlear Implant, Speech and Hearing Symposium, Melbourne*. Ann of Otol, Rhinol Laryngol, 104, 312-314.

Archbold, S., Lutman, M. E., & Nikolopoulos, T. (1998). Categories of auditory performance: inter-user reliability. *Br J Audiol, 32*, 7-12.

Cullington, H. E., Bele, D., Brinton, J. C., & Lutman, M. E. (2011). United kingdom national paediatric bilateral audit. *Cochlear Implant Int, 12,* 15-18.

Cunningham, J. K. (1990). Parents' evaluation of the effects of 3M/House cochlear implants in children. *Ear Hear, 11*, 375-381.

Doyle, J. (1987). Reliability of audiologists' ratings of the intelligibility of hearing-impaired children's speech. *Ear Hear, 8*, 170-174.

Dyar, D. (1994). Monitoring progress: the role of a speech and language therapist. In McCormick, B., Archbold, S., Sheppard, S. (Eds.), *Cochlear implants for young children*. London: Whurr, 237-268.

Gilmour, L. (2010). *The inter-rater reliability of categories of auditory performance-II* (CAP-II). Ph.D., University of Southampton.

Lee, Y., Kim, L. S., Jeong, S. W., Kim, J. S., & Chung, S. H. (2010). Performance of children with mental retardation after cochlear implantation: speech perception, speech intelligibility, and language development. *Acta Otolaryngol, 130*, 924-934.

Lee, Y., Sung, J. E., & Sim, H. (2014). Effects of listeners' working memory and noise on speech intelligibility in dysarthria. *Clin Linguist Phon, 28*, 785-795.

Nikolopoulos, T. P., Archbold, S., & Gregory, S. (2005). Young deaf children with hearing aids or cochlear implants: early assessment package for monitoring progress. *Intern J Pediatr Otorhinolaryngol, 69*, 175-186.

Nikolopoulos, T. P., Gibbin, K. P., & Dyar, D. (2004). Predicting speech perception outcomes following cochlear implantation using Nottingham children's implant profile (NChIP). *Intern J Pediatr Otorhinolaryngol, 68*, 137-141.

Selmi, A. (1985). Monitoring and evaluating the educational effects of cochlear implant. *Ear Hear, 6*, 52-59.

Vidas, S., Hassan, R., & Parnes, L. S. (1992). Real-life performance considerations of four pediatric multichannel cochlear implant recipients. *J Otol, 21*, 387-393.

Wilkinson, A. S., & Brinton, J. C. (2003). Speech intelligibility rating of cochlear implanted children: inter-rater reliability. *Cochlear Implant Int, 4*, 22-30.

제3장 • 말지각설문지검사

방정화 · 윤미선

신생아청각선별검사 및 청각검사기기의 발달 등으로 청각장애의 발견 연령은 낮아지고 청각장애로 진단받는 나이도 1세 이하로 낮아졌다(Holte et al., 2012). 최근 국내에서도 신생아청각선별검사의 실시와 선천성 난청검사 및 영유아 보청기 지원사업(대한청각학회, 보건복지부, 2021)으로 인하여 난청을 조기에 발견하고 조기중재를 할 수 있는 제도가 마련되었다. 이러한 조기발견은 보장구의 조기착용으로 이어지고 청각적인 경험의 축척과 함께 청능 훈련, 언어치료 등의 적극적 중재를 받도록 해 준다. 이러한 적극적 중재를 받은 영유아 및 아동은 난청으로 인한 제약을 최소화할 수 있어 말과 언어가 원활히 발달할 기회를 가진다. 조기중재가 난청 아동의 말, 언어 발달에 주요한 요소임은 여러 연구를 통해서 증명되었다(Yoshinaga-Itano, 1999; Yoshino-Itano et al., 2018).

조기중재에 있어서 중요한 요소 중 하나는 보청기, 인공와우 등의 청각 보장구의 연속적 착용이라고 할 수 있다. 임상가는 아동이 보장구를 꾸준하게 착용할 수 있도록 계속적인 노력을 기울어야 한다. 이에 아동의 청력 정도는 아동이 직접 소리에 반응하지 않고도 청각생리적 검사, 예를 들어 이음향방사(otoacoustic emission), 청성뇌간반응(Auditory Brainstem Response: ABR), 청성지속반응(Auditory Steady State

Response: ASSR) 등의 검사로 비교적 정확히 검사할 수 있다. 그러나 아동의 말, 언어 발달을 위해서는 청력의 정도 이외에 아동의 청각적 수행 능력을 측정할 수 있어야 하나, 언급한 객관적 검사는 영유아 혹은 아동의 청각적 수행 능력을 예측할 수는 있어도 그들의 듣기 능력 변화를 예측하는 것은 불가능하다.

난청 영유아의 일상생활에서의 듣기 능력 및 말 산출 발달을 측정하기 위해서는 현재 부모의 보고 혹은 아동의 치료를 맡고 있는 임상가들의 보고를 기반으로 하는 설문지를 통하여 측정이 가능하다. 외국의 경우 이러한 부모와 임상가를 대상으로 하는 청각적 수행 능력에 관한 여러 설문지가 개발되었다. 영유아부터 적용할 수 있는 대표적인 설문지로는 Taiskpini 등(2004)이 개발한 LittleEARS Auditory Questionnaire가 있다. LittleEARS는 총 35문항으로 이루어져 있으며 부모가 각 문항에 1 혹은 0으로 답변을 할 수 있게끔 되어 있다. LittleEARS는 12개월에 1회, 18개월에서 만 2세에 사이에 1회 설문을 작성하며 12개월 시 설문에 28점 이상 받게 되면 다음 18개월~2세 때에는 설문을 작성하지 않도록 되어 있다. LittleEARS는 한국어로 번역(손미나, 2015)되었으나 표준화 작업은 이루어지지 않았다.

Ching과 Hill(2007)이 개발한 Parents' Evaluation of Aural/Oral Performance of Children Rating Scale은 흔히 PEACH 라고 부르는 설문지로 다양한 듣기 환경에서 아동의 듣기 능력에 대한 질문으로 구성되어 있는 것이 특징이다. PEACH는 총 13문항으로 구성되어 있으며 부모가 각 문항에 해당하는 아동의 능력에 0~4점 사이의 점수를 매기도록 구성되어 있다. 4점은 '항상' 수행할 수 있음을 뜻하며, 0점은 수행할 수 없음을 뜻한다. PEACH+에서는 PEACH와 동일한 문항으로 부모의 개인적 의견을 묻는 답변을 할 수 있도록 추가하였다. PEACH를 제공하는 홈페이지(https://www.outcomes.nal.gov.au/peach)에서는 정상 규준도 제시하고 있어 아동의 발달 단계를 확인해 볼 수 있다. PEACH와 비슷하게 Teacher's Evaluation of Aural/Oral Performance of Children and Ease of Listening(TEACH)(Ching et al., 2008)는 부모가 아닌 임상가가 일상생활에서의 난청 아동의 듣기 수행 능력을 측정할 수 있는 설문지다. 총 11문항으로 구성되어 있으며 2문항의 사전 체크리스트 문항이 있다. TEACH+는 TEACH와 같은 문항이나 답변에 있어 아동의 수행 능력과 함께 설문자의 의견을 측정할 수 있다. 또한 9문항에 대하여 수행 기능(functional performance)과 청취 용이(ease of listening)함의 정도를 측정할 수 있도록 제공한다. PEACH와

TEACH 모두 홈페이지(https://www.outcomes.nal.gov.au/)에서 내려받을 수 있으며 PEACH는 영어 이외에 15개의 언어로, TEACH는 영어 이외에 4개의 언어로 번역된 설문을 제공한다. 한국어는 이 언어에 속해 있지 않다.

국내에서는 인공와우이식 수술 후 아동의 일상생활에서의 청각 수행력과 말 산출 발달을 측정하기 위해서 개발한 Meaningful Auditory Integration Scale(MAIS) (Robins & Osberger, 1991)과 MAIS를 영유아에게 적용할 수 있도록 한 Infant-Toddler Meaningful Auditory Integration Scale(IT-MAIS)(Zimmerman-Philips, 2001), Meaningful Use of Speech Scale(MUSS)(Robins & Osberger, 1990) 등이 한국어로 번역되고 표준화가 이루어져 임상에서 사용이 가능하다. MAIS, IT-MAIS 그리고 MUSS는 앞서 소개한 설문지와 마찬가지로 부모의 보고로 이루어진다. 그러나 다른 설문지와는 다르게 검사자가 일방적으로 부모에게 질문하고 답하는 형식보다는 부모가 자유로운 형식으로 보고를 하게끔 질문을 유도하도록 구성되어 있어, 부모가 편안하게 아동의 수행력에 관하여 이야기할 수 있다. 혹 질문을 이해하지 못할 경우는 예를 제시할 수 있도록 되어 있으며 검사자가 필요한 경우 심화된 설문을 할 수 있다. 최종 평가 시에는 부모의 보고에만 의존하지 않고 임상 현장에서 관찰한 결과를 반영할 수 있다. 즉, 부모의 보고와 임상가의 관찰 결과가 일치하지 않을 경우, 검사의 점수를 조정할 수 있도록 되어 있어 기존의 직접적 질문할 때 놓칠 수 있는 부분을 수집할 수 있는 장점이 있다(Robbins et al., 1991). 이 설문을 실시할 때는 부모가 직접 설문을 작성하게 하지 않는 것이 중요하다.

MAIS와 IT-MAIS는 세계적으로 번역되어 쓰이고 있으며, 각 나라의 번역본은 검사의 높은 신뢰도를 바탕으로 하고 있다(Cuda et al., 2013; Kishon-Rabin et al., 2005; Weichbold et al., 2004; Zheng et al., 2009). 우리나라에서도 윤미선(2010, 2011)의 연구 결과 타당도와 신뢰도가 높아 임상에서 활용하기 적합한 검사라고 보고하였다. 또한 인공와우이식 아동의 부모 33명을 대상으로 하여 MAIS와 MUSS를 비교한 연구에 따르면(Umat et al., 2010), MAIS 점수가 높은 아동의 경우 MUSS 점수 또한 유의하게 높은 것으로 나타났다. 이 연구 결과는 임상에서 적절한 말-언어 평가를 하지 못한 경우라도 MAIS의 결과로 아동의 말-언어에 대하여 예측이 가능할 수 있음을 시사한다. 또 다른 연구에서는 7명의 인공와우 착용 아동이 일정시간 동안 놀이하는 것을 녹화한 결과와 인터뷰 방식으로 작성한 두 검사의 결과를 비교하였다

(Pinto et al., 2008). 결과적으로 IT-MAIS는 두 경우에서 유의한 차이가 없었으나, MUSS의 경우 비디오 녹화를 보고 판단한 경우의 점수가 부모 보고에 의한 점수보다 낮은 것으로 나타났다. 이 연구는 아동의 언어 능력은 한정된 시간과 제한된 상황에서는 판단하기 어려워 부모의 보고로 좀 더 정확한 아동의 말-언어 능력을 파악할 수 있다고 분석하였다.

우리나라에서는 MAIS(김진숙 외, 2014a), IT-MAIS(김진숙 외, 2014b; 윤미선, 2009, 2011)와 MUSS(윤미선, 2009, 2014)가 번안되어 사용되고 있다. 다음에서는 각 검사의 내용 구성, 해당 연령 그리고 점수 산출 방법에 대하여 살펴보고, 각 검사의 번역본을 제시하였다.

1. Meaningful Auditory Integration Scale(MAIS)

1) 내용 구성

총 10개의 문항으로 구성된 Meaningful Auditory Integration Scale(MAIS)은 문항별로 3개의 하위 영역, 즉 '보장구에 대한 친밀감'(문항 1~2), '소리에 대한 집중력'(문항 3~6), '청각적 현상으로부터 의미를 도출하는 능력'(문항 7~10)을 평가하도록 구성되어 있다. '보장구에 대한 친밀감'은 보장구를 사용하는 데 있어서 거부감 없이 수용하는가에 대한 내용을 질문하도록 되어 있다. 1995년에 수정된 MAIS에서는 문항 1이 a와 b로 나뉘어 있다. 1a는 약 5세 이하, 1b는 약 5세 이상의 아동에게 적용할 수 있다. '소리에 대한 집중력'은 일상생활에서 아동이 소리에 자발적으로 반응하는 정도를 평가하기 위한 것이다. '청각적 현상으로부터 의미를 도출하는 능력'은 들리는 목소리의 억양으로 상대방의 감정을 알아차리거나, 청각적 단서로 주변 환경의 변화나 사건을 감지할 수 있는 능력을 평가하도록 구성되었다. 마지막 하위 영역은 말-언어 평가로는 평가가 가능하지 않는 항목이지만 청각적인 감각의 발달 정도를 가늠할 수 있는 질문으로 구성되어 있다(Robbins et al., 2004).

2) 해당 연령

정확한 연령은 제시하고 있지 않지만, 문항의 특성을 고려할 때 3~4세 이상의 아동에게 적용할 수 있다. 그러나 아동의 청각적 능력에 따라 적용 가능하다고 판단되면 해당 연령 이상의 아동에게도 적용할 수 있다.

3) 점수 산출

MAIS는 문항별로 각각 0점부터 4점까지 다섯 단계의 점수를 줄 수 있으며, 최상의 청각행동목표를 모두 보여 줄 경우 총 40점이 되도록 하였다.

척도는 목표행동의 빈도를 백분율로 답하여 객관성을 확보하여 검사자 간의 신뢰도를 구축할 수 있도록 하였다. 예를 들어, 다섯 단계 중 중간 척도인 2점을 획득할 수 있는 '가끔 그렇다(occasionally)'는 목표행동의 빈도가 50% 정도를 의미하며, 3점을 획득할 수 있는 '자주 그렇다(frequently)'는 목표행동의 빈도가 75% 정도임을 의미한다.

2. Infant-Toddler Meaningful Auditory Integration Scale (IT-MAIS)

1) 내용 구성

Infant-Toddler Meaningful Auditory Integration Scale(IT-MAIS)은 MAIS와 동일하게 10개의 문항, 3개의 하위 영역으로 구성되어 있다. 하위 영역으로는 '발성행동'(문항 1~2), '소리에 집중하기'(문항 3~6) 그리고 '소리로부터 의미도출하기'(문항 7~10)에 대한 3개의 영역을 측정한다. 첫 번째 영역인 발성행동 영역을 제외하고 나머지 두 영역은 MAIS와 동일하다. 그러나 문항에 대한 구체적 질문 내용이 영유아의 청각행동에 맞춰져 있다는 점이 특징이다. 예를 들어, MAIS 문항 7의 구체적 질문이 "아동은 반응을 유도하거나 시각적인 단서가 없어도 교실(예: 수업 종소리, 안

내방송, 화재경보음)이나 집(예: 문 여는 소리가 들릴 때 가족이 왔는지 보기 위해 문 쪽으로 달려가거나, 전자레인지가 꺼지는 소리가 들리면 음식이 되었거나 식사 시간이라는 신호라고 생각하고 식탁으로 가는 등)에서 들리는 청각적 신호에 대해 늘 알아듣고 적절하게 반응합니까?"라고 되어 있다면, IT-MAIS에서는 "반응을 유도하거나 시각적인 단서가 없어도 놀이방, 유치원, 집에서 나는 청각적인 신호를 인지하고 적절하게 반응을 보입니까? 예를 들면, 친숙한 장난감의 소리가 나면 장난감을 바라보기, 전자레인지가 꺼지거나 전화벨이 울리면 그쪽 쳐다보기, 초인종 소리가 들리면 문 쳐다보기, 놀이에 사용되는 말(예: '잼-잼', '도리도리', '까꿍' 등)이 들리면 적절한 행동 취하기 등과 같은 반응입니다."라고 영유아 행동의 예를 보다 구체적으로 제시하고 있다.

2) 해당 연령

IT-MAIS는 영유아용 설문지로 0~36개월의 영유아가 설문지의 대상자가 될 수 있다. 하지만 보장구의 착용 시기, 아동의 발달 시기 등을 고려하여 생활 연령이 영유아기 이상의 아동에게도 이 설문지를 사용하는 것이 타당하다고 판단되면 사용하여도 무방하다.

3) 점수 산출

MAIS와 동일한 방식으로 한다. 점수 산출 시 부모가 확실한 예를 기억하고 제시하는 경우에만 점수를 준다.

3. Meaningful Use of Speech Scale(MUSS)

1) 내용 구성

Meaningful Use of Speech Scale(MUSS)은 보청기 혹은 인공와우 착용 후 일상생활에서의 말 산출 능력을 양적으로 측정하기 위한 설문지다. MUSS의 측정 목적은

'몸동작, 신호 등의 비 구어적 단서를 사용하지 않고 의사소통이 가능한가', '아동의 말이 상대방과의 친숙한 정도에 따라 바뀌는가', '상대방이 아동 자신의 말을 이해하지 못하였을 때 적절한 의사소통 전략을 사용하여 수정할 수 있는가'에 대한 것이다(Kent, 1992). MUSS는 구어적 의사소통의 방법으로 크게 발성(vocalization)과 말(speech)을 구분한다. 발성에는 아동의 조음 음운 발달의 초기 단계에 나타나는 옹알이까지 포함한다. 또한, 평가 시 아동의 언어 능력 자체가 목표행동이 아니라는 점을 유념한다. 예를 들어, 항목 6의 목적은 아동이 사회적 맥락에서 자발적으로 구어를 사용하는지 평가하는 것이므로 언어 발달 수준에 따라 아동에게 기대하는 행동이 다를 수 있다. "안녕하세요"와 "고맙습니다"를 말할 수 있는 아동이라면 필요한 상황에서 항상 이를 말로 했을 때 최고 점수를 받게 된다. 이때, 언어 발달 수준이 이에 못 미치고 "빠이빠이" 정도가 가능한 어린 아동의 경우에도 자발적으로 항상 사용한다면 최고 점수를 받을 수 있다. 다른 항목에서도 아동의 언어 발달 수준에 따른 구어 사용 능력을 평가한다.

2) 해당 연령

해당 연령이 명기되어 있지는 않으나 검사 항목의 내용을 보면 옹알이 단계의 어린 아동부터 학령 전기 아동까지 사용이 가능하다. 생활 연령보다 듣기와 언어 발달 연령에 맞추어 대상자를 결정한다.

3) 점수 산출

MAIS와 동일한 방식이며, 목표 말 산출 행동을 달성하면 40점을 받을 수 있도록 한다. 점수는 아동의 특정한 말 산출 정도에 따라 측정 행동의 나타나는 빈도를 %로 나타낸다.

4. 맺음말

이 장에서 소개한 설문지검사는 임상에서 아동의 보장구 착용 후 청각적 행동 발달 및 말 산출 발달 정도를 가늠하는 데 유용한 정보를 제공해 준다. 앞에서도 제시하였듯이, 현장에서 시간에 쫓긴다는 이유로 부모에게 설문지를 작성하게 해서는 안 되며, 부모의 반응을 정확하게 도출하기 위한 구체적인 질문을 할 수 있어야 한다. 기존의 언어를 기반으로 하는 검사를 실시할 수 없는 영유아에게 유용한 검사이나, 결과 해석 시 주의할 점은 부모의 성향에 따라 아동의 발달 정도가 다르게 가늠될 수 있다는 점이다. 그러므로 이러한 설문지 이외에 객관적 검사 등 아동에게 적절한 검사를 시행하여 아동의 발달 정도를 더욱 정확하게 가늠하여야 한다. 검사자는 설문검사를 실시하기 전에 설문검사의 개발 목적 및 의의를 파악하여 정확한 검사가 이루어질 수 있도록 해야 한다.

Summary box

- MAIS, IT-MAIS는 청각장애 아동 및 영유아의 보장구 착용 이후 청각 발달 능력을, MUSS는 말 산출 능력을 평가하기 위한 인터뷰형 설문검사다.
- 각각의 설문지는 10문항으로 이루어져 있으며, 각 문항을 이해하기 쉽도록 구체적인 예가 제시되어 있다.
- 마지막으로, 이 설문지는 임상에서 측정하기 어려운 일상생활에서의 아동의 청각 발달과 말 산출 능력을 평가하기 위함이 목적임을 인지하고 보다 정확한 검사가 될 수 있도록 검사 방법을 숙지하고 있어야 한다.

참고문헌

김진숙, 김지민, 문형아, 박성혜, 박영덕, 박현영, 배미란, 이미소, 이지연, 장선아, 장현숙, 허명진(2014a). 청각통합능력검사의 이해와 해석본 연구. **청능재활, 10**(2), 99-124.

김진숙, 문형아, 박미혜, 박성혜, 박영덕, 박현영, 배미란, 오수희, 이미소, 이한아, 장현숙, 하효정, 허명진(2014b). 영유아의 청각통합능력 검사의 해석본 연구. **청능재활, 10**(1), 3-24.

윤미선(2009). **전문가를 위한 인공와우이식과 언어재활 워크숍 III 자료집**. 충남: 나사렛언어 청각센터.

윤미선(2010). 청각장애영유아의 조기중재를 위한 의사소통평가도구 구성의 타당성. **언어치료연구, 19**(1), 211-232.

윤미선(2011). 한국어 영유아청각통합능력척도(IT-MAIS)의 타당도와 신뢰도 평가. **언어청각장애연구, 16**, 494-502.

윤미선(2014). **전문가를 위한 인공와우이식과 언어재활 워크숍 자료집**. 충남: 나사렛언어청각센터.

손미나, 김진숙, 박혜진(2015). 한국어 LittleEARS Auditory Questionnaire를 이용한 건청과 청각장애아동의 듣기발달 연구. **청능재활, 11**(1), 45-62.

Ching, T. Y. C., & Hill, M. (2007). The parent's evaluation of aural/oral performance of children (PEACH) scale: Normative data. *J Am Acad Audiol, 18*, 220-235.

Ching, T. Y. C., Hill, M., & Dillon, H. (2008). Effect of variations in hearing-aid frequency response on real-life functional performance of children with severe or profound hearing loss. *Int J Audiol, 47*, 461-475.

Cuda, D., Gurrzoni, L., Mariani, V., Murri, A., Biasucci, G., & Fabrizi, E. (2013). Production of infant scale evaluation in Italian normal hearing children: a validation study. *Int J Pediatr Otorhi, 77*(12), 1969-1974.

Holte, L., Walker, E., Oleson, J., Spratford, M., Moeller, M. P., Roush, P., & Tomblin, J. B. (2012). Factors influencing follow-up to newborn hearing screening for infants who are hard of hearing. *Am J Audiol, 21*(2), 163-174.

Kent, R. D. (1992). *Intelligibility in speech disorders: Theory, measurement, and managemen*. John benjamins publishing company.

Kishon-Rabin, L., Taitelbaum-Swead, R., Ezrati-Vinacour, R., & Hildesheimer, M. (2005). Prelexical vocalization in normal hearing and hearing-impaired infants before and after cochlear implantation and its relation to early auditory skills. *Ear Hear, 26*(4), 17S-29S.

Pinto, E. S. M., Lacerda, C. B. D. F., & Porto, P. R. C. (2008). Comparison between the IT-MAIS and MUSS questionnaires with video-recording for evaluation of children who may receive a cochlear implantation. *Revista Brasileira de Otorrinolaringologia, 74*(1), 91-98.

Robbins, A. M., & Osberger, M. J. (1990). *Meaningful use of speech scale* (MUSS). Indianopolis: Indiana University School of Medicine.

Robbins, A. M., Renshaw, J. J., & Berry, S. W. (1991). Evaluating meaningful auditory integration in profoundly hearing-impaired children. *Otol Neurotol, 12*, 144-150.

Robbins, A. M., Koch, D. B., Osberger, M. J., Zimmerman, P. S., & Kishon-Rabin, L. (2004). Effect of age at cochlear implantation on auditory skill development in infants and toddlers. *Arch Otolaryngol, 130*(5), 570-574.

Tsiakpini, L., Weichbold, V., Kuehn-Inacker, H., Coninx, F., D'Haese, P., & Almadin, S. (2004). *LittleEARS auditory questionnaire*. Innsbruck: MED-EL.

Umat, C., Siti, H. K., & Azlizawati, A. R. (2010). Auditory functionality and early use of speech in a group of pediatric cochlear implant users. *Med J Malaysia, 65*(1), 7-13.

Weichbold, V., Anderson, I., & D'Haese, P. (2004). Validation of three adaptations of The Meaningful Auditory Integration Scale (MAIS) to German, English and Polish. *Int J Audiol, 43*(3), 156-161.

Yoshinaga-Itano, C. (1999). Benefits of early intervention for children with hearing loss. Otolaryngol. *Clin. N. Am, 32*, 1089-1102.

Yoshinaga-Itano, C., Sedey, A. L., Wiggin, M. & Mason, C. A. (2018). Language outcomes improved through early hearing detection and earlier cochlear implantation. *Otol Neurotol, 39*, 1256-1263.

Zheng, Y., Soli, S. D., Wang, K., Meng, J., Xu, K., & Tao, Y. (2009). A normative study of early prelingual auditory development. *Audiol Neurotol, 14*, 214-222.

Zimmerman-Phillips, S., Osberger, M. J., & Robbins, A. M. (2001). *Infant-Toddler Meaningful Auditory Integration Scale*. Sylmar: Advanced Bionics Corp.

대한청각학회, 보건복지부(2021. 2. 2. 인출). https://www.hearingscreening.or.kr/

〈자료 3-1〉 MAIS 검사지 번역본(김진숙 외, 2014)의 예

Meaningful Auditory Integration Scale(MAIS)
청각통합능력검사 요약지

등록번호		보장구 종류	좌:	우:
성명		보장구 착용기간	좌:	우:
생년월일		보장구 착용역치	좌:	우:
연령	만 세 개월	보고자	(관계)	
작성자		작성일		

문항	질문	전혀	거의	가끔	자주	항상	부모 보고
1	a. 아동은 깨어 있는 시간 동안 거부하지 않고 보장구를 착용합니까?	0	1	2	3	4	
	b. 아동은 보장구를 착용시켜 달라고 요구하거나 혹은 시키지 않아도 스스로 보장구를 착용합니까?						
2	어떤 이유로든 보장구가 작동하지 않으면 아동은 그것을 표현하거나 속상해합니까?	0	1	2	3	4	
⋮	⋮	⋮	⋮	⋮	⋮	⋮	
9	아동은 소리만 듣고 말소리와 말소리가 아닌 소리를 자발적으로 구별할 수 있습니까?	0	1	2	3	4	
10	아동은 소리만 듣고 목소리 톤과 연관된 의미(화남, 흥분, 걱정)를 자발적으로 알 수 있습니까?	0	1	2	3	4	
총점		/ 40					

MAIS 검사의 예

영역: 보장구에 대한 친밀감

1. 아동이 5세 미만이면 문항 1a를, 5세 이상이면 1b를 사용하여 채점하세요.

1a. 아동은 깨어 있는 시간 동안 거부하지 않고 보장구를 착용합니까?

구체적인 질문 내용:

- 일상적으로 아동에게 보장구를 어떻게 착용시키는지 말해 주십시오. 보장구를 착용하는 시간이 얼마나 되는지, 깨어 있는 시간 동안 거부하지 않고 보장구를 착용하는지, 아니면 제한된 시간 동안만 착용하는지에 대해 말해 주십시오.
- 만일 아동에게 보장구를 착용시키지 않았다면, 아동은 보장구를 착용하지 않은 것에 대해 어떻게 표현합니까(예: 자신의 귀를 잡아당기거나 가리키기, 보장구를 보관하는 곳으로 가기, 속상해하거나 의아한 표정으로 쳐다보기 등)?
- 부가 질문: 아동은 보장구를 뺄 때, 속상해하는 것 같은 비구어적 표현을 합니까(예: 울기나 투덜거리기 등)?

채점:

0 = 전혀 그렇지 않다	부모는 아동이 보장구 착용을 거부하기 때문에 아동에게 거의 보장구를 착용시킬 수 없다.
1 = 거의 그렇지 않다	아동은 보장구 착용을 거부하면서 단지 짧은 시간 동안만 착용한다.
2 = 가끔 그렇다	아동은 보장구 착용을 거부하지 않으면서 단지 짧은 시간 동안만 착용한다.
3 = 자주 그렇다	아동은 깨어 있는 시간 동안 보장구를 거부하지 않고 착용한다.
4 = 항상 그렇다	아동은 깨어 있는 시간 동안 보장구를 거부하지 않고 착용하고, 부모가 착용시켜 주는 것을 잊어버리면 속상해하거나 보장구가 없다고 표현한다.

1b. 아동은 보장구를 착용시켜 달라고 요구하거나 혹은 시키지 않아도 스스로 보장구를 착용합니까?

구체적인 질문 내용:

- 일상적으로 아동이 보장구를 어떻게 착용하는지 말해 주십시오. 보장구를 착용하는 일의 책임이 부모에게 있는지 아동에게 있는지 말해 주십시오.

- 만일 아동에게 보장구를 착용시켜 주지 않거나 착용하라고 말해 주지 않으면, 아동은 보장구를 착용시켜 달라고 요구하거나 보장구가 없다고 속상해합니까?
- 부가 질문: 아동은 정해진 시간에 따라 보장구를 착용합니까(예: 학교에서 하루 종일 착용하고, 밤에는 한 시간 정도 착용 등)? 혹은 깨어 있는 시간 내내 보장구를 착용하기를 원합니까(예: 밤에 목욕한 뒤에도 착용 등)? 후자가 전자보다 아동이 보장구에 더 의존하고 있음을 나타냅니다.

채점:

0 = 전혀 그렇지 않다	아동은 보장구 착용을 거부한다.
1 = 거의 그렇지 않다	아동은 부모의 말에 거부하지 않고 보장구를 착용하지만, 절대 착용시켜 달라고 하지는 않는다.
2 = 가끔 그렇다	아동은 보장구를 착용시켜 달라고 요구하지만 정해진 시간에만 착용한다.
3 = 자주 그렇다	아동은 깨어 있는 시간 동안 보장구를 거부하지 않고 착용한다.
4 = 항상 그렇다	아동은 보장구를 몸의 일부분으로 여기고, 깨어 있는 시간 내내 보장구를 착용한다(마치 안경처럼).

〈자료 3-2〉 IT-MAIS 검사지 번역본(김진숙 외, 2014)의 예

Summary of Infant-Toddler Meaningful Auditory Integration Scale(S/IT-MAIS)
영유아의 청각통합능력검사 요약지

등록번호		보장구 종류	좌:	우:
성명		보장구 착용기간	좌:	우:
생년월일		보장구 착용역치	좌:	우:
연령	만 세 개월	보고자	(관계)	
작성자		작성일		

문항	질문	전혀	거의	가끔	자주	항상	부모 보고
1	아동은 보장구(인공와우나 보청기)를 착용하고 있을 때 발성에 변화를 보입니까?	0	1	2	3	4	
2	아동은 말소리처럼 들리는 음절이나 연속적인 음절을 산출합니까?	0	1	2	3	4	
⋮	⋮	⋮	⋮	⋮	⋮	⋮	
9	아동은 소리만 듣고 말소리와 말소리가 아닌 소리를 자발적으로 구별할 수 있습니까?	0	1	2	3	4	
10	아동은 소리만 듣고 목소리 톤과 연관된 의미(화남, 흥분, 걱정)를 파악합니까?	0	1	2	3	4	
총 점		/ 40					

IT-MAIS 검사의 예

영역: 발성 행동

1. 아동은 보장구(인공 와우나 보청기)를 착용하고 있을 때 발성에 변화를 보입니까?

문항 설명:

아주 어린 아동들의 말소리 산출에 있어서 청각적 자극의 이점은 명백히 나타납니다. 발성의 빈도와 음질이 장치를 켰을 때, 껐을 때, 또는 적절히 작동하지 않았을 때 변화될 수 있습니다.

구체적인 질문 내용:

- 매일 아동에게 보장구를 처음 착용시킬 때 아동의 발성에 대해 말해 주시오.
- 보장구를 착용하지 않거나 보장구가 적절히 작동되지 않을 때 아동의 발성에 변화가 있습니까?(발성의 횟수 또는 음질의 변화)
- 보장구를 처음 켰을 때 아동은 소리를 내어 작동 여부를 확인합니까?

채점:

0 = 전혀 그렇지 않다	보장구의 착용 유무에 따른 발성의 변화가 전혀 없다.
1 = 거의 그렇지 않다	보장구를 착용하였을 때 발성 빈도가 약간(25% 정도) 증가한다.
2 = 가끔 그렇다	보장구를 착용하였을 때 발성 빈도가 50% 정도 증가한다.
3 = 자주 그렇다	보장구를 착용하였을 때 발성 빈도가 75% 정도 증가한다.
4 = 항상 그렇다	보장구를 착용하였을 때 발성 빈도가 100% 정도 증가한다.

2. 아동은 말소리처럼 들리는 음절이나 연속적인 음절을 산출합니까?

문항 설명:

말소리처럼 들리는 음절이나 연속된 음절을 산출하는 발화 유형은 유아의 말소리 특성입니다. 예를 들어, 이런 발화는 부모가 말소리로 인지하는 '마마마', '다다다', '바바바', '야야야'와 같은 말소리나 음절들을 말합니다. 이를 부모들은 종종 유아가 '말'을 한다고 확신합니다.

구체적인 질문 내용:

- 아동은 엄마나 대상에게 말을 합니까?
- 아동이 장치를 착용하고 혼자 놀 때에 어떤 종류의 소리를 냅니까?
- 아동은 장난감에서 나는 소리, 부모가 들려준 동요, 또는 자장가 속의 낱말이나 음절들과 유사하게 말합니까? (예: '맘마', '빵빵', '꼬꼬', '음-메' 등)

• 아동이 산출하는 발화의 유형과 빈도에 대하여 구체적인 예를 들어 주십시오.

채점:

0 = 전혀 그렇지 않다	아동은 말소리와 유사한 발화를 전혀 하지 않으며 알아듣기 힘든 발성만을 한다. 부모가 어떠한 예도 들 수 없다.
1 = 거의 그렇지 않다	아동은 모델을 제시할 때만 25% 정도 말소리와 유사한 발화를 한다.
2 = 가끔 그렇다	아동은 모델을 제시할 때 50% 정도 말소리와 유사한 발화를 한다.
3 = 자주 그렇다	아동은 모델을 제시할 때 75% 정도 말소리와 유사한 발화를 한다. 부모는 많은 예를 들 수 있다. 아동의 음소 목록은 제한적이지만 연속적인 음절을 자발적으로 산출할 수 있으며 모델과 함께 연속적인 음절을 분명하고 확실하게 모방할 수 있다.
4 = 항상 그렇다	아동은 자발적이고 일관되게 연속적인 음절을 산출한다. 다양한 소리로 이루어진 발화를 한다.

〈자료 3-3〉 MUSS 번역본(윤미선, 2014)의 예

Summary of Meaningful Use of Speech Scale(MUSS)
영유아의 MUSS 검사 요약지

등록번호		보장구 종류	좌:	우:
성명		보장구 착용기간	좌:	우:
생년월일		보장구 착용역치	좌:	우:
연령	만 세 개월	보고자	(관계)	
작성자		작성일		

문항	질문	전혀	거의	가끔	자주	항상	부모 보고
1	아동은 발성(vocalization)으로 다른 사람의 주의를 끈다.	0	1	2	3	4	
2	아동은 의사소통을 위한 상호작용 시 발성을 한다.	0	1	2	3	4	
3	아동은 내용과 메시지에 따라 다양한 발성을 한다.	0	1	2	3	4	
⋮	⋮	⋮	⋮	⋮	⋮	⋮	
8	아동과 친숙하지 않은 사람이 아동의 말을 이해하는가?	0	1	2	3	4	
9	아동은 친숙한 사람이 자신의 말을 이해하지 못할 때, 자발적으로 말을 수정하고 명료화하는 전략을 사용한다.	0	1	2	3	4	
10	아동은 친숙하지 않은 사람이 자신의 말을 이해하지 못할 때, 자발적으로 말을 수정하고 명료화하는 전략을 사용한다.	0	1	2	3	4	
총점						/ 40	

MUSS 검사의 예

1. 아동은 발성(vocalization)으로 다른 사람의 주의를 끈다.

구체적인 질문 내용:

- ○○이가 집에서 어떻게 당신의 주의를 끄는지 말해 주세요. ○○이가 방 저쪽에서 당신을 부를 때, 다음과 같은 행동(a, b, c)이 몇 퍼센트 정도를 차지할까요?

a. 몸짓(발 구르기, 손 흔들기 등) ______

b. 몸짓과 발성 ______

c. 발성만 ______

다음 점수는 아동이 주의를 끌기 위해 발성만 사용한 경우로 한정한다.

채점:

0 = 전혀 그렇지 않다	자발적으로 목소리를 사용하지 않는다. 다른 사람의 주의를 끌기 위해 다른 방법을 사용한다.
1 = 거의 그렇지 않다	50% 이하의 경우에 발성만 사용한다.
2 = 가끔 그렇다	적어도 50%의 경우에 발성만 사용한다.
3 = 자주 그렇다	적어도 75%의 경우에 발성만 사용한다.
4 = 항상 그렇다	100% 발성만 사용한다.

2. 아동은 의사소통을 위한 상호작용 시 발성을 한다.

구체적인 질문 내용:

- ○○이가 집에서 의사소통을 하는 방법을 말해 주세요. 집에서 ○○이가 의사소통을 하는 전체 횟수 중 어느 정도에서 목소리를 내나요? 목소리와 수화를 같이 하나요? 아니면 목소리만 내나요? (예: 수화만 하는 경우는 제외한다.)

채점:

0 = 전혀 그렇지 않다	의사소통하는 동안 자발적으로 목소리를 내지 않는다.
1 = 거의 그렇지 않다	의사소통하는 동안 드물게 자발적으로 목소리를 낸다(50% 이하의 경우).

2 = 가끔 그렇다	의사소통하는 동안 적어도 50%의 경우에 목소리를 내거나 미분화된 발성을 50% 이상의 경우에 사용한다.
3 = 자주 그렇다	적어도 75%의 경우에 발성을 하며, 약간의 말소리와 음절 구조의 구분을 보여 준다.
4 = 항상 그렇다	의도하는 메시지의 음절이나 구문 구조에 적합한 발성을 한다(100%).

제4장 • 환경음검사

장선아 · 방정화 · 이승환

‘소리를 듣는다’고 할 때, 인간에게 있어서 ‘소리’는 말소리와 주변 환경소리로 대분할 수 있다. 말소리와 주변 환경소리는 인간이 공간 속에서 위치와 상황을 지각하고, 자기 자신과 자연, 나아가 세상을 이해하며, 안전감(security)과 유대감(bonding)을 형성하는 능력을 발달시키기 위해 필요한 자극이다(Gygi et al., 2004; Shafiro, 2008b). 특히 주변 환경음은 말소리와 함께 안전감 형성에 중요한 역할을 한다(Shafiro, 2008a). 언뜻보면 환경음지각 능력과 말소리지각 능력은 서로 다른 능력으로 이해될 수 있으나, 다른 능력이라기보다는 청각 중추에 도달한 소리의 종류에 따라 서로 다른 경로를 거친다고 이해하는 것이 더 바람직하다. 측두엽에 위치한 청각중추의 1차 청각 영역에 도달한 소리는 2차 청각 영역으로 진행하면서 말소리일 경우와 주변 환경음일 경우 다른 경로를 거치면서 뇌에서 이해되고 그에 따른 반응으로 이어진다.

여러 연구자가 환경음지각의 특성이나 지각에 도움이 되는 요소에 대한 연구를 진행하였다(Ballas, 1993; Gaver, 1986; Ma et al., 2021). 난청인들은 환경음을 지각함으로 인하여 심리정서적 안전감을 새로이 형성하거나 강화시키고, 환경과 난청인 자신을 연결 짓는 능력이 발달할 수 있기 때문에 난청인에게 있어서 환경음지각은 중요하다(Shafiro, 2008a). 이 외에도 환경음의 지각은 말소리와 환경음을 연결하거나, 악기 연주나 음악을 즐기고 감상할 수 있는 것과 같이 인간의 삶에서 중요한 의미를 가지는 다른 활동으로의 연결을 가능하게 한다. 이 장에서는 이러한 환경음에 대한 이해를 증진시키기 위해 환경음지각과 관련된 이론적인 배경과 연구를 살펴보고, 임상적으로 사용되고 있는 환경음검사의 내용을 제공하고자 한다.

1. 환경음

청지각검사에서 사용하는 환경음이라는 용어는 말소리와 대비되는 개념으로서 일상생활 또는 주변 환경에서 발생하는, 말소리를 제외한 일반 소음 및 주변소리들을 말한다. 이때, 어떤 소리가 청자로 하여금 소리에 대한 의미를 도출하게 하면 이 소리를 환경음이라 할 수 있다. 우리가 일상적으로 말하는 소음(잡음, noise)은 신호음(signal)을 지각하는 데 방해가 되는 소리라는 의미로 사용되는 용어로, 이 경우에는 환경음이라 할 수 없으며 같은 소음이라 할지라도 그 소음에 의미가 부여될 때는 환경음의 역할을 한다. 예를 들어, 길에서 대화하는 두 사람에게 지나가는 자동차 소리는 대화를 방해하는 소음으로 인지되지만, 응급환자를 데리고 구급차를 기다리는 사람에게는 들려오는 차 소리가 구급차 소리인지, 단순히 지나가는 자동차 소리인지를 구별하여 지각하는 것이 중요하다. 이렇게 청자에게 의미를 가지고 지각되는 소리를 환경음이라고 한다. 환경음은 환경으로부터의 위험을 알리거나(예: 자동차가 충돌하는 소리), 심미적인 즐거움을 주는(예: 새 우는 소리, 악기소리) 역할을 한다. 또한 환경음은 청자로 하여금 소리의 인식이나 안락감, 삶의 질의 향상을 느끼도록 해 준다. 환경음은 실제 환경음 소리인 일반환경음과 말소리를 이용하여 환경음을 말로 표현하는 말소리환경음으로 나눌 수 있다.

1) 일반환경음

일반환경음이 우리가 일반적으로 말하는 환경음이다. 즉, 주변에서 실제로 발생하는 여러 가지 소리를 말하며 구체적으로 자연환경음, 생활환경음, 신체환경음, 악기환경음으로 나눌 수 있다.

(1) 자연환경음

동물소리, 천둥이나 번개, 바람소리, 물소리 등 자연 속에서 발생하고 들을 수 있는 소리를 말한다. 즉, 인간이 만든 물체에 의해 발생하거나 인간이 인위적으로 발생시키지 않은 자연의 소리를 자연환경음이라 한다. 자연환경음은 인간이 환경 속에서의 자신의 위치와 안전을 지각하는 데 중요한 역할을 한다.

(2) 생활환경음

일상생활에서 들을 수 있는 소리로, 자동차나 비행기와 같은 탈것의 소리, 청소기, 밥솥, 전화기와 같은 가전제품의 소리, 시계, 변기, 초인종, 전화와 같은 집안에서 나는 소리, 식당이나 공공장소에서 나는 소리, 예배나 파티 등에서 전형적으로 발생하는 소리 등을 생활환경음이라 하며, 종종 여러 가지 말소리나 말소리로 구성된 소음을 동반하기도 한다. 그 밖에 녹음된 말소리와 유사한 형태를 띠는 TV에서 나는 소리, 말하는 장난감이나 책에서 나는 소리도 이에 해당되며, 때로는 악기나 음악소리를 생활환경음으로 분류하기도 한다.

(3) 신체환경음

신체에서 발생하거나 신체를 이용해서 낼 수 있는 소리를 말한다. 신진대사와 관련되어 신체에서 발생하는 소리로는 하품소리, 배가 꼬르륵하는 소리, 방귀소리, 기침이나 재채기 등이 있다. 신체를 이용하여 낼 수 있는 소리로는 웃음소리, 코푸는 소리, 뽀뽀하는 소리, 부는 소리, 혀 차는 소리, 박수소리, 때리는 소리 등이 있다. 이 외에도 음식을 먹을 때 나는 소리, 뼈를 움직이는 소리 등도 신체환경음에 포함될 수 있다.

(4) 악기환경음

여러 가지 악기에서 발생하는 소리나 악기로 연주하는 음악을 말한다. 음악은 인간을 인간답게 하는 중요한 요소 중 하나다. 고대로부터 인간은 각종 사물을 이용하여 음악을 창조하고 전수하여 왔다. 음악은 단순히 심미적인 차원에서뿐만 아니라 인지 능력을 향상시키며 인류의 문화를 형성하고 발달시키는 중요한 역할을 한다. 난청이 발생하면 이러한 음악을 창조하거나 감상하는 능력에 타격을 받는다. 최근 들어 청각 보장구를 통해 음악을 듣는 능력을 향상시키는 것에 대한 관심이 증가하면서 악기소리를 듣고 지각하는 것을 중요한 환경음의 요소로 다루고 있다. 따라서 악기나 음악소리를 생활환경음으로 분류하지 않고 독립된 환경음으로 분류하기도 한다.

2) 말소리환경음

일반환경음과 달리 인간의 음성을 사용하여 발생시킬 수 있는 환경음을 말소리환경음이라 한다. 즉, 말소리를 사용하여 일반환경음을 재산출하는 소리를 말하며 자동차 소리를 "빵빵", 기침소리를 "콜록콜록"이라고 하는 것처럼 소리를 표현하는 말을 말소리환경음이라고 한다. 이는 환경음의 지각을 돕고 의사소통을 증진하기 위해 일상적으로 쓰이는 말소리를 환경음의 차원에서 표현한 것이라고도 할 수 있다. 즉, 진정한 환경음이라기보다는 환경음에 대한 개념을 발달시키고 지각적인 민감성이나 구어 의사소통을 돕기 위해 사용되는 말소리를 의미한다.

3) 환경음지각

환경음의 지각은 말소리의 지각과 기본적인 특성을 공유하지만(Gygi et al., 2004; Shafiro, 2008b), 주파수나 시간적 지각 메커니즘에서 말소리의 지각과 다른 양상을 보이며(Gygi et al., 2004), 광범위한 좌뇌의 자극, 시각중추 활성화 등과 관련된다. 주변에서 발생하는 환경음들은 주파수의 측면에서 대부분 저주파수 영역에 속한다. 그러나 팬이 돌아가는 소리나 각종 기계음처럼 저주파수 환경음은 우리가 소음으로 분류하는 경우가 많다. 이에 비해 동물소리나 탈것의 소리, 악기소리 등은 높은 주파수를 발생하거나 주파수의 변화가 큰 소리들로 구성된 경우가 많다. 지각 발달의 초기에 쉽게 지각되고 인지되는 환경음은 주로 주파수, 강도 및 시간적 변화가 크고 다양하게 일어나는 것들이다. 사이렌 소리나 알람 소리와 같이 즉각적인 지각이 필요한 환경음은 의도적으로 높은 주파수 또는 높고 낮은 주파수를 빠르게 오가는 방식으로 만들어진다.

환경음의 지각에 주파수 정보는 필수적으로 필요하지 않다는 의견(Warren & Verbrugee, 1984)도 있으나, 몇몇 연구자는 난청인들이 나무나 철로 된 물체의 소리를 들을 때 주로 특징적인 주파수 분포를 통해 구분하게 된다고 하였다(Gaver, 1986). Gyri 등(2004)은 말소리지각에 비하여 환경음의 지각에 더 광범위한 주파수 범위가 요구되며, 이때 저주파수보다는 고주파수의 정보가 환경음의 인지에서 중요한 정보를 제공한다고 보고하였다. 그러나 대부분의 난청인이 고주파수에 지각적인 어려움을 가지고 있고, 작은 강도로 발생하는 환경음은 인지할 수 없기 때문에 환경음지각 발달에 어려움을 갖는다. 이 경우 난청인들은 제한된 음향 정보로 환경음을 지각할 때 시간적 단서를 주로 사용한다. 한편, 악기소리와 같이 특정 환경음이 가지는 고유한 소리 특질은 우리가 악기소리에서 주로 음질(timbre)이라고 설명하는 요소와 관련되며 난청인들은 음질의 지각에도 어려움을 갖는다.

환경음의 지각에는 주파수나 강도와 같은 물리적인 속성 외에 언어인지적인 요소와 문화적인 요소가 작용한다. 예를 들어, 실제로 기침하는 소리가 있고, 기침하는 시늉을 하며 "콜록콜록"이라고 말할 수 있다. 이때 "콜록"이라는 소리는 실제 기침소리를 말소리로 형상화한 것이다. 이러한 예는 동물소리에서 가장 많이 살펴볼 수 있다. 우리는 개가 짖는 소리를 "멍멍"이라고 표현하지만, 실제로 "멍멍"이라고 짖는 개는 없다. 한국어 체계 내에서 개가 짖는 소리를 소리로 가장 잘 형상화한 것이 "멍멍"인 것이다. 흥미롭게도 이러한 현상은 언어마다 다르게 나타나는 특징이 있다. 영어권에서는 개가 "wuff wuff(우리말로 하면 "워프워프")"라고 짖는다고 하며, 우리나라에서는 노크 소리를 "똑똑"이라고 하지만 영어권에서는 "knock, knock(우리말로 하면 "낙낙")"이라고 한다. 이러한 소리의 형상화가 결국 말소리환경음을 구성하게 되며, 말소리환경음은 소리 듣기를 촉진하고 초기 언어 발달에 유용하게 이용된다. 언어학적으로 말소리환경음은 의성어(sound words, Onomatopoeia)라 한다.

또한 환경음의 지각은 시대와 장소에 따라 다르게 인지되거나 중요도에 변화가 있을 수 있다. 전화벨 소리를 예로 들면, 1900년대에 사용되던 전형적인 '따르릉' 소리는 더 이상 현대의 전화벨 소리를 대표하지 못한다. 다양한 소리나 음악이 전화벨 소리로 사용되기 때문이다. 장작 타는 소리, 종탑 소리 등은 더 이상 환경음으로 지각되기 어려울 정도로 사라져 가고 있다.

환경음의 지각에 대해 논할 때 고려되어야 할 또 다른 점은 많은 환경음이 의도적으로 발생시키기 어렵고 장소와 시간을 예측하기 어렵다는 것이다. 이는 환경음 검사의 측면에서 중요하며, 소리 자극을 임의로 발생시킬 수 있는가 없는가가 검사를 구성하는 환경음에 영향을 미친다. 비행기 소리는 강도가 세고 주파수가 낮아 쉽게 지각할 수 있는 소리 중 하나다. 그러나 비행장 근처에서 사는 것이 아니라면, 비행기 소리를 계속 발생시키면서 듣기 경험을 쌓거나 훈련을 하기는 어렵다. 또한 재채기 소리는 누구든지 발생시킬 수 있지만 원하는 때마다 발생시키기는 어렵다. 이런 이유로 많은 환경음에 노출시키고 환경음지각을 검사 또는 훈련하고자 할 때는 녹음된 자극을 사용한다. 그러나 녹음된 자극은 그 자체로 소리의 왜곡을 가져오기 때문에 난청인이 실제 환경음이 아닌 녹음된 자극을 지각하기에는 좀 더 어려울 수 있다. 아동의 경우, 녹음된 자극에 주의를 집중하기 어려울 수 있고 검사 방법상의 문제가 발생할 수도 있다. 선행 연구에 따르면 아동들의 경우 주파수 등 소리의 특성에 아주 작은 변화라도 생기면 쉽게 산만해지고 집중력이 떨어진다(Wetzel et al., 2006). 자신이 수행해야 하는 과제에 대한 집중력을 조절할 수 있는 능력은 전두엽의 성숙(Bunge et al., 2002)과 관련이 있고 이는 사춘기 이후에 완성되므로(Konrad et al., 2005), 아동을 대상으로 한 검사 시에는 제시하는 소리와 함께 아동의 집중력을 고려하여 실시하여야 한다.

2. 환경음지각 발달

태아는 수정 후 약 20주 후부터 외부에서 들리는 소리를 지각할 수 있다. 이때 주로 듣는 소리는 엄마의 심장소리와 체내 소음, 밖에서 들리는 각종 소리다. 말소리의 경우 엄마의 말소리를 포함하여 아빠와 주변 가족들의 소리를 듣게 되는데, 태아는 환경음과 말소리의 차이를 구분하지 못한 채 지각한다. 출생 후 신생아의 소리 반응에 대한 여러 연구는 신생아가 엄마의 목소리, 즉 말소리와 이외의 기타 다른 소리들에 대해 변별적 반응을 보인다는 결과를 지지하고 있다(Kuhl & Meltzoff, 1982). 신생아는 상당히 일찍부터 말소리의 미세한 차이에 대해 변별적으로 반응하며 엄마나 가족의 친근한 소리에 더 민감하게 반응한다(DeCasper & Fifer, 1980). 성장 과정에서 신호음으로서 말소리의 중요성이 늘 강조되어 왔기 때문에 많은 연구자의 주된 관심이 말소리 변별 능력의 발달에 맞추어져 있지만, 인간의 심리적 안정과 일차적 안전감의 획득은 환경음의 지각과 함께 온다는 사실을 잊지 말아야 할 것이다.

신생아들은 갑작스러운 천둥소리에 놀라 잠에서 깨거나 울음을 터뜨리며, 침대 위에 달려 있는 모빌에서 나는 음악소리에 칭얼거리다 말고 잠잠해지기도 한다. 아기는 엄마의 목소리와 함께 집안에서 늘 들려오는 소리들을 들으며 존재의 안전감과 안정감(stability)을 발달시켜 간다. 자신의 목소리나 기침소리, 젖 빠는 소리, 배고픔과 포만, 배설과 잠에 관련된 여러 소리에 익숙해진다. 이렇게 인간은 자신과 환경을 연결할 뿐만 아니라 그 안에서의 존재를 확인하고 안심하며, 환경의 범위와 조건을 인지하고, 소리의 지각을 고등 지각 능력으로 발달시켜 나간다. 환경음의 지각은 외부로부터의 위험을 인지하고 대처하도록 하는 중요한 청지각 능력이기도 하다. 특정 소리는 특정한 사물이나 사건 또는 지나온 경험과 연결되며, 따라서 복잡한 인지 과정과 결합되어 삶을 지속해 가는 바탕을 이룬다.

아기가 자라나면서 손을 움직일 수 있는 시기가 되어 무심코 가지고 놀던 막대기가 바닥에 부딪혀 소리가 나면, 아기는 그 소리에 흥미를 가지고 주변에서 말릴 때까지 쉬지 않고 바닥을 치며 소리는 내거나, 소리 나는 장난감을 조작하여 여러 차례 반복하여 소리를 낼 수 있다. 자연이나 사물에서 발생하거나 인간이 발생시키는 각종 환경음은 그 강도와 음도 및 소리 특성에 있어서 명확하고 집중과 흥미를 유발하는 특성을 가지고 있는 경우가 많다. 비약적인 설명이 될 수 있지만, 악기 연주와 같은 인간 능력의 또 다른 영역인 예술적인 행위는 환경음지각 발달과 인간의 음악을 창조하고 즐길 수 있는 능력의 발달이 함께 인류의 문화를 이루는 중요한 방식으로 발전한 것이라고도 할 수 있다.

환경음지각의 발달은 당연시되거나, 말지각의 발달에 비해 상대적으로 관심을 덜 받아 왔다. 그러나 청각장애의 소리지각 연구들을 통해 환경음은 난청인들의 소리지각 능력을 촉진할 수 있는 자극으로 인식되었고, 소리지각 능력 발달의 척도로 사용되었다. 다음 절에서는 환경음지각 능력을 측정하는 검사에 대해 살펴본다.

3. 환경음지각검사

환경음지각검사는 보장구 착용 초기 단계에서 주파수와 강도에 대한 청각 보장구의 작동 범위를 측정하는 데 사용되고, 모방검사로 사용될 때 청자의 초분절적 요소의 듣기 능력을 파악하기 위해 패턴검사나 음소검사로 사용될 수도 있다.

신체의 안전과 위협의 지각을 위해서 가장 중요시되는 것이 환경음의 탐지 단계다. 따라서 많은 검사가 다양한 주파수와 강도의 환경음을 탐지할 수 있는지에 대한 측정을 중요시하고 있다. 나아가 특정 환경음이 특정 소리와 의미를 지닌 것을 확인하고 이에 대한 지각적 반응을 확인하는 것이 중요하다.

환경음의 변별은 탐지나 확인에 비해 상대적으로 덜 시행되지만, 청능 훈련 과정 중의 하나로 비슷한 환경음을 변별할 수 있는가가 목표가 될 수 있으며, 음악적 요소 또는 운율 요소의 변별을 측정하는 경우도 있다. 패턴지각 능력을 측정할 때 부

표 4-1 환경음지각검사의 종류 및 특성

번호	검사명	검사 단계	표준화 여부 (타당도, 신뢰도 검증)	구체적 검사 방법 및 채점 기준의 제시	대상 및 특이사항
1	EARS-K: Lip Profile	일반환경음 확인	×(×)	○	청각 보장구 착용 초기 아동
2	CAP	일반환경음 확인	×(×)	○	2세 이상
3	일상환경음검사	일반환경음 확인	×(×)	○	아동 및 성인
4	악기음색 확인검사	일반환경음 확인	×(×)	○	아동 및 성인
5	음고변별검사	일반환경음 변별	×(×)	○	아동 및 성인
6	나사렛패턴인지검사	말소리환경음 변별	×(×)	×	아동
7	HU-ESRP	말소리환경음 확인	×(×)	○	아동 및 성인

분적으로 말소리환경음을 사용하기도 하며, 여러 가지 환경음이 소리의 확인 단계에서 인지적인 의미를 가지고 사용되기도 한다. 환경음이 이해 단계의 청능 수준에서 사용되는 경우는 드물다.

여기에서는 임상에서 주로 사용되고 있는 환경음검사에 대해 구체적으로 살펴보고자 한다. 앞에서 설명하였듯이 환경음은 주로 탐지나 확인검사에 사용되어 왔으며, 청지각 검사도구의 하위 검사나 척도검사의 하위 단계, 검사의 몇몇 문항에서 제한적으로 사용되는 경우도 있다. 최근 들어 청능재활과 삶의 질과 관련하여 환경음지각검사에 관심이 증가되고 있으며, 구체적인 검사들은 〈표 4-1〉과 같다.

1) 일반환경음검사

(1) EARS-K: Lip Profile

Evaluation of Auditory Response to Speech-Korean(EARS-K): Listening Progress Profile(Lip Profile)(이상흔 외, 2003)은 초기 듣기 발달에서 환경음의 탐지와 확인이 발달해 가는 과정을 추적할 수 있도록 고안된 검사다. Lip Profile은 EARS-K의 하위 검사 중 하나로 개발되었으며, 초기 듣기 발달 측정이 주된 목표다. 환경음과 악기, 목소리에 대한 탐지 및 변별, 확인 단계에 대한 관찰을 하고 반응의 빈도를 3점 척도로 측정하게 되어 있다. 전혀 반응 없음을 0점, 가끔 반응하는 경우를 1점, 언제나 반응하는 경우를 2점으로 하며, 직접 관찰했을 때와 부모 등의 보고에 의한 결과를 비교할 수 있다.

Lip Profile에는 Ling 6 음검사(Ling 6 Sound Test)와 이름의 변별 및 확인 검사도 하위 항목에 포함되어 있다. 이에 대한 설명은 음소수준검사와 단어수준검사에서 다루기 때문에 이 장에서는 생략하기로 한다. 다음은 EARS-K: Lip Profile(〈표 4-2〉 참조)의 예다.

표 4-2 EARS-K: Lip Profile 검사지의 예

이름: ________ 생년월일: ____년 월 일(세 개월) 상태: HA CI
인공와우 사용기간: ________ 검사일: ____년 월 일 검사자: ________

1. Lip Profile

행동	직접관찰	간접관찰
환경음에 대한 반응(탐지 반응)		
환경음에 대한 확인(확인)		
목소리에 대한 반응(유도)		
2개 악기에 대한 반응(유도)		
음성에 대한 반응(유도)		
음성에 대한 반응(자발)		
⋮		
긴 말소리와 작은 말소리의 변별		
Ling 5 음 중 3개의 변별		
Ling 5 음 모두 변별		
다른 2명의 가족 이름 변별		
조용한 곳에서 자신의 이름 인식(identification)		
채점: 전혀 반응 없음: 0 가끔: 1 언제나: 2	점수:	

(2) Categories of Auditory Performance(CAP)

CAP은 제2장에서 자세히 설명하였다. 이 장에서 CAP에 대해 다시 언급하는 이유는 CAP의 청능 발달 단계에서 환경음의 탐지와 확인을 사용하고 있기 때문이다. CAP의 0단계는 환경음을 전혀 지각하지 못하는 단계를 말하며, 1단계는 환경음을 탐지할 수 있는 단계, 3단계는 몇몇 환경음을 확인할 수 있는 단계로 청지각 발달을 측정하고 있다. CAP은 환경음지각과 말소리지각이 함께 발달해 가는 과정을 추적해 가도록 고안되어 있으며, 청지각 발달에서 환경음지각의 중요성을 반영하고 있다고 할 수 있다. CAP 검사의 개발과 구성 및 검사 방법은 제2장을 참고하길 바란다. 〈표 4-3〉은 CAP 검사지다.

표 4-3 CAP 검사지

범주	준거
범주 0	환경음을 탐지하지 못한다.
범주 1	환경음을 탐지한다.
범주 2	말에 반응한다(예: 가자, 안녕).
범주 3	환경음을 확인한다.
범주 4	독화하지 않고 몇몇 말을 구별한다.
범주 5	독화하지 않고 몇몇 문장을 구별한다.
범주 6	독화하지 않고 대화를 이해한다.
범주 7	친숙한 사람과 전화로 대화를 한다.

(3) 일상환경음지각검사

① 검사의 개발

Chang 등(2018)은 미국 아이오와 대학교에서 사용되고 있는 Everyday Sound Test의 열여섯 가지 환경음 중 주파수와 사물이 겹치거나 우리나라에서 흔히 관찰되지 않는 환경음을 제외한 9개의 환경음으로 검사를 제작하였다. 연령에 관계없이 사용할 수 있으며, 이 검사는 주파수 정보를 점진적으로 줄여 가면서 환경음의 확인 능력을 평가하도록 한다.

② 검사의 구성

자연환경음 4개, 생활환경음 4개, 악기소리 1개로 구성되어 있으며 고주파수, 중주파수, 저주파수 환경음과 시간적 단서에 따른 분석이 되어 있다. 모든 주파수 정보를 포함한 조건과 저주파수 통과 조건 일곱 가지, 고주파수 통과 조건 일곱 가지를 합하여 총 열다섯 가지 주파수 조건에 따라 환경음지각 능력의 변화를 측정할 수 있다.

③ 검사 시행 방법

다양한 주파수 조건의 녹음된 환경음 소리가 무작위로 제시되며, 피검자는 소리

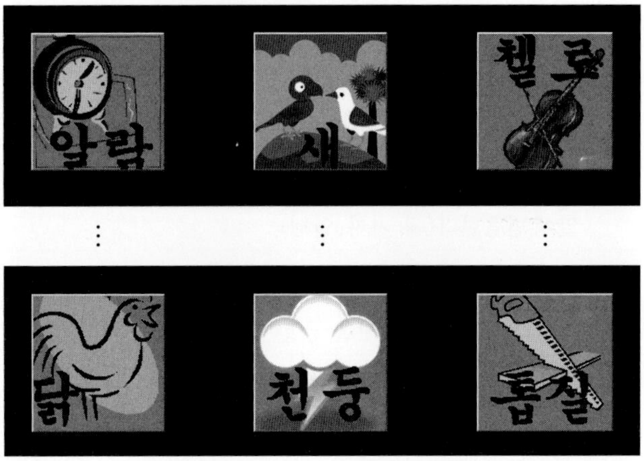

[그림 4-1] 일상환경음지각검사 반응 화면의 예

를 듣고 그 소리에 맞는 그림을 컴퓨터 화면에서 찾아 선택하도록 한다. [그림 4-1]은 일상환경음지각검사 화면의 예다.

④ 검사의 예문

이 검사는 Matlab 프로그램으로 제작되었으며, 〈표 4-4〉는 100~1,000Hz의 정보가 제공되었을 때 각 환경음별 검사 결과를 한 피검자의 예로 보여 주고 있다. 피검자는 첼로, 오리, 유리 깨지는 소리, 닭, 천둥소리에 정반응했으며 정반응률은 55.56%였다. 각각의 소리가 어떤 소리로 지각되었는지 컨퓨전 매트릭스(confusion matrix)로 제시하고 있다.

⑤ 검사 결과의 처리 및 해석

피검자의 반응은 Matlab으로 제작된 코딩 시스템으로 자동 저장되고, 정반응률, 시도, 오류 반응, 반응 시간, 주파수 대역에 따른 분석이 제공된다.

표 4-4 일상환경음지각검사 결과지의 예

Frequency range: 100~1,000Hz

Total Score: 55.56%

#	#Stimulus	#Correct	#Times Practiced
1	Alarm	0	0
2	Bird2	0	0
3	Cello	1	0
⋮	⋮	⋮	⋮
6	Bell	0	0
7	Rooster	1	0
8	Thunder	1	0
9	Wood	0	0

Confusion Matrix(down=stimulus: across=response)

	1	2	3	4	5	6	7	8	9	Avg Response Time(s)
1	0	0	0	0	0	0	0	0	1	7.8
2	1	0	0	0	0	0	0	0	0	5.0
3	0	0	1	0	0	0	0	0	0	4.4
4	0	0	0	1	0	0	0	0	0	3.2
5	0	0	0	0	1	0	0	0	0	2.3
6	0	0	1	0	0	0	0	0	0	6.6
7	0	0	0	0	0	0	1	0	0	2.9
8	0	0	0	0	0	0	0	1	0	4.3
9	0	0	0	1	0	0	0	0	0	2.8

(4) 악기음색 확인검사(Timbre Recognition Test)

① 검사의 개발

이 검사는 난청인이 다양한 악기소리를 구분하고 확인하는 능력을 평가하기 위해 개발되었다. 악기소리 변별은 음고변별(spectral information processing) 및 화자의 목소리 구분 능력과 연관되어 있는 것으로 알려져 있다(Gfeller et al., 2002; Driscoll, 2009). 이 검사는 소리의원 재활센터 음악치료실에서 개발하였다(전영명 외, 2019).

② 검사의 구성

이 검사는 영유아용과 일반용으로 나뉘어져 있으며, 각각 타악기음색과 서양악기음색으로 구성되어 있다. 타악기음색 확인검사는 3세 이하의 영유아를 대상으로 제공되며, 난청의 정도 및 이해도에 따라 실제 악기소리 또는 녹음된 음원이 제시된다. 서양악기음색 확인검사는 131~1,048Hz의 주파수 범위에서 총 여덟 가지(트럼펫, 트럼본, 바이올린, 첼로, 플루트, 클라리넷, 색소폰, 피아노)로 구성되어 있으며, 이는 금관악기, 목관악기, 현악기, 건반악기의 네 가지 악기군(instrument family)으로 나눌 수 있다. 각 악기에 해당하는 음원은 10초 이내의 길이로 제공된다.

③ 검사 시행 방법

영유아용과 일반용 악기음색 확인검사 시 피검자는 각 악기에 해당하는 소리(실제 악기소리 또는 녹음된 음원 파일)를 2~3회 연습 청취 후, 무작위로 제시되는 악기음색을 듣고 어떤 악기인지 그림 보기판(악기의 생김새 및 명칭)에서 고르도록 한다. 모든 음원은 70dB SPL의 강도에서 60beats의 빠르기로 제시된다. 이때, 피검자가 특정 악기음색을 3회 중 2회 이상 정확하게 고르면 정반응으로 간주하였다.

④ 검사의 예문

다음은 악기음색 확인검사의 보기판([그림 4-2] 참조)과 검사지(〈표 4-5〉 참조)의 예다.

1. 타악기

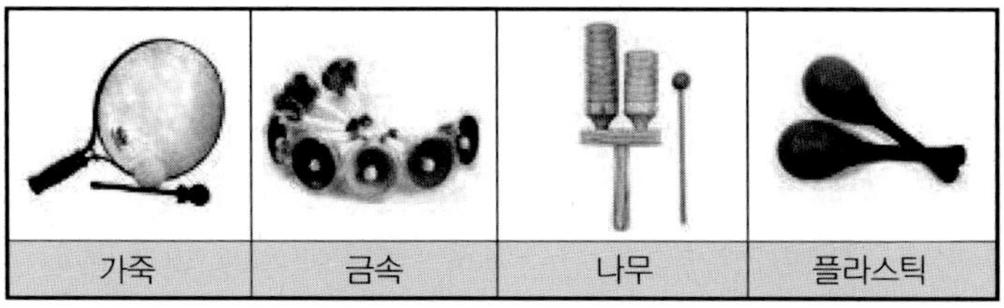

2. 서양악기

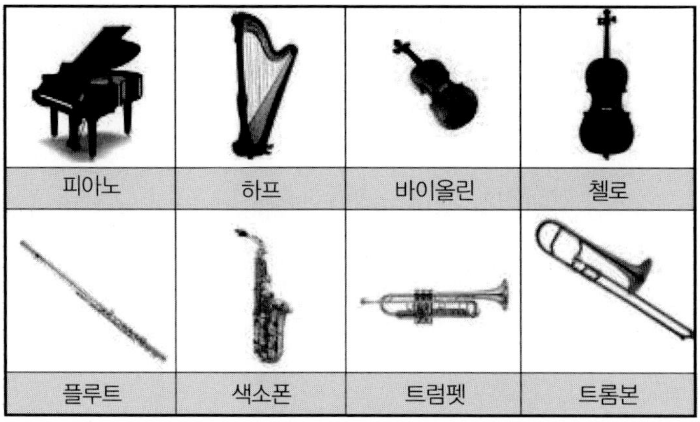

[그림 4-2] 악기음색 확인검사 보기판의 예

표 4-5 악기음색 확인검사-일반용 검사지의 예

환자 기본 정보							
이름		성별	M / F	생년월일		차트번호	
착용 기기	Rt: / Lt:			음악배경			
기기 착용일	Rt: / Lt:				평가 종류	진단 평가 술전 평가 정기 평가 ( )	
평가 날짜		평가자			기타 사항		

평가 영역	평가 조건(Assessment Condition)				
	구분	RT	LT	BI-AIDED	BI-UNAIDED
음색 확인 (TR)	퍼커션	나( ) 금( ) 가( ) 플( )	나( ) 금( ) 가( ) 플( )	나( ) 금( ) 가( ) 플( )	나( ) 금( ) 가( ) 플( )
	서양악기	피( ) 바( ) 첼( ) 하( ) 플( ) 트( ) 틈( ) 색( )	피( ) 바( ) 첼( ) 하( ) 플( ) 트( ) 틈( ) 색( )	피( ) 바( ) 첼( ) 하( ) 플( ) 트( ) 틈( ) 색( )	피( ) 바( ) 첼( ) 하( ) 플( ) 트( ) 틈( ) 색( )
	점수	/ 12(%)	/ 12(%)	/ 12(%)	/ 12(%)

⑤검사 결과의 처리 및 해석

피검자가 주어진 시각반응판 중 해당하는 악기를 가리키거나 구두로 악기 이름을 말하면 정답으로 간주한다. 아동의 경우 악기 이름 대신 악기의 소리를 흉내 내면[예: 쿵쿵(가죽), 땡땡(금속) 등] 정반응으로 기록한다. 이때 제시된 음원을 듣고 3번 중 2번 이상 맞출 시에만 정답으로 간주한다. 정답의 수를 전체 문항 수로 나누어 백분율로 산출한다.

(5) 음고변별검사(Pitch Ranking Test)

①검사의 개발

이 검사는 2007년 아이오와 대학교에서 Gfeller와 동료들에 의해 연구된 방법(Gfeller et al., 2007)을 우리나라 실정에 맞도록 재구성하여 난청인의 음고 변화 변별 능력을 측정하기 위해 고안되었다.

② 검사의 구성

총 20개 세트(40 문항)로 구성되어 있으며, 3개의 음(tone)이 연속적으로 제시될 때, 처음 두 개는 같은 음, 마지막 음은 다른 음으로 구성되어 있다. 이때 검사음은 131~1,048Hz 범위에 있으며 음과 음 사이의 간격(interval)은 1~4개의 반음으로 구성되어 있다.

③ 검사 시행 방법

검사에 앞서 검사자는 피검자에게 검사 방법을 설명하고 필요한 경우 2~3회 연습을 진행한다. 이 검사에 사용된 음원(녹음 파일)의 강도는 평균 75dB SPL이며, 라우드스피커를 통해 제공된다. 검사 항목은 무작위로 제시되며, 피검자는 제시된 음원을 듣고 앞선 두 음에 비해 마지막 음이 더 높은지 낮은지를 말하거나, 시각반응판에서 고른다. 자극음은 한 번만 들려준다.

④ 검사의 예문

〈표 4-6〉은 음고변별검사지의 예다.

표 4-6 음고변별검사지의 예

환자 기본 정보								
이름		성별	M / F	생년월일			진단	
기기 착용일	Rt: ( ) / Lt: ( )				평가 종류	진단 평가 술전 평가 정기 평가 ( )		
평가 날짜			평가자		기타 사항			

구분	평가 조건(Assessment Condition)															
	RT				LT				BI-AIDED				BI-UNAIDED			
음고변별 U= 상행 D= 하행 E= 평행 S= 반음 A= 125Hz B= 250Hz C= 500Hz D= 1KHz	AS0E		BS0E		AS0E		BS0E		AS0E		BS0E		AS0E		BS0E	
	AS0E		BS0E		AS0E		BS0E		AS0E		BS0E		AS0E		BS0E	
	AS1U		BS1U		AS1U		BS1U		AS1U		BS1U		AS1U		BS1U	
	AS1D		BS1D		AS1D		BS1D		AS1D		BS1D		AS1D		BS1D	
	AS2U		BS2U		AS2U		BS2U		AS2U		BS2U		AS2U		BS2U	
	AS2D		BS2D		AS2D		BS2D		AS2D		BS2D		AS2D		BS2D	
	AS3U		BS3U		AS3U		BS3U		AS3U		BS3U		AS3U		BS3U	
	AS3D		BS3D		AS3D		BS3D		AS3D		BS3D		AS3D		BS3D	
	AS4U		BS4U		AS4U		BS4U		AS4U		BS4U		AS4U		BS4U	
	AS4D		BS4D		AS4D		BS4D		AS4D		BS4D		AS4D		BS4D	
	CS0E		DS0E		CS0E		DS0E		CS0E		DS0E		CS0E		DS0E	
	CS0E		DS0E		CS0E		DS0E		CS0E		DS0E		CS0E		DS0E	
	CS1U		DS1U		CS1U		DS1U		CS1U		DS1U		CS1U		DS1U	
	CS1D		DS1D		CS1D		DS1D		CS1D		DS1D		CS1D		DS1D	
	CS2U		DS2U		CS2U		DS2U		CS2U		DS2U		CS2U		DS2U	
	CS2D		DS2D		CS2D		DS2D		CS2D		DS2D		CS2D		DS2D	
	CS3U		DS3U		CS3U		DS3U		CS3U		DS3U		CS3U		DS3U	
	CS3D		DS3D		CS3D		DS3D		CS3D		DS3D		CS3D		DS3D	
	CS4U		DS4U		CS4U		DS4U		CS4U		DS4U		CS4U		DS4U	
	CS4D		DS4D		CS4D		DS4D		CS4D		DS4D		CS4D		DS4D	
	개 / 40개 (%)				개 / 40개 (%)				개 / 40개 (%)				개 / 40개 (%)			

⑤ 검사 결과의 처리 및 해석

피검자가 주어진 음의 높낮이가 표시된 시각반응판 중 해당하는 그림을 고르거나 구두로 말하는 것(예: 높다, 낮다 또는 올라간다, 내려간다)을 정반응으로 간주한다. 단, 고르기에 어려움이 있는 아동의 경우 음을 듣고 똑같이 따라 부르는 것도 정반응으로 간주하여 기록한다. 정답의 수를 전체 문항 수로 나누어 백분율로 산출한다.

2) 말소리환경음검사

(1) 나사렛패턴인지검사

나사렛패턴인지검사는 패턴지각검사에서 다뤄지는 검사이며, 검사 문항으로 몇몇 말소리환경음을 사용한다. 이 검사는 변별 능력을 측정하는 것이 특징적이다. 10개의 문항 중에 8개의 문항이 말소리환경음으로 이루어져 있으며 탈 것, 동물, 생활환경음 등의 변별을 검사하고 있다. 구체적인 검사의 개발과 구성 및 검사 방법은 제5장에서 설명한다.

① 검사의 예문

〈표 4-7〉은 나사렛패턴인지검사에 사용된 말소리환경음의 예다.

표 4-7 나사렛패턴인지검사 기록지의 예

문항	내용	반응	
1	빵빵 vs. 부응	○	×
2	음메 vs. 멍멍	○	×
3	꿀꿀 vs. 꼬끼오	○	×
⋮	⋮	⋮	⋮
9	엄마 vs. 아빠	○	×
10	빠이빠이 vs. 뽀뽀	○	×

(2) HU-ESRP: 말소리환경음검사

① 검사의 개발

배희경, 이정학(2005)은 건청 아동과 난청 아동의 환경음 인지 정도를 측정하기 위해, 환경음을 실제 소리인 일반환경음과 아동이 주로 접하는 일반환경음을 목소리로 표현한 말소리환경음으로 나눈 Hallym University-Environmental Sound Recognition Test by Pictures(HU-ESRP)를 고안하였다. 이 장에서는 말소리환경음 파트에 대한 설명만 다루었다.

② 검사의 구성

총 15개의 말소리환경음으로 구성되어 있으며 그림판이 있어 아동이 녹음된 말소리환경음을 듣고 그림판에서 해당하는 그림을 찾도록 되어 있다. 15개의 환경음은 저주파수, 중주파수, 고주파수 환경음과 지속시간별로 분석되어 있어 검사 후 참고할 수 있다.

③ 검사 시행 방법

말소리로 이루어진 녹음된 환경음을 사용하며 어음청력역치(SRT)에서 25-30dB SL에서 소리를 제공하며 아동에게 검사 방법을 설명하고 CD로 녹음된 말소리환경음을 들려주고 반응하도록 한다. 아동의 반응 시간이 지연되면 반응할 때까지 기다려 줄 수 있다.

④ 검사의 예문

다음은 HU-ESRP 말소리환경음검사의 기록지(〈표 4-8〉 참조)와 그림판([그림 4-3] 참조)의 예다.

표 4-8 HU-ESRP: 말소리환경음검사 기록지의 예

아동명: 생년월일:

HA / CI TYPE: 청력역치: RT. LT.

Stimulus intensity:

	똑똑	우	음매	어흥	…	s	sh	에취
똑똑								
우								
음매								
어흥								
⋮								
s								
sh								
에취								

총 점수: /15

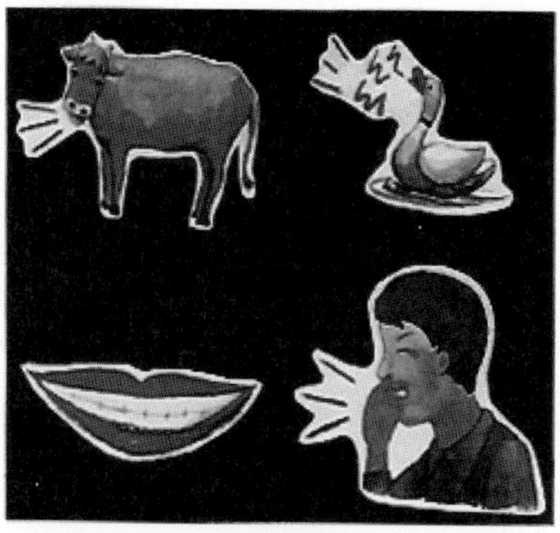

〈연습판〉

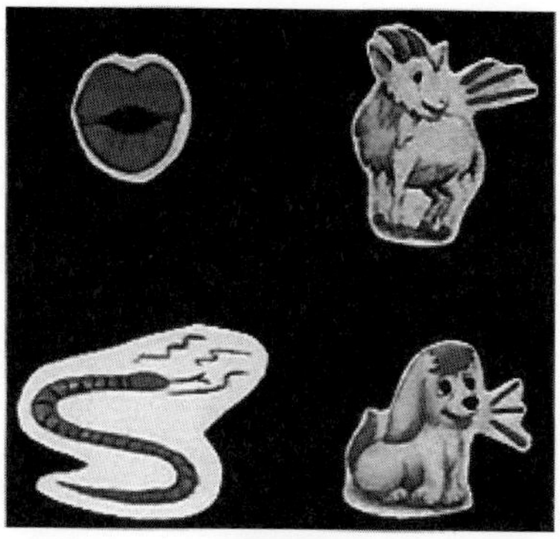

〈검사 1〉

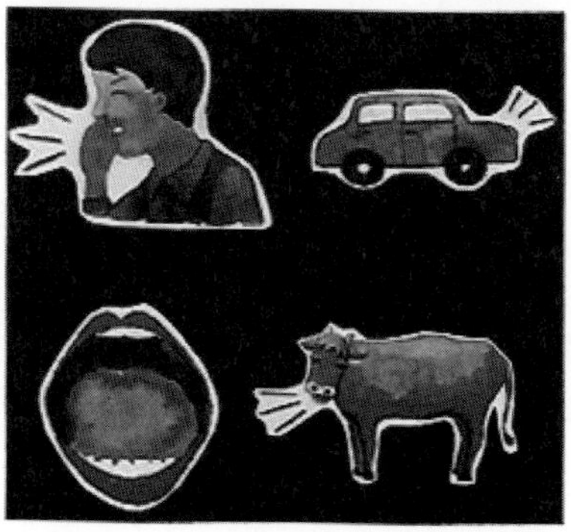

〈검사 4〉

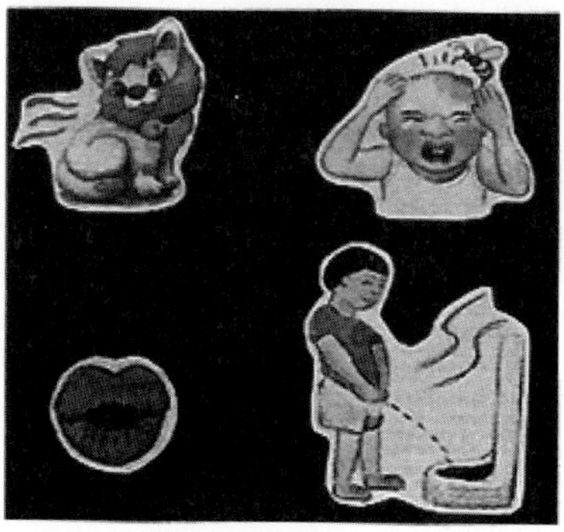

〈검사 5〉

[그림 4-3] HU-ESRP 말소리환경음검사 그림판의 예

⑤ 검사 결과의 처리 및 해석

아동이 그림판을 지적하거나 소리를 똑같이 따라하면 정반응으로 보고 기록한다. 정반응한 수를 전체 반응 수로 나누어 백분율을 산출한다.

4. 맺음말

보청기 사용자의 경우, 중등고도 이하의 난청일 때는 특별히 작은 소리로 발생하는 환경음을 지각해야 하는 직업이나 환경을 가지고 있지 않은 한 환경음지각이 크게 문제시되지 않을 수 있으며, 보청기를 사용하는 고도 이상의 난청인들은 말소리지각의 커다란 결핍으로 인해 환경음의 지각이나 발달에 대한 관심을 갖지 않기 쉽다. 그러나 최근 영유아부터 노인에 이르기까지 연령과 관계없이 많은 고심도 난청인이 인공와우이식 수술을 받게 되면서 환경음지각의 중요성이 대두되고 있다. 인공와우이식 수술로 고도 이상의 난청인들이 사실상 주변에서 발생하는 대부분의 소리를 들을 수 있게 되었으며, 청지각의 발달에 대한 연구와 이해가 넓어지면서 환경음지각의 중요성이 새롭게 대두된 것이다. 또한 보청기와 달리 인공와우의 착용만으로는 환경음의 지각이 충분하지 못하고 기계적으로 제공되는 소리를 통해 환경음을 새롭게 지각해야 하는 문제가 발생하였다. 즉, 인공와우를 통한 소리의 질이 전혀 달라짐으로써 후천성 난청인의 경우 이전에 듣던 소리와 전혀 다른 환경음을 새롭게 지각하고 인식하는 과정이 필요해졌다. 따라서 환경음의 탐지와 이해에 대한 훈련과 중재 과정이 필요하고 이것이 청능 훈련의 과정에 자연스럽게 녹아 들어 훈련의 효과를 측정하기 위해 환경음검사가 발달하였다.

인공와우가 가져오는 여러 이득 중에 환경음을 지각할 수 있게 된 것을 중요하게 다루는 경우도 많다(Zhao et al., 1997). 또한 인공와우로 말지각이 최선의 발달을 가져오기 어려운 중복장애나 청신경 발달 부전인 경우에도 인공와우이식으로 환경음의 지각이 증가하고 발달하여 삶의 질에 큰 향상을 가져오면서 환경음지각에 대한 관점에 새로운 지평이 열렸다. Chang 등(2018)은 성인 인공와우 사용자들이 말소리에 비해 환경음을 더 잘 지각하고 있으며 주파수 정보가 훼손되었을 때 환경음의 지각이 말소리지각에 비해 더 많이 보존된다고 하였다. 따라서 환경음을 이용한 청능 훈련이 초기 듣기 발달을 촉진하는 데 유용함을 알 수 있다. 최근 들어 환경음, 특히 음악의 지각에 대한 연구가 인공와우 사용자들을 대상으로 다각도로 이루어지고 있다. 다양한 환경음지각 능력의 향상은 난청인들의 소리지각 능력을 확장시키고 보다 질적인 삶을 추구하도록 해 줄 것이다.

지금까지 환경음과 환경음의 지각, 이에 대한 검사 방법에 대해 살펴보았다. 일차적인 소리지각 능력의 발달과 밀접하게 관련된 환경음에 대한 관심과 연구가 지속되어야 하며, 검사 방법적인 측면에서도 앞으로 더욱 연구·발전할 필요가 있다.

• Summary box •

- 환경음이란 말소리와 대비되는 개념으로 일상생활 또는 주변의 소리를 의미한다.
- 환경음은 자연, 생활, 신체, 악기 등의 일반환경음과 말소리환경음으로 나눌 수 있다.
- 환경음검사는 난청인의 보장구 착용 후 초기 적응 단계에 주로 사용한다.
- 환경음검사는 청지각 발달 단계에서 탐지, 변별 및 확인 단계를 평가할 수 있다.

참고문헌

배희경, 이정학(2005). 환경음을 이용한 유아용 청능평가 도구의 개발. **대한청각학회지, 9(2)**, 143-149.

전영명, 이은영, 김하늬, 이예빛나, 김성경(2019). 아동 인공와우 사용자들을 위한 음악적 경험의 중요성: 성인 인공와우 사용자들의 음악지각과 음악적 즐거움 분석을 바탕으로. **동아청각 심포지엄.**

이상흔, 박미혜, 허명진(2003). **청각 언어재활을 위한 평가 가이드: EARS-K.** 대구: 경북대학교 이비인후과 교실 지음청각재활연구소.

Balls, J. A. (1993). Common factors in the identification of an assortment of brief everyday sounds. *J Exp Psycho, 19*(2), 250-267.

Bunge, S. A., Dudukovic, N. M., Thomason, M. E., Vaidya, C. J., & Gabrieli, J. D. (2002). Immature frontal lobe contributions to cognitive control in children: evidence from fMRI. *Neuron, 33*(2), 301-311.

Chang, S. A., Won, J. H., Kim, H. H., Oh, S. H., Tyler, R., & Lee, W. S. (2018). Frequency-limiting effects on speech and environmental sound identification for cochlear implant and normal hearing listeners. *J Audiol Otol, 22*(1), 28-38.

DeCasper, A. J., & Fifer, W. P. (1980). Of human bonding: Newborns prefer their mothers' voices. *Science, 208*(4448), 1174-1176.

Driscoll, J. (2009). *'If I play my sax my parents are nice to me': opportunity and motivation in musical instrument and singing tuition*. In Music Education Research, Taylor & Francis.

Gaver, W. W. (1986). Auditory icons: using sound in computer interfaces. *Human-Computer Interaction, 2*, 167-177.

Gfeller, K., Witt, S., Adamek, M., Mehr, M., Rogers, J., Stordahl, J., & Ringgenberg, S. (2002). Effects of Training on Timbre Recognition and Appraisal by Postlingually Deafened Cochlear Implant Recipients. *Journal of the American Academy of Audiology, 13*(3), 132.

Gfeller, K., Turner, C., Oleson, J., Zhang, X., Gantz, B., Froman, R., & Olszewski, C. (2007). Accuracy of Cochlear Implant Recipients on Pitch Perception, Melody Recognition, and Speech Reception in Noise. *Ear and Hearing, 28*(3), 412-423

Gygi, B., Kidd, G. R., & Watson, C. S. (2004). Spectral-temporal factors in the identification of environmental sounds. *J Acoust Soc Am, 115*, 1252-1265.

Konrad, K., Neufang, S., Thiel, C. M., Specht, K., Hanisch, C., Fan, J., & Fink, G. R. (2005). Development of attentional networks: an fMRI study with children and adults. *Neuroimage, 28*(2), 429-439.

Kuhl, P. K., & Meltzoff, A. N. (1982). The bimodal perception of speech in infancy. *Science, 218*(4577), 1138-1141.

Ma, K. W., Mak, C. M., & Wong, H. M. (2021). Effects of environmental sound quality on soundscape preference in a public urban space. *Applied Acoustics, 171*, 107570.

Shafiro, V. (2008a). Identification of environmental sounds with varying spectral resolution. *Ear Hear, 29*(3), 401-420.

Shafiro, V. (2008b). Development of a large-item environmental sound test and the effects of short-term training with spectrally-degraded stimuli. *Ear Hear, 29*, 775-90.

Warren, W. H., & Verbrugge, R. R. (1984). Auditory perception of breaking and bouncing events: A case study in ecological acoustics," *Journal of Experimental Psychology: Human Perception and Performance, 10*(5), 704-712.

Wetzel, N., Widmann, A., Berti, S., & Schroger, E. (2006). The development of involutary and voluntary attention from childhood to adulthood: a combined behavioral and event-related potential study. *Clin Neurophysiol, 11*, 2191-2203.

Zhao, F., Stephens, S. D., Sim, S. W., & Meredith, R. (1997). The use of qualitative questionnaires in patients having and being considered for cochlear implants. *Clin Otolaryngol Allied Sci, 22*(3), 254-9.

제5장 • 패턴검사

장선아 · 박현영 · 조창현

패턴(pattern)이란, 사전적 의미로는 일정한 형태나 양식 또는 유형을 말한다. 일반적으로 패턴이라는 용어는 시각적인 디자인이나 패션을 떠올리게 하고, 우리는 특정한 패턴을 보면 그 패턴을 사용하는 상표나 상품을 떠올린다. 청각적 정보에 있어서 패턴이란 시간적 차원에서 일정한 형태나 양식을 가진 소리 정보가 반복적으로 제시된다는 의미가 부가된다. 즉, 청각적 정보가 특정한 양식으로 발생하거나 반복될 때 우리는 이것을 청각적 패턴이라 한다.

말지각에서 패턴지각의 특징은, 인지심리학 이론인 게슈탈트(Gestalt) 이론에서 설명하였듯이 개개의 청각적 요소가 모여서 윤곽(contours)이나 묶음(grouping)을 이루고, 이를 통해 말의 전체적인 흐름을 이해하게 된다는 것이다(Remez, 2005). 즉, 시끄러운 곳에서 특정인의 말소리에 집중하여 들을 수 있다거나, 모든 음소를 다 듣지는 못해도 전체적인 억양이나 리듬으로 정보를 추정하는 것이 청각적 패턴지각의 예가 될 수 있으며, 이는 말지각에서 매우 중요한 역할을 담당한다. 패턴을 포함하여 말소리 정보는 매우 큰 잉여성(redundancy)을 가지고 있는데, 이러한 전체적인 말소리 패턴의 지각은 음성과 공명의 사용이 적절한지에 대한 판단의 근거가 된다. 따라서 적절한 음성과 조음의 산출은 패턴의 지각과 매우 밀접한 관계를 가지고 있다는 것을 주지하고, 청각장애인의 청지각을 통한 재활에서 패턴지각의 중요성을 반영하기 위해 패턴검사를 적절하게 사용해야 할 것이다. 패턴지각은 환경음과 말소리 모두에서 나타날 수 있으며, 이 장에서는 말소리와 관련된 패턴과 그에 대한 지각에 대해 살펴보고자 한다.

1. 말패턴

1) 말소리의 분리

말소리를 들을 때, 인간은 말소리를 이해하기 위해 변별 가능한 개체로 분리하는 청지각적 과정을 수행한다. 이때, 말소리에 들어 있는 정보는 말소리 개체의 분리를 위한 중요한 단서를 제공하게 되는데, 대표적인 단서로 기본 주파수(fundamental frequency)와 스펙트럼(spectrum)을 들 수 있다. 들려온 말소리에서 지속적으로 발생하는 기본 주파수는 화자의 성별과 나이, 감정 상태를 이해하기 위한 근본적인 정보를 제공한다. 다음으로, 스펙트럼의 형태로 관찰할 수 있는 다양한 배음과 배음의 강도 배열이 균일하게 발생하는 정도를 비교하여 듣는 것은 말의 패턴을 파악하는 데 필수적이면서 기초적인 정보인 것이다.

말소리 개체의 지각에 대한 대표적이며 발달적인 현상이 범주적 지각(categorical perception)이다. 범주적 지각이란 음향적으로 변하는 유사한 신호들을 같은 음소(phoneme)로 대응하여 지각하며, 특정 범주 영역을 넘어서게 되면 음향적 유사성이 유지될지라도 다른 음소로 지각하는 현상을 말한다. 이러한 범주적 지각은 말지각 연구의 초기에는 말소리만의 지각적 특징으로 인식되었으나, 이후의 연구는 말소리가 아닌 소리지각에서도 범주적 지각 현상이 나타남을 증명하였다(Miller et al., 1976). 범주적 지각과 같은 청지각 현상은 말소리의 지각에 대한 근본적인 이해를 돕는다.

소리의 시간적인 흐름 또한 말소리의 패턴을 파악하기 위한 중요한 정보가 될 수 있다. 말소리 개체들은 매우 빠른 속도로 서로 연결되어 발생한다. 정상 성인의 빠른 말에는 1초에 30개의 음소가 들어 있다(Liberman et al., 1967). 이렇게 빠르게 제시되는 말소리 개체는 특정한 음소와 음소가 연결되었을 때 특징적인 진폭과 주파수의 변화를 가져온다. 예를 들어, 파열음의 조음 위치에 따라 모음의 포만트(formant) 주파수의 패턴이 달라지게 되며, 파열음의 조음 방법은 발성 시작 시간(Voice Onset Time: VOT)의 변화를 가져온다. 이러한 패턴의 변화는 파열음 각각을 지각할 수 있는 정보를 제공한다.

또한 주파수나 진폭의 변화, 소음의 삽입과 생략 등 소리 간의 대비, 또는 그와 연관된 변화뿐만 아니라 소리 간의 공간적 차이는 말소리 개체가 분리되어 지각되도록 돕는 요소가 된다. 즉, 말소리 발생 시 소리 간 시간적 차이나 공간적 차이가 있을 때 말소리지각은 더 향상된다.

2) 연결된 말소리의 지각

연결된 말소리에서 말소리 개체를 분리하여 지각하는 능력은 전체적인 말지각의 기저 과정이다. 빠르게 연결된 말소리들은 지속시간이 짧아지거나 소리에 대한 지각적 표상이 약할수록 하나하나 지각되지 못하고 전체적인 소리의 패턴으로 지각된다. 즉, 말소리를 개별 음향 신호로 지각하기보다는 음향 패턴의 집합(Moore, 2003)으로 지각하는 것이다. 이때에도 소리와 소리 간의 시간 차이나 공간적인 차이가 말의 흐름을 형성하거나 구분하는 데 역할을 하게 된다.

말소리 개체들이 연결된 말소리로 지각될 때 이웃한 음소, 단어, 문장 등이 말소리 개체의 지각에 영향을 미치는 하향적 정보처리가 동시에 일어난다. 예를 들어, /아다/라는 무의미 음절을 들었을 때, 각 음소는 이웃하는 음소의 정보를 포함하고 있으며 서로 지각에 영향을 미친다. 또한 고빈도 단어가 저빈도 단어에 비해 지각에 불리한 환경을 이기고 더 쉽게 지각되는 경향이 있다. 이러한 지각적 효과를 이웃효과(neighborhood effect)라 한다.

언어적 경험 역시 말소리지각에 하향적 영향을 미칠 수 있다. 이를 맥락 효과(context effect)라고 하는데, 말소리가 발생한 맥락의 친숙도에 따라 말소리는 더 쉽게 지각될 수도 있고 어려워질 수도 있다는 것이다. 친숙한 문장은 마지막 단어가 다 제시되지 않아도 이를 알아듣게 되는데, 이러한 맥락 효과를 청각적 종결(auditory closure)이라고도 한다.

연결된 말소리의 지각은 기저의 음소 및 음운 처리 과정과 이를 통합하고 연합하는 과정을 통해 이루어지며, 이러한 과정은 운율(prosody)라는 용어로 설명할 수 있다. 운율은 말의 초분절적인 요소(suprasegmental elements)라고도 한다. 말패턴을 구성하는 초분절적 요소는 말신호(speech signal)의 길이(지속시간), 크기, 높낮이, 휴지, 리듬과 관련되어 있으며, 말의 분절적 요소의 실현을 대표하는 음소(音素)라는 용어와 대비하여 운소(韻素)라는 개념을 사용하기도 한다. 운소에는 말의 장단(length), 고저(pitch), 강세(stress), 억양(intonation)이 포함된다.

2. 말패턴지각

이렇게 말소리 정보는 개체의 음향물리학적이며 분절적인 정보와 이를 둘러싸고 있는 시간적 · 공간적인 초분절적 요소로 이루어져 있다고 할 수 있다. 말의 전체적인 명료도는 분절적 요소와 초분절적 요소에 의해 좌우된다(Tye-Murray, 2014). 이때 명료도는 듣기와 말하기 두 가지 측면에서 모두 설명될 수 있다. 지각적 측면에서 초분절적 요소와 분절적 요소에 대한 명료도는 발달적으로 이루어진다. 정확하고 미세한 분절적인 지각의 발달과 연결된 말소리의 초분절적인 발달은 동시적으로 이루어지지만, 의사소통 상황에서 먼저 기능하는 것은 초분절적인 말소리지각에 의존한 패턴의 이해다. 이러한 증거들은 여러 영유아 말지각 실험에서 찾아볼 수 있으며 초분절적 요소의 지각은 영유아기에도 자극-반응 양식을 통해 쉽게 관찰할 수 있다. 예를 들어, 울고 있던 아기가 달래는 엄마의 목소리를 듣고 울음을 그친다거나, 화난 엄마의 목소리를 듣고 기분 좋던 아기가 찡그리며 울먹이게 되는 현상이 있다. 영아들이 스스로 움직일 수 있는 시기가 되면 이런 현상을 더 쉽게 관찰할 수 있다. "밖에 나갈까?"라는 말을 듣고 뒤뚱뒤뚱 현관으로 향하며 즐거워하는 유아는 '밖'이나 '나갈까'라는 분절음을 이해하고 반응했다기보다는, 늘 듣던 엄마의 목소리로 이루어진 말의 패턴을 듣고 반응했다고 보인다. 이렇게 말패턴을 지각하는 능력은 발달적으로 생애 초기에 이루어지기 시작한다. 반면에 분절적 요소의 지각은 의미와 관련된 언어 능력의 발달과 조음기관을 조작하여 말을 산출할 수 있는 말 능력의 발달이 성숙되어야 본격적으로 측정될 수 있다. 따라서 말의 초분절적 요소와 관련하여 청지각검사에서 말패턴이라는 용어를 사용하고 있으며, 초기 말지각 발달을 설명하거나 측정할 때 사용된다. 이러한 말패턴의 지각은 상황적인 단서나 배경과 함께 지각되는 경우가 많다.

초기 초분절적 요소 지각에 이어 분절적 요소 지각 능력이 발달한 후에, 보다 정교화된 초분절적 요소의 지각이 발달한다. 일상적인 말소리지각과 산출 과정에서 의미를 구분해 주는 언어학적 최소 단위인 분절적인 요소인 음소에 실리는 운율적 요소들이 의미 차이를 가져올 수 있으며(신지영, 2000), 운율은 의미의 이해 및 전달이라는 측면에서 매우 중요한 역할을 한다(Cutler et al., 1997). 화자는 발화 시에 의도적으로 초분절적 운율 요소를 변화시킴으로서 본래 가지고 있는 단어의 의미를 변화시켜 정서를 반영한 운율(emotional or affective prosody)로 작용할 수 있다(Wambacq & Jergerb, 2004). 따라서 운율은 청자와 화자 간에 의미의 이해 및 전달이라는 측면에서 매우 중요한 역할을 하며, 말소리 이면에 전달하고자 하는 화자의 감정이 포함된 감성 운율은 음운적 · 의미적 · 통사적 · 구문적 측면에 부가되어 화자의 의도와 내적 정보를 전달하는 초분절적인 요소로 작용한다(한길, 2005; Cutler et al., 1997). 발화 내 포함된 음소들을 올바르게 지각했다고 할지라도 운율변화에 따른 맥락과 화자의 감성 측면을 지각하지 못하면 상대방의 의도를 적절히 수용하지 못할 수 있으므로(김은연 외, 2017), 초기 말패턴 발달뿐만 아니라 청각 보장구의 효과 측정 차원에서 패턴검사가 다시 중요해진다.

3. 말패턴지각검사

생애 초기에 발달하는 말패턴지각을 검사하기는 쉽지 않다. 특히 어린 아동의 경우 제한된 언어 능력과 반응 능력으로 인해 주로 동물소리 등 의성의태어를 사용하여 검사한다. 언어를 습득한 학령기 이상의 아동이나 성인의 경우, 문장을 이용한 말패턴검사가 이루어진다.

소리의 크기, 소리의 길이, 지속음과 단속음, 단어 속 음절의 길이, 문장의 길이 등에 대한 변별과 확인 능력에 대해 검사하게 된다. 그러나 단순한 소리의 크기와 길이, 지속성 등은 일반적으로 환경음이나 척도검사 수준에서 이루어지고 있다. 현재 임상 현장에서 실시하는 패턴지각검사는 피검자에게 단어나 문장을 그림이나 문자 자료와 함께 제시하여 주로 단어와 문장의 길이를 변별하는 검사로 구성되어 있다. 개방형(Open-set) 검사가 가능하지 않아도 폐쇄형(Closed-set) 형태로 그림 자료나 문자를 통하여 단어와 문장의 길이를 변별하거나 단어 속에서 모음이나 자음을 변별하는 능력을 보는 검사로 구성되어 있다. 또한, 말의 운율과 관련하여 소리의 지각적 변화를 측정하거나 감정이나 정서를 판단하는 검사도 개발되어 있으며, 말패턴지각검사는 보청기나 인공와우 등의 청각 보장구의 사용 초기에도 사용될 수 있다. 〈표 5-1〉은 우리나라에서 현재 사용되고 있는 패턴지각검사의 종류와 특성을 보여 주고 있다.

표 5-1 패턴지각검사의 종류와 특성

번호	검사명	검사 단계	표준화 여부 (타당도, 신뢰도 검증)	구체적 검사 방법 및 채점 기준의 제시	대상 및 특이사항
1	나사렛패턴인지검사	단어 및 말패턴지각	×(×)	×	1~3세 아동
2	EARS-K: MTP	단어 패턴지각	×(×)	○	2세 이상
3	KNISE-DASP: 단어패턴-인지검사	단어 패턴지각	○(○)	○	3세 이상
4	말소리운율지각검사-음소 수준	음소 패턴지각	×(○)	○	학령기 아동 및 성인
5	말소리운율지각검사-음절 수준	음절 패턴지각	×(○)	○	학령기 아동 및 성인
6	SNUH-W-L-C	단어 패턴지각	×(×)	○	아동
7	SNUH-W-L-A	단어 패턴지각	×(×)	○	아동 및 성인
8	SNUH-S-L-A	문장 패턴지각	×(×)	○	아동 및 성인

1) 나사렛패턴인지검사

(1) 검사의 개발

윤미선(2009)은 1~3세 영유아 아동에도 적용될 수 있고, 인공와우이식 수술 후 초기 변별 능력의 발달을 측정할 수 있도록 나사렛패턴인지검사를 개발하였다. 이는 나사렛 조기중재 프로그램 평가 프로토콜에 포함되어 있다.

(2) 검사도구의 구성

의성어-의태어로 구성된 말소리나 초기 단어들로 구성되어 있으며, 총 10개의 문항으로 이루어져 있다. 각 문항은 음절길이나 음소가 유사하거나 대조되는 어휘들이 쌍으로 사용되었다.

(3) 검사 시행 방법

유사한 음절 또는 음소 구조로 이루어진 2개의 말소리를 들려주고 구별하여 반응하도록 한다. 예를 들어, 소와 강아지 장난감을 앞에 놓고 '음메'와 '멍멍'을 들려준 후 적절한 동물을 찾도록 한다. 조용한 방에서 AO 조건 또는 AV 조건에서 시행할 수 있으며, 폐쇄형 검사로 시행할 경우 2개의 자극으로 이루어진 장난감 또는 그림 반응판을 사용한다.

(4) 검사의 예문

〈표 5-2〉는 나사렛패턴인지검사 기록지의 예다.

표 5-2 나사렛패턴인지검사 기록지의 예

문항	내용	반응	
1	빵빵 vs. 부웅	○	×
2	음메 vs. 멍멍	○	×
⋮	⋮	⋮	⋮
9	엄마 vs. 아빠	○	×
10	빠이빠이 vs. 뽀뽀	○	×

(5) 검사 결과의 처리 및 해석

피검자의 반응은 정반응과 오반응으로 나누어져 정반응률을 산출한다.

2) EARS-K: MTP

(1) 검사의 개발

Evaluation of Auditory Response to Speech-Korean(EARS-K)(이상흔 외, 2003)은 오스트리아의 MED-EL사가 연구하여 구성한 말지각 평가도구로 MED-EL사의 허가를 얻어 2003년에 만들어진 한국판 청각언어재활을 위한 평가 가이드다. 그중 MTP(Monosyllabic Trochee Polysyllabic) 검사는 2세 이상의 아동을 대상으로 서로 다른 음절 형태(1음절, 2음절, 3음절 이상)를 확인할 수 있는 능력과 동일한 음절 형태를 갖는 단어 중에서 정확한 단어를 확인할 수 있는 능력을 평가한다.

(2) 검사도구의 구성

12개, 6개, 3개의 그림 자료와 3개의 실물, 1개의 보조 사물로 구성되어 있다.

(3) 검사 시행 방법

아동의 수준에 따라 적절한 수의 그림이나 그림카드를 아동에게 제시하고, AO 조건에서 단어를 선택하여 무작위로 한 번만 들려준 후, 아동이 그림을 지적하거나 따라 말하도록 한다. 12개의 선택 문항은 각 항목 당 2회씩, 6개의 선택 문항은 각 항목 당 3회씩, 3개의 선택 문항은 각 항목 당 4회씩 반복해서 제시한다. 아동이 정확히 그림에서 찾거나 모방하여 말하면 정반응으로 간주한다.

(4) 검사의 예문

다음은 EARS-K: MTP의 검사 기록지(〈표 5-3〉, 〈표 5-4〉, 〈표 5-5〉 참조)와 이에 따른 그림판([그림 5-1], [그림 5-2], [그림 5-3] 참조)의 예다.

표 5-3 EARS-K: MTP 12개 문항 검사 기록지의 예

반응 / 자극	무반응	밥	…	사과	…	바나나	…	텔레비전	…
밥									
⋮									
사과									
⋮									
바나나									
⋮									
텔레비전									
⋮									

채점: 정반응 음절 패턴 수: ________________ (24점)

정반응 단어 수: ________________ (24점)

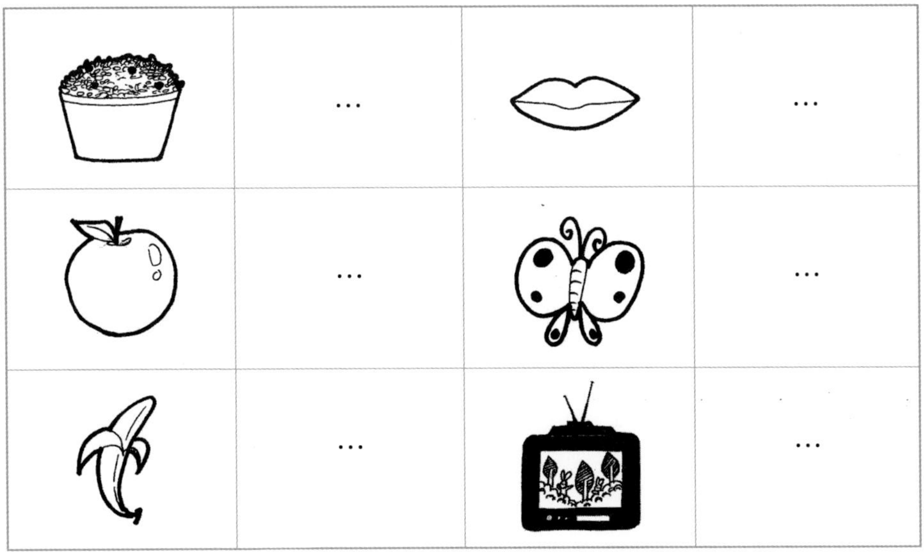

[그림 5-1] EARS-K: MTP 12개 문항 그림판의 예

표 5-4 EARS-K: MTP 6개 문항 검사 기록지의 예

반응 / 자극	무반응	밥	…	사과	…	바나나	…
밥							
⋮							
사과							
⋮							
바나나							
⋮							

채점:

정반응 음절 패턴 수: ____________ (18점)

정반응 단어 수: ____________ (18점)

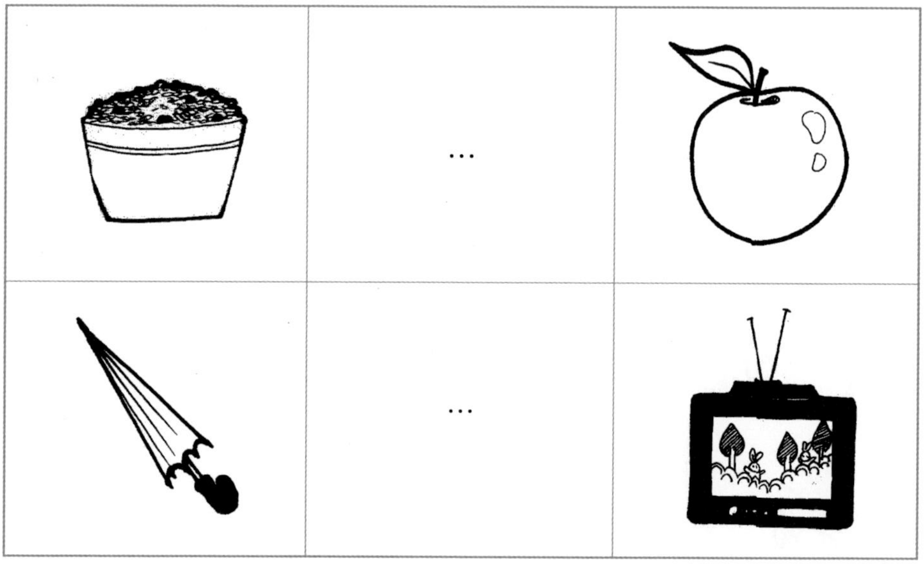

[그림 5-2] EARS-K: MTP 6개 문항 그림판의 예

표 5-5 EARS-K: MTP 3개 문항 검사 기록지의 예

반응 자극	무반응	밥	…	텔레비전
밥				
⋮				
텔레비전				

채점: 정반응 음절 패턴 수: ________________ (18점)

정반응 단어 수: ________________ (18점)

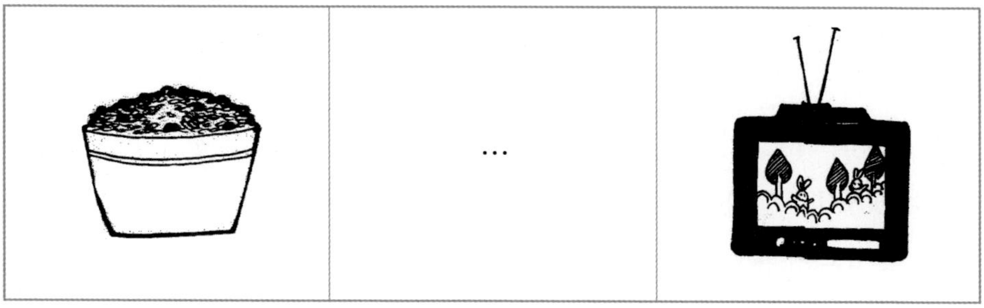

[그림 5-3] EARS-K: MTP 3개 문항 그림판의 예

(5) 검사 결과의 처리 및 해석

채점은 음절패턴과 단어에 대한 각각의 정반응 수와 백분율로 점수화한다.

3) KNISE-DASP: 단어패턴-인지검사

(1) 검사의 개발

KNISE-DASP(송영준, 2011)의 하위 검사 중 하나로 3세 이상 아동의 낱말의 음절 수 변별 및 확인 능력을 보는 검사다. 폐쇄형 상황에서의 낱말의 음절 수 변별 능력과 단어 확인에 대한 정보를 제공한다.

(2) 검사도구의 구성

1~3음절(4음절, 5음절 포함) 이상으로 구성된 12개 문항 검사로 각 12개, 6개, 3개의 낱말이 들어 있는 그림판 3종류로 되어 있으며, 각각 가형과 나형의 동형검사로

개발되었다.

3세 아동의 표현어휘 수준으로 검사어휘가 선정되었으며 그림판은 아동의 수준에 따라 선택할 수 있다.

(3) 검사의 실제 적용 및 검사 방법

아동과 1m 거리 내에서 보장구를 착용한 귀를 향해 AO 조건에서 그림판의 그림을 하나씩 무작위로 한 번씩 들려준다. 이러한 방법으로 무작위로 세 번까지 들려주고 검사를 실시한다. 무작위로 모두 두 번씩 불러 주었을 때 반응의 오류가 없다면 검사를 종료한다. 이때, 점수 산정은 세 번 모두 정반응한 것으로 한다.

(4) 검사의 예문

다음은 KNISE-DASP의 단어패턴-인지검사의 검사 기록지(〈표 5-6〉, 〈표 5-7〉, 〈표 5-8〉 참조)와 그림판([그림 5-4], [그림 5-5], [그림 5-6])의 예다.

표 5-6 KNEIS-DASP: 단어패턴-인지검사(3문항) 가형 검사 기록지의 예

반응 / 자극	공	…	텔레비전	무반응
공				
⋮				
텔레비전				
점수	/3 (%)	/3 (%)	/3 (%)	

총점: /9 (%)

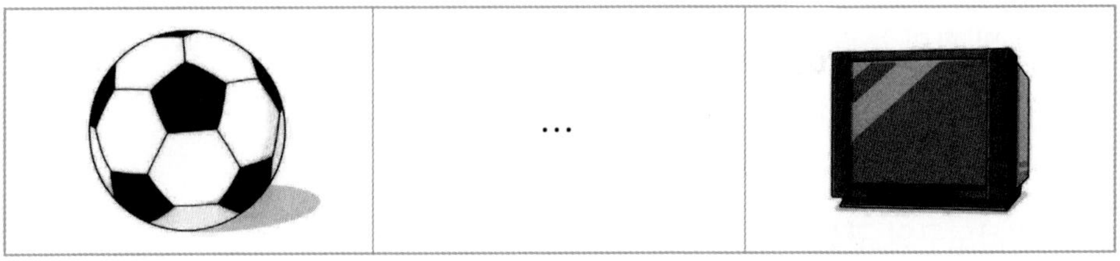

[그림 5-4] KNISE-DASP: 단어패턴-인지검사(3문항) 그림판의 예

표 5-7 KNISE-DASP(단어패턴-인지검사/12문항) 가형 검사 기록지의 예

반응 / 자극	눈	…	네모	…	피아노	…	미끄럼틀	…	무반응
눈									
⋮									
네모									
⋮									
피아노									
⋮									
미끄럼틀									
⋮									

총점:

음절 패턴: /36(%)

단어: /36(%)

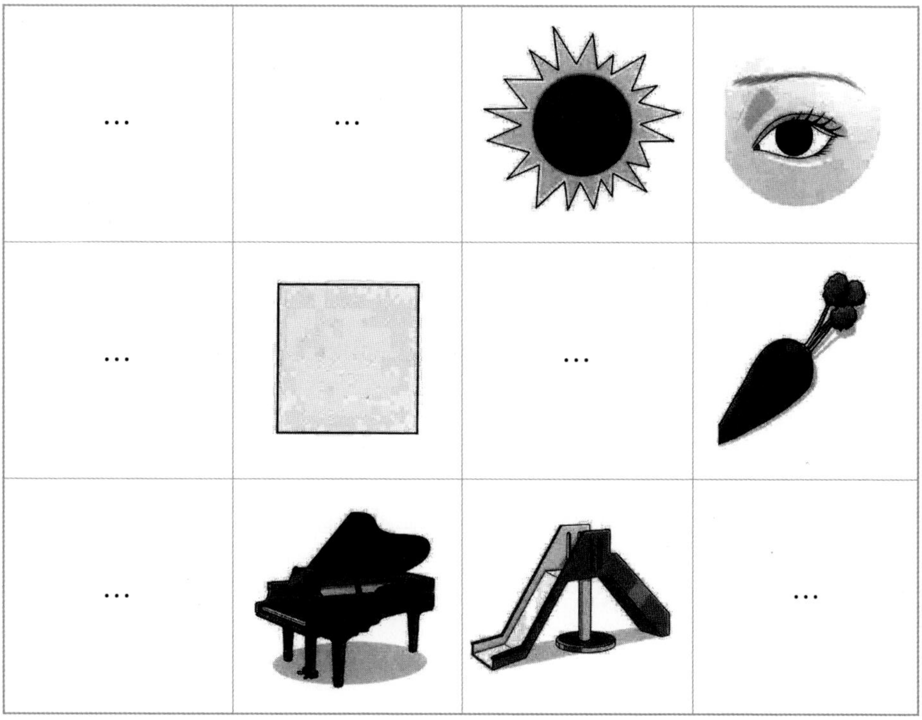

[그림 5-5] KNISE-DASP: 단어패턴-인지검사(12문항) 그림판의 예

표 5-8 KNEIS-DASP: 단어패턴-인지검사(6문항) 가형 검사 기록지의 예

반응 자극	달	…	모자	…	비행기	…	무반응
달							
⋮							
모자							
⋮							
비행기							
⋮							

총점:

음절 패턴: /36(%)

단어: /36(%)

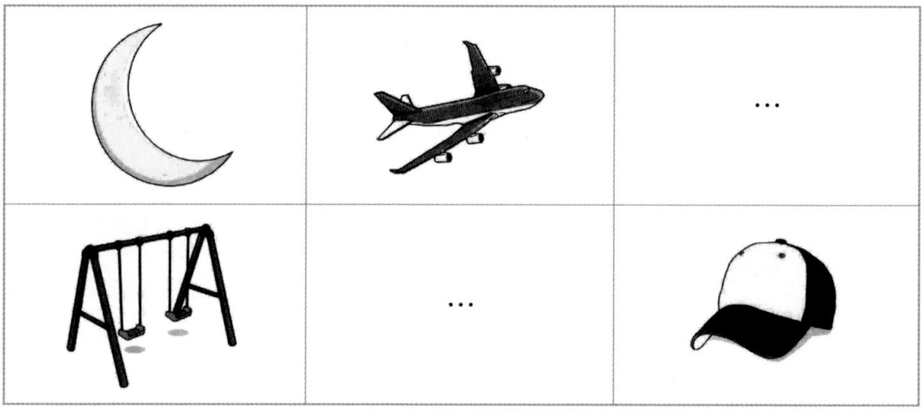

[그림 5-6] KNISE-DASP: 단어패턴-인지검사(6문항) 그림판의 예

(5) 검사 결과의 처리 및 해석

채점은 단어패턴과 단어인지를 각각 정반응 수와 백분율로 점수화한다. 단어패턴은 각 단어패턴 내에서 같은 음절패턴으로 반응한 것을 정반응으로 처리한다.

4) 말소리운율지각검사-음소 수준

(1) 검사의 개발

이 검사는 학령기 이상의 청각장애인을 대상으로 운소 변별 및 이해 능력에 대한 정보를 얻기 위해 김은연(2017)에 의해 개발되었다. 하나의 음소에 실려 있는 운율 요소가 가지는 변별적 기능을 확인하는 능력을 측정한다.

(2) 검사의 구성

이 검사는 운율 변화에 따라 상이한 의미를 갖는 /ㅏ/, /ㅓ/, /ㅣ/ 세 개의 모음으로 이루어진다. 각 음소를 살펴보면, 첫째, 운율의 변화가 있는 경우 /ㅏ/, /ㅓ/, /ㅣ/ 모두 부정적인 의미를 갖게 되므로 분절적인 음소 차이에 상관없이 운율로 그 의미(부정)를 지각함을 설명할 수 있다. 둘째, 모음 /ㅏ/를 기준으로 급한 마침 혹은 연장 발성의 형태로 이루어지는 유사한 운율 패턴 각각에 대해 서로 다른 모음 /ㅓ/, /ㅣ/를 비교할 수 있도록 구성하였다. 피검자에게 제공되는 말소리 자극은 경력 5년 이상의 전문 성우(여)가 녹음한 말 자료로 제공된다.

(3) 검사 시행 방법

피검자에게 운율 변화에 따라 서로 다른 의미가 표현되는 그림판을 제공한다(〈표 5-9〉 참조). 이어서 피검자에게 서로 다른 운율의 말소리 자극을 제시하고, 해당 그림판의 그림을 가리키기로 반응하게 한다. 검사 환경은 국내의 「소음 · 진동관리법 시행령」에 따라 일반 전용 주거지역 및 초 · 중등학교는 40~50dB, 일반 주거지역은 45~55dB에 의거하여 45dB를 기준으로 소음을 통제하였으며(환경부, 2009), 이 기준을 초과할 때는 검사를 잠시 중단하였다. 검사하는 동안 피험자의 귀 가까이에 소음측정기를 위치시키고, 검사 자극 소리가 일상회화 수준 65~75dB SPL을 유지하도록 실시간 모니터링한다.

(4) 검사의 예문

표 5-9 운율 변화에 따른 음소과제

		의미			길이		억양 변화	
		의미	긍정	부정	장	단	있음	없음
ㅏ	연장 발성	먹다	○		○			○
	급한 마침	아프다		○		○		○
	운율 변화	아니다		○	○		○	
ㅓ	연장 발성	NA	NA	NA	NA	NA	NA	NA
	급한 마침	동의	○			○		○
	운율 변화	아니다		○	○		○	
ㅣ	연장 발성	더럽다		○	○			○
	급한 마침	NA	NA	NA	NA	NA	NA	NA
	운율 변화	아니다		○	○		○	

(5) 검사 결과의 처리 및 해석

피검자가 주어진 시각 자료 중 해당하는 그림판을 가리키면 정답으로 간주한다. 해당 말소리를 흉내 내거나 따라 말하더라도 올바로 그림판을 확인하지 못하면 오반응으로 간주한다. 3회 제시되는 음원 모두를 맞출 때만 정답으로 간주한다. 정답의 수를 전체 문항 수로 나누어 백분율로 산출한다.

5) 말소리운율지각검사-음절 수준

(1) 검사의 개발

김은연(2017)에 의해 개발되었으며, 음소 수준에서 나아가 음절 수준에서 말소리의 운율 변화에 따른 변화를 측정한다. 음소수준검사와 같이 학령기 아동 및 성인을 대상으로 한다. 한국어의 운율 단위 중 가장 하위의 운율 단위인 음절에 실리는 말소리 운율 변화에 따른 긍정 혹은 부정의 의미 지각을 검사한다. 말 자료는 긍정적 의미를 갖는 단어(Positive Word: PW)와 중립적 의미를 갖는 단어(Neutral Word: NW)로 구성된다. 각각의 단어군 말소리에 운율의 변화를 주었는데, 예를 들어 〈표

5–10〉에 포함된 낱말 '잘한다'는 본래 긍정적인 의미를 갖는 PW에 해당한다. 하지만 '잘한다'라는 PW에 부정적인 감정을 띈 운율이 실리면, 그 의미는 부정적인 의미를 띈 말로 바뀌어 전달된다.

(2) 검사의 구성

이와 같이 PW, NW 각각에 긍정적인 운율과 부정적인 운율의 변화 조건을 달리하여 제시한다. 의미–통사적 층위에서는 각 단어군에 속한 해당 동사나 형용사에 부사 '정말'을 추가한 형태(단어조합 1)와 해당 단어를 반복하는 형태(단어조합 2)를 구성하였다. 각각의 자극단어 구성은 〈표 5–10〉에 제시되어 있다. 운율 조건에 따라 단어 및 단어조합은 위에 언급한 바와 같이 긍정적인 운율 혹은 부정적인 운율 형태로 제공하며, 이때 검사 자극은 경력 5년 이상의 전문 성우(여)가 녹음하였다.

표 5–10 음절과제에 사용된 자극단어의 예

SPEECH PROSODY	잘한다	좋다	기쁘다	예쁘다	합계	그래서	누가요	언제요	어디서요	합계	합계
Positive					/4					/4	/8
Negative					/4					/4	/8
+ 정말	잘한다	좋다	기쁘다	예쁘다	합계	그래서	누가요	언제요	어디서요	합계	합계
Positive					/4					/4	/8
Negative					/4					/4	/8
+ 후반 반복	잘한다	좋다	기쁘다	예쁘다	합계	그래서	누가요	언제요	어디서요	합계	합계
Positive					/4					/4	/8
Negative					/4					/4	/8

(3) 검사 시행 방법

검사에 앞서 평가자는 피검자에게 검사 방법을 설명하고 연습 음절 자극으로 제공되는 음원을 이용하여 연습 과제를 시행한다. 검사 환경은 국내의 「소음 · 진동관리법 시행령」에 따라 일반 전용 주거지역 및 초 · 중등학교는 40~50dB, 일반 주거지역은 45~55dB에 의거하여 45dB로 기준으로 소음을 통제하였으며(환경부, 2009), 이 기준을 초과할 때 검사를 잠시 중단하였다. 검사하는 동안 피험자의 귀 가까이에

표 5-11 운율 변화에 따라 상이한 의미를 갖는 음절 과제의 예

	단어	단어조합 1	단어조합 2	운율조건
PW[1)]	잘한다 좋다 기쁘다 예쁘다	정말 잘한다 정말 좋다 정말 기쁘다 정말 예쁘다	잘한다 잘해 좋다 좋아 기쁘다 기뻐 예쁘다 예뻐	운율조건에 따른 의미 변화 긍정(positive) 부정(negative)
NW[2)]	그래서 누가 어디서 언제	정말 그래서 정말 누가 정말 어디서 정말 언제	그래서요 그래서 누가요 누가 어디서요 어디 언제요 언제	운율조건에 따른 의미 변화 긍정(positive) 부정(negative)

1) PW: positive meaning word tasks in speech prosody perception test(PW)
2) NW: neutral meaning word tasks in speech prosody perception test(NW)

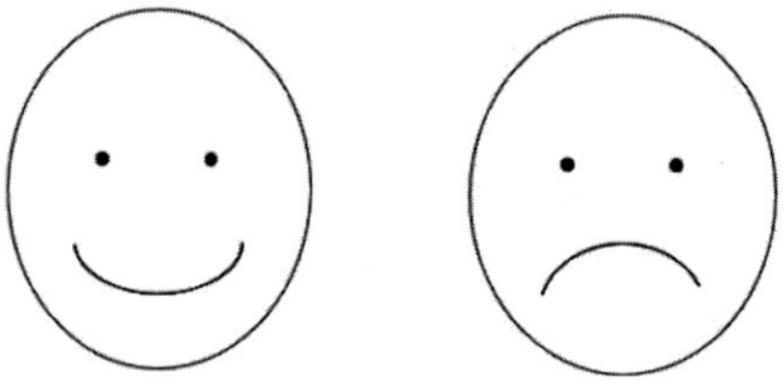

[그림 5-7] '긍정'과 '부정' 그림판

소음측정기를 위치시키고, 검사 자극 소리가 일상회화 수준 65~75dB SPL을 유지하도록 실시간 모니터링한다. 검사 자극은 녹음 자료에 제시된 순서대로 반복적으로 제공된다. 자극어에 긍정적인 의미와 부정적 의미를 띄는 운율이 각각 실려서 제시되며(〈표 5-11〉 참조), 피검자는 총 48회의 음절 자극어를 듣고 해당 말소리가 [그림 5-7]의 '긍정'과 '부정' 중 어디에 해당하는지 가리키게 한다.

(4) 검사 결과의 처리 및 해석

피검자가 제공된 말소리를 듣고 해당되는 긍정과 부정의 의미를 올바르게 지적하면 정답으로 간주한다. 정답의 수를 전체 문항 수로 나누어 백분율로 산출한다.

6) SNUH-W-L-C(Seoul National University Hospital Word Length Identification Test-Child, 아동용 단어길이변별검사)

(1) 검사의 개발

1992년 한국에서 처음 아동을 대상으로 한 인공와우이식 수술이 이루어지면서 아동을 대상으로 아동의 말소리지각 능력을 검사할 필요가 생겼고, 이를 위해 성인용 검사를 수정하여 서울대학병원 언어청각장애 진료실에서 개발하였다. 아동용 검사 개발을 위해 1995~1999년에 걸쳐 2~5세 아동의 자발화 분석과 어휘에 대한 선행 연구가 실시되었고, 이를 기초로 목표 단어를 선정하여 제작하였다. 단어길이변별검사는 폐쇄형 상황에서 단어 속 음절의 형태를 변별하고 단어를 확인하는 능력을 보는 검사다.

(2) 검사의 구성

검사는 네 장의 그림판으로 제작되었으며, 하나의 그림판은 1음절, 2음절, 3음절 단어가 각각 1개씩 3개의 그림으로 구성되어 있다. 검사는 네 장의 그림판이 같은 순서로 3회 연속적으로 제시되며 각각 다른 단어를 목표 단어로 하여 검사할 수 있도록 구성되어 있다.

(3) 검사 시행 방법

아동과 1m 거리 내에서 보장구를 착용한 귀를 향해 AO 조건에서 실시한다. 폐쇄형 검사로, 목표 단어를 달리하여 열두 장의 그림판을 보여 주면서 검사한다. 한 장의 그림에서 목표 단어는 음절 수와 관계없이 무작위로 제시한다. 각 그림판의 목표 단어에 대해 아동이 정확히 그림에서 찾거나 모방하여 말하면 정반응으로 간주한다. 아동의 오반응은 검사지에 기록한다.

(4) 검사의 예문

다음은 SNUH-W-L-C의 검사 기록지(〈표 5-12〉 참조)와 이에 따른 그림판([그림 5-8] 참조)의 예다.

표 5-12 SNUH-W-L-C 검사 기록지의 예

물	______	배	______	컵	______	공	______
사과	______	나비	______	토끼	______	우산	______
비행기	______	호랑이	______	자동차	______	바나나	______

정반응: /12(%)

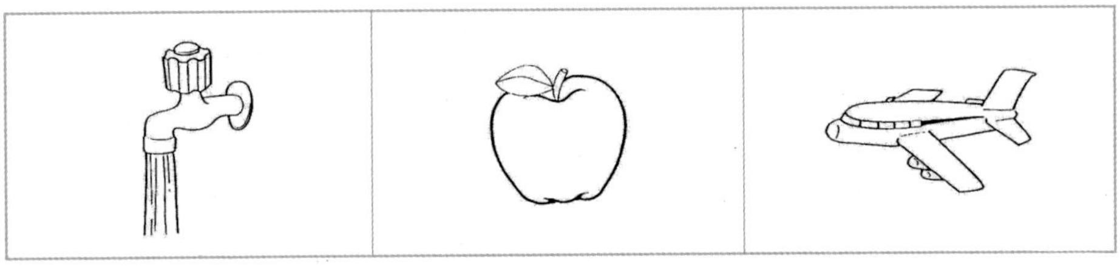

[그림 5-8] SNUH-W-L-C 그림판의 예

(5) 검사 결과의 처리 및 해석

각 그림판의 목표 단어에 정반응을 보인 수를 세어 12개 단어 수로 나누고 백분율을 구한다. 이때, 오반응은 검사지에 기록하여 아동의 오반응 패턴을 분석한다. 단어 속 음절 형태의 변별 정도를 통해 인공와우이식 수술 후 아동의 말소리의 탐지 및 변별의 정도를 가늠해 볼 수 있으며 현재 사용하고 있는 맵의 적합성 여부를 판단할 수 있다.

7) SNUH-W-L-A(Seoul National University Hospital Word Length Identification Test-Adult, 성인용 단어길이변별검사)

(1) 검사의 개발

1988년 성인을 대상으로 한 인공와우이식 수술이 한국에서 처음 이루어지면서 호주 멜버른 대학교의 말소리지각능력검사를 참고로 하여 검사의 목적에 맞추어 한국어로 번안과 수정을 거쳐 서울대학병원 언어청각장애 진료실에서 제작하여 사용해 오고 있다. 단어길이변별검사는 폐쇄형 상황에서 단어 속 음절의 형태를 변별하는 능력을 측정하는 검사다. 글을 읽을 수 있는 아동과 성인을 대상으로 한다.

(2) 검사의 구성

음절의 길이와 음소 동질성을 고려하여 1음절과 2음절, 3 또는 4음절로 이루어진 단어들로 구성되었고 20개의 문항으로 되어 있다.

(3) 검사 시행 방법

피검자와 1m 거리 내에서 보장구를 착용한 귀를 향해 AO조건에서 검사한다. 폐쇄형 검사로 각 문항에서 3개의 단어 중 하나의 단어를 무작위로 제시하면서 20문항까지 차례로 검사한다. 각 반응지의 목표 단어를 정확히 찾거나 모방하여 말하면 정반응으로 간주한다. 오반응은 검사지에 기록한다.

(4) 검사의 예문

〈표 5-13〉은 SNUH-W-L-A의 검사 기록지의 예이고, 〈표 5-14〉는 피검자에게 제시되는 반응지의 예다. 피검자는 반응지에서 적절한 단어를 가리키거나 따라 말하기로 반응하도록 한다.

표 5-13 SNUH-W-L-A 검사 기록지의 예

항번	List 1		List 2		List 3	
1	목욕	______	미꾸라지	______	말	______
2	망원경	______	문	______	면도	______
⋮	⋮	______	⋮	______	⋮	______
10	돈	______	도토리	______	바둑	______
⋮	⋮	______	⋮	______	⋮	______
19	창	______	김치	______	천천히	______
20	코	______	토끼	______	코끼리	______
점수		/ 20 (%)		/ 20 (%)		/ 20 (%)

표 5-14 SNUH-W-L-A 검사의 피검자용 반응지의 예

	A	B	C
1	말	목욕	미꾸라지
2	문	면도	망원경
⋮	⋮	⋮	⋮
10	돈	바둑	도토리
⋮	⋮	⋮	⋮
19	창	김치	천천히
20	코	토끼	코끼리

(5) 검사 결과의 처리 및 해석

각 목표 단어에 정반응을 보인 수를 세어 20개 단어 수로 나누고 백분율을 구한다. 이때, 오반응은 검사지에 기록하여 오반응 패턴을 분석한다. 단어 속 음절 형태의 변별 정도를 통해 인공와우이식 수술 후 말소리의 탐지 및 변별의 정도를 가늠해 볼 수 있으며 현재 사용하고 있는 맵의 적합성 여부를 판단할 수 있다.

8) SNUH-S-L-A(Seoul National University Hospital Sentence Length Test-Adult, 성인용 문장길이변별검사)

(1) 검사의 개발

1988년 성인을 대상으로 한 인공와우이식 수술이 한국에서 처음 이루어지면서 호주 멜버른 대학교의 말소리지각능력검사를 기초로 검사의 목적에 맞추어 서울대학병원 언어청각장애 진료실에서 한국어로 번역 및 수정 제작하여 사용해 오고 있다. 문장길이변별검사는 보기가 주어지는 폐쇄형 상황에서 문장의 길이를 변별하는 능력을 보는 검사다. 글을 읽을 수 있는 아동과 성인을 대상으로 한다.

(2) 검사의 구성

길이가 다른 세 개의 문장으로 구성된 문항 10개, 각각 목표 문장을 다르게 구성한 3개 목록으로 구성되어 있다. 각 문항은 문장의 길이는 다르지만 문장 내 단어의 길이가 같거나 비슷하도록 구성된 3개의 문장으로 이루어져 있다.

(3) 검사 시행 방법

피검자와 1m 거리 내에서 보장구를 착용한 귀를 향해 AO 조건에서 검사한다. 폐쇄형 검사로 각 문항에서 3개의 문장 중 한 문장을 선택하여 들려주며, 10번 문항까지 차례로 검사한다. 목표 문장을 정확히 찾거나 모방하여 말하면 정반응으로 간주한다. 오반응은 검사지에 기록한다.

(4) 검사의 예문

〈표 5-15〉는 SNUH-S-L-A의 검사 기록지의 예이며, 〈표 5-16〉는 피검자에게 제시되는 반응지의 예다.

표 5-15 SNUH-S-L-A 검사 기록지의 예

List 1		
1.	바람이 솔솔 불어요.	______
2.	밖에서 놀다가 들어오면 꼭 손발을 씻어라.	______
⋮	⋮	______
9.	엄마가 빨래를 합니다.	______
10.	하늘에는 하얀 구름이 뭉게뭉게 떠 있다.	______

정반응: /10(%)

표 5-16 SNUH-S-L-A 검사 반응지의 예

1.	A. 고양이 목에 방울이 달려 있다. B. 바람이 솔솔 불어요. C. 눈이 오면 미끄러우니 조심해라.
2.	A. 밖에서 놀다가 들어오면 꼭 손발을 씻어라. B. 목욕을 하면 기분이 상쾌하다. C. 시원한 콜라를 마셨다.
⋮	⋮
9.	A. 엄마가 빨래를 합니다. B. 수영장에서 신나게 수영을 했다. C. 걸레로 방을 닦고 나니 방이 깨끗하다.
10.	A. 하늘에는 하얀 구름이 뭉게뭉게 떠 있다. B. 집에서 텔레비전을 재미있게 보았다. C. 봄에는 따뜻하다.

(5) 검사 결과의 처리 및 해석

각 목표 문장에 정반응을 보인 수를 세어 10개 문장의 수로 나누고 백분율을 구한다. 이때, 오반응은 검사지에 기록하여 오반응 패턴을 분석한다. 검사 결과에 따라 인공와우이식 수술 후 말소리의 탐지 및 변별의 정도를 가늠해 볼 수 있으며 현재 사용하고 있는 맵의 적합성 여부를 판단할 수 있다.

4. 맺음말

말패턴의 지각은 청각적 발달 단계에서 매우 중요한 단계다. 패턴에 대한 이해가 확립되지 않으면 그 이후의 분절적인 말지각 발달이 이루어지지 않기 때문이다. 분절적 말지각 발달이 완성된 이후에도 운율과 억양을 변별하고 이해하는 능력은 인간의 의사소통 생활에 매우 중요한 역할을 한다.

정상적인 청각적 정보처리 능력을 갖추고 있으면 패턴지각의 단계는 생후 1년 이전의 초기 듣기 발달 단계에서 짧은 시간 내에 완성된다. 그러나 난청이 있는 경우 패턴지각의 기간과 질적인 차이가 이후의 듣기 능력 발달에 큰 영향을 미치며, 운율과 억양의 지각 발달에 큰 편차를 가져온다. 패턴과 운율의 지각을 통해 미묘한 감정이나 말 내용의 변화를 이해하는 것은 초기 말지각 발달의 측정뿐만 아니라 상위의 의사소통 능력 개발에 중요하기 때문에, 이에 대한 정확한 검사와 중재가 필요하다. 따라서 패턴지각의 중요성을 인식하고 임상 현장에서 패턴지각 능력의 검사 방법을 사용하여 청능재활을 효과적으로 진행하여야 한다.

Summary box

- 패턴지각은 말지각 발달의 초기에 매우 중요한 단계이며, 청각 보조기기의 착용 초기에 특히 중요하게 다루어져야 한다.
- 말의 초분절적 요소와 관련된 말소리의 크기, 높낮이, 지속시간과 관련되어, 특정 억양을 가진 말소리를 변별하거나 단어나 문장의 길이를 확인하는 검사들이 있다.

- 말지각 발달의 후기에 이루어지는 운율과 억양의 지각은 상위 의사소통 능력 발달에 중요하다.
- 패턴지각이 명료하게 이루어져야 이후의 명료하고 자연스러운 말 산출이 가능하다는 것을 주지해야 한다.

참고문헌

김은연(2017). 난청인과 건청인의 운율변화에 따른 말지각 수행비교. 한국연구재단 연구보고서. 한국연구재단.

김은연, 문일준, 조양선, 정원호, 홍성화(2017). 인공와우이식 난청인의 말소리 운율변화에 따른 구어 이해와 음도 변별, 선율윤곽 확인 간 관련성. **인간행동과 음악연구**, 14(2), 1-18.

송영준, 이효자, 장현숙(2011). 국립특수교육원 말지각 발달 검사. **KNISE-DASP 검사요강**. 경기: 교육과학사.

신지영(2000). **말소리의 이해**. 서울: 한국문화사.

윤미선(2009). **나사렛 청각장애 조기중재 프로그램 평가 프로토콜: 전문가를 위한 인공와우이식과 언어재활 워크숍III.**

이상흔, 박미혜, 허명진(2003). **청각 언어재활을 위한 평가 가이드: EARS-K.** 대구: 경북대학교 이비인후과 교실. 지음청각재활연구소.

한길(2005). 한국어 반어법의 실현방법. **강원인문논집**, 13, 1-35.

환경부(2009). 소음진동 규제법 시행령, 제2조.

Cutler, A., Oahan, D., & van Donselaar, W. (1997). Prosody in the Comprehension of spoken Language: A Literature Review. *Language and Speech, 40*(2), 141-201.

Liberman, A. M., Cooper, F. S., Shankweiler, D. P., & Studdert-Kennedy, M. (1967). Perception of speech code. *Pshycol Rev, 74*(6), 431-461.

Miller, J. D., Wier, C. C., Pastore, R., Kelly, W. J., & Dooling, R. J. (1976). Discrimination and labeling of noise-buzz sequences with varying noise-lead times: An example of categorical perception. *J Acoustic Soc Am, 60,* 410-417.

Moore, B. J. (2003). *An Introduction to the Psychology of Hearing* (5th ed). Emerald Group Publishing Ltd.

Remez, R. E. (2005). Perceptual organization of speech. In D. B. Pisoni & R. E. Remez (Eds.),

The Handbook of Speech Perception. Malden: MA, Blackwell Publishing Ltd.

Tye-Murray, N. (2014). *Foundations of aural rehabilitation: Children, adults, and their family members* (4th ed). Stamford: CT, Cengage Learning.

Wambacq, J., & Jergerb, F. (2004). Processing of affective prosody and lexical-semantics in spoken utterances as differentiated by event-related potentials. *Cognitive Brain Research, 20*(3), 427-437.

제6장 · 음소수준검사

김은연 · 윤미선 · 홍성화

의사소통이란 보내는 이와 받는 이 사이에 이루어지는 의미의 교환이며, 이때 의미는 언어라고 하는 부호를 통해 교환된다(이승복 외, 2011). 언어학적으로 의미 있는 소리인 말소리를 통해 이루어지는 구어 의사소통 과정에서 청자는 화자가 산출한 말소리를 지각하여 그 의도를 파악하고, 말을 포함한 적절한 의사소통 방법을 계획하여 표현한다. [그림 6-1]의 말소리 지각과 산출은 구어 의사소통의 일상적인 과정으로 말지각을 위해서는 음운지각이 요구된다(김은연, 2017). 음운의 분절음적 요소인 음소(phoneme)는 의미를 구분해 주는 말소리의 최소 단위다(신지영, 2000). 말지각 과정에서 의미 변별의 최소 단위인 음소지각은 필수적이다. 이러한 음소지각검사 결과는 보청기제의 이득(gain)과 출력(output level) 수준의 적정선을 결정하는 데 도움을 주고, 구어 의사소통 시 상대 화자가 산출하는 음향학적 말소리 모델(acoustic speech model)을 확립하는 기본이 된다. 일반적으로 말지각검사는 탐지(detection), 변별(discrimination), 확인(identification), 이해(comprehension) 수준으로 구분한다(Erber, 1982).

이 장에서는 이와 같은 말지각 수준을 고려하여 국내에서 사용하고 있는 음소수준검사들을 소개하고자 한다. 이 장에서 다루는 음소지각의 개념은 분절음적 측면에 국한하며, 의미를 구분해 주는 초분절적인 요소는 제외하였다. 초분절음적인 요소(suprasegmental features) 혹은 운율 요소(prosodic features)는 분절음에 얹히는 음 높이(pitch), 크기(loudness), 길이(length) 등으로(신지영, 2011) 의미의 차이를 가져올 수 있다. 이러한 초분절적-운율 요소들이 음소처럼 낱말에 대한 변별적 기능을 가질 때, 이것을 운소(prosodeme)라 하며(지민제, 1993) 구어 의사소통을 위해서는 [그림 6-1]에서 보여 주는 말소리의 분절음적 요소와 초분절음적 · 운율적 요소 모두를 지각해야 하는데, 청각체계의 결함이 있다면 의사소통의 시작이라 할 수 있는 말지각에 부정적인 영향을 미쳐 언어 발달을 비롯한 구어 의사소통 전반에 걸친 제한을 가져올 수 있다. 이 장에서는 분절음적 요소에 해당하는 음소수준검사를 살펴보고, 초분절적-운율 요소 지각에 대해서는 제5장 패턴검사에서 다루고 있다.

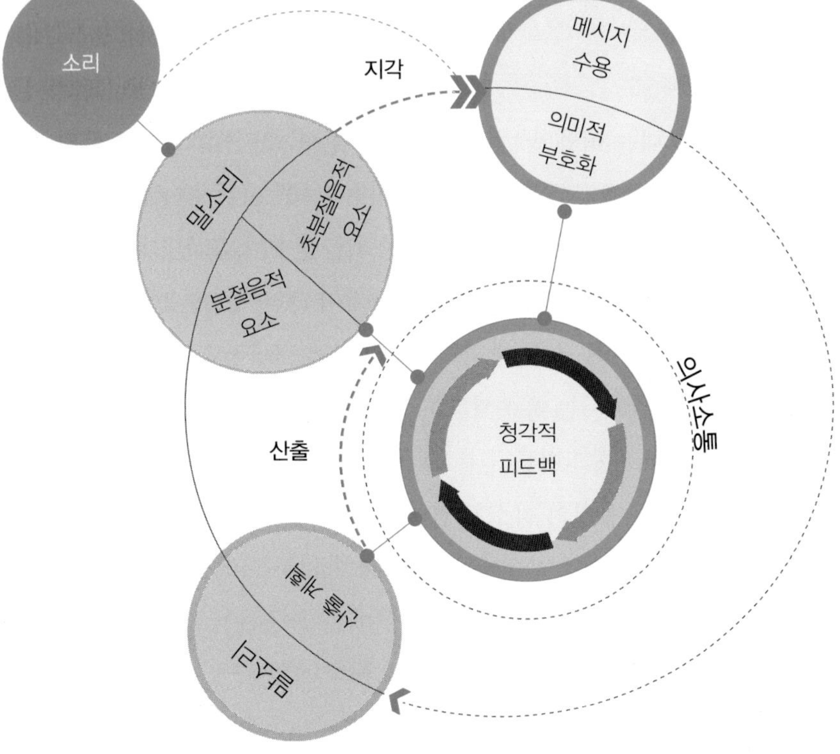

[그림 6-1] 의사소통 과정에서의 말소리 지각과 산출

1. Ling 6 음검사

1) 검사의 구성

Ling 6 음검사는 250~8,000Hz 범위 내에 속하는 /m/, /u/, /a/, /i/, /ʃ/, /s/로 구성되며, 연속 발화에서 실현되는 말소리의 전반적인 주파수 대역을 포함하고 있다(Ling, 1989). 청지각검사 영역에서 Ling 6 음검사는 감지, 변별, 확인 수준에서 시행되고 있다. 일반적으로 검사 자극은 일상회화 수준의 육성으로 제시되는데, 「국립특수교육원 말지각발달검사(Korea National Institute for Special Education-Developmental Assessment of Speech Perception: KNISE-DASP)」(송영준 외, 2011) 세트에 포함된 Ling 6 한국어 음소 녹음 자료를 활용할 수도 있다.

2) 검사 시행 방법

검사자는 피검자와 약 1m의 거리에서 [그림 6-2]와 같은 가림판(listening hoop, mash screen)을 이용해 독화 정보를 차단한 상태에서 Ling 6 음에 해당하는 음소를 제시한다. 소리를 들을 때마다 아동에게 '손 들기', '바구니에 블록 넣기' 등과 같이 조건화된 반응을 하게 한다. 일반적으로 약 18~30개월 아동들에게서 이러한 조건반응을 기대할 수 있다.[1] 조건화된 반응 양식에 익숙해진 아동은 때때로 일정한 시간이 경과하거나 검사자의 얼굴에서 '가림판'을 치우는 등의 움직임에 대해 마치 소리를 들은 것과 같은 위반응을 보이기도 한다. 따라서 소리 자극을 제공하지 않은 상태에서 검사자의 얼굴에서 '가림판'을 치웠을 때에도 소리 자극을 탐지한 것과 같은 위반응을 보이는지 살펴보아야 한다. 만약 아동이 위반응을 보인다면 '가림판'이 개방되어도 소리가 들리지 않을 수 있음을 다시 숙지시켜야 한다.

1) The Ling Six-Sound Test. Resources for Mainstream Programs. Online. Available from: URL: http: // www.gallaudet.edu/clerc_center/information_and_resources/info_to_go/educate_children_(3_to_21)/resources_for_mainstream_programs/hearing_aids_and_other_assistive_devices/hearing_aids/the_ling_six-sound_test.html

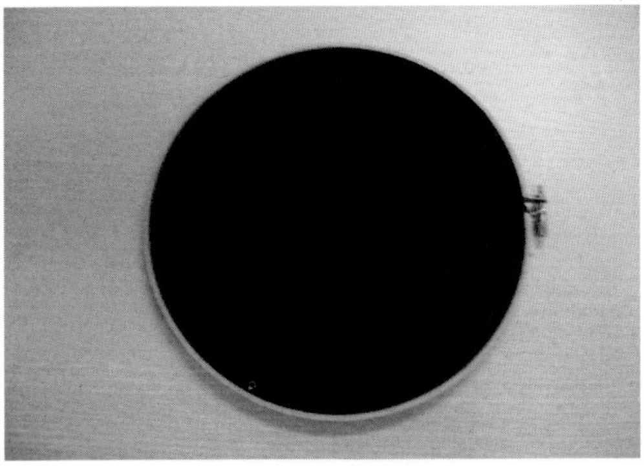

[그림 6-2] 가림판(listening hoop, mash screen)

Ling 6 음검사의 말지각 수준별 검사 방식을 살펴보면 다음과 같다. 첫째, 탐지 수준에서는 유희 청력검사 시행 때와 마찬가지로 장난감을 이용하여 소리 자극이 제공될 때 바구니에 블록 넣기, 고리 끼우기 등의 방식으로 시행할 수 있다. 이러한 반응은 소리 자극 탐지에 국한된 것으로 각각의 말소리 자극에 대한 차이를 변별하도록 요구하지 않는다(Yoshinaga-Itano, 2000). 둘째, 변별(discrimination) 수준에서는 아동에게 Ling 6 음 중 2개 음소를 제시하고 각 소리의 '같고 다름'을 표현하게 한다(Smiley et al., 2000). 하지만 피검 아동이 '같고 다름'의 개념을 이해하지 못한다면 시행할 수 없다. 셋째, 확인 수준에서는 피검 아동에게 Ling 6 음을 듣고 해당 음소를 따라 말하게 할 수 있다(Smiley et al., 2000). 이 경우, 피검 아동의 말 발달 상태에 따

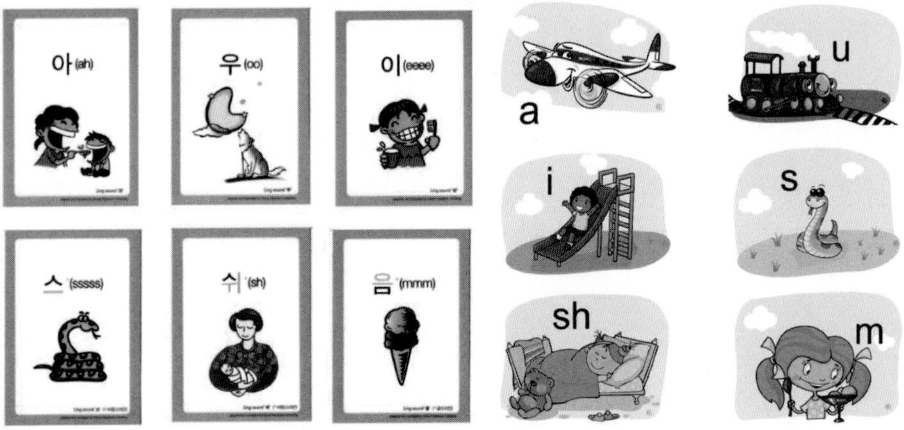

[그림 6-3] Ling 6 음 카드[2]

라 검사자의 주관적인 판단이 개입될 수 있으므로 주의해야 한다. 피검 아동의 조음 정확도가 낮아 따라 말하기 방법이 적합하지 않다고 판단되는 경우, Ling 6 음의 의미가 표현된 그림판에서 해당 음소를 연상시키는 그림을 선택하게 할 수 있다. 국내에서 활용되고 있는 Ling 6 음 그림카드들을 [그림 6-3]에 제시하였다.

3) 검사 결과의 처리 및 해석

Ling 6 음검사 결과를 통해 아동의 음소 감지 능력을 파악할 수 있다. 예를 들어 모든 음소를 감지할 수도 있고, 모음은 감지하지만 /s/, /ʃ/와 같은 음소는 지각하지 못하는 경우가 있을 수도 있다. 이러한 감지 반응은 해당 주파수 대역의 지각 정보를 간접적으로 예측하게 해 준다. 아동이 현재 착용하고 있는 보청기제로 어떤 음소도 감지하지 못할 때에는 상위 말지각검사 시행 여부를 고려해야 하며, 보청기의 문제도 살펴볼 필요가 있다.

2. SNUH 음소검사

1) SNUH 자모음확인검사[3)]

(1) 검사의 구성

SNUH 자모음확인검사(Seoul National University Hospital Confusion Test: SNUN confusion test)(Park et al., 2000)는 음소 각각의 조음 방법, 조음 위치, 유성성 같은 말소리 자질에 대한 변별력을 살펴보는 검사다(Valente & Hosford-Dunn, 2007). 이 검사는 각 음소 확인을 통해 보장구(인공와우, 보청기) 기능 혹은 의사소통 수행 수준

2) [그림 6-3] 좌측의 Ling 6 음 카드는 나사렛 대학교와 코클리어사에서 번역 제작한 것임. 우측의 Ling 6 음 카드는 메델사에서 제작한 것임(Copylignt @MED-EL)

3) SNUH: Seoul national university hospital. SNUH 자모음확인검사는 Seoul national university hospital speech perception test의 하위 검사의 하나로 SNUH confusion test에 해당함. 부록의 SNUH 성인-아동 말지각검사 참조.

을 평가하기 위해서 사용되어 왔다(Shafiro et al., 2013; Shannon et al., 1999). 검사 자극은 검사자의 육성으로 제시되기도 하고(Park et al., 2000), 녹음 자료를 이용하기도 한다(Hillenbrand et al., 1995; Shafiro et al., 2013; Shannon et al., 1999). 영어권 자모음확인검사 중 모음확인검사(vowel confusion test)는 'h-V-d (d-Vowel-d)'와 같은 음운 환경의 음절 형태[예: heed(/i/), head(/ε/)]로 구성되어 있으며(Hillenbrand et al., 1995), Peterson와 Barney(1952)의 모음의 음향학적 분석 연구를 기반으로 제작되었다. 자음확인검사(consonant confusion test)는 'v-C-v(vowel-consonant-vowel)' 음운 환경의 음절 형태(예: /ada/, /aba/)로 구성되어 있다(Shannon et al., 1999). 각각의 검사 자극은 컴퓨터 기반 음원 자료로 제작되어 제공되고 있다.[4)]

우리말로 제작되어 사용되고 있는 SNUH 자모음확인검사(Park et al., 2000)도 모음확인검사와 자음확인검사(SNUH consonant confusion test)로 이루어져 있다. 〈표 6-1〉에 제시된 대로 모음확인검사(SNUH vowel confusion test)는 단모음 9개(/ㅏ, ㅔ, ㅣ, ㅗ, ㅜ, ㅓ, ㅡ, ㅚ, ㅟ/) 자음확인검사는 13개 자음(/ㄱ, ㄴ, ㄷ, ㄹ, ㅁ, ㅂ, ㅅ, ㅈ, ㅊ, ㅋ, ㅌ, ㅍ, ㅎ/)으로 구성된다. 앞의 영어권 자모음확인검사와 마찬가지로 SNUH 모음확인검사는 'h-V-d' 음운 환경의 음절 형태(예: /하드/, /히드/), SNUH 자음확인검사는 'v-C-v'(예: /아가/, /아나/) 음운 환경의 음절 형태로 제시된다. 음운론적으로 무성음인 우리말 자음(평음)을 단독으로 제시하는 것은 사실상 불가능하다. 하지만 SNUH 자모음확인검사(SNUH confusion test)에서는 우리말 자음을 어중 초성의 위치에서 유성음 형태로 제시하여 자음지각 수준 평가를 가능하게 해 주었다.

4) 영어판 녹음 자료 모음확인검사(vowel confusion test in English)는 http://homepages.wmich.edu/~hillenbr/voweldata.html(Hillenbrand, Getty, Clark, & Wheeler, 1995)에서, 영어판 자음확인검사(consonant confusion test in English)는 shannon@hei.org(Shannon, 1999)에서 제공받을 수 있다.

표 6-1 무의미 음절 내 자모음확인검사(SNUH-confusion test)

모음확인검사					
조건 / 문항		AO		AV	
1	하드				
2	허드				
3	호드				
4	후드				
5	흐드				
6	히드				
7	헤드				
8	회드				
9	휘드				
점수		/18 = %		/18 = %	

자음확인검사											
조건 / 문항		AO		AV		조건 / 문항		AO		AV	
1	아가					10	아사				
2	아까					11	아싸				
3	아나					12	아자				
4	아다					13	아짜				
5	아따					14	아차				
6	아라					15	아카				
7	아마					16	아타				
8	아바					17	아파				
9	아빠					18	아하				
점수		(A) /36 = %, (AV) /36 = %									

AO 조건: Auditory Only condition, AV 조건: Auditory Visual condition

(2) 검사 시행 방법

초기에 제작된 한국어 자모음구분검사는 보기가 있는 조건(폐쇄형, Closed-set)과 보기가 없는 조건(개방형, Open-set)으로 소개되었다. 검사자는 두 조건 모두 육성으로 2회의 자극음 청취 기회를 제공한다. 각 검사 조건별 피검자의 반응 형태는 다음과 같다. 보기가 있는 조건에서는 글자 반응판을 가리키고, 보기가 없는 조건에서는 지각한 말소리를 모방 산출한다. 보기가 없는 조건의 경우, 피검자의 조음 정확도 수준에 따라 검사자의 주관적 지각 차이가 발생할 수 있다. 결과적으로 검사자의 주관적 판단에 따른 신뢰도 저하가 우려되므로 SNUH 자모음확인검사는 보기가 있는 조건에서 시행할 것을 권고하고 있다.

(3) 검사 결과의 처리 및 해석

SNUH 자모음확인검사는 9개 모음과 13개 자음을 포함하는 무의미 음절을 듣고 올바르게 지각한 정반응 수와 전체 문항에 대한 정반응 백분율로 기록된다. 각 음소의 변별 자질에 대한 변별 여부를 확인할 수 있다.

2) SNUH 말소리자질검사

(1) 검사의 구성

SNUH 말소리자질검사(SNUH Speech feature test)는 자모음의 조음 위치와 조음 방법에 따른 말소리의 변별적 자질에 대한 청지각력을 살펴보기 위해 제작되었다. 3세 이상의 아동을 검사 대상으로 하며, 검사 자극이 모두 그림으로 제공되는 보기가 있는 조건(Closed-set)에서 시행되는 검사다. 모음자질확인검사 문항은 〈표 6-2〉에 제시된 바와 같이 '말/물', '달/돌', '감/김', '손/신', '벌/불' 모두 5쌍으로 이루어져 있다. 자음자질검사 중 '조음 방법'에 대한 하위 검사는 '소/돈', '말/칼', '줄/물', '껌/점', '색/책'으로 구성되며, '조음 위치'에 대한 하위 검사는 '감/밤', '꿀/줄', '콩/통', '개/해', '빵/땅'으로 이루어져 있다.

표 6-2 SNUH 말소리자질검사(SNUH Speech feature test) 기록지의 예

A. 모음

말	달	감	손	벌
물	돌	김	신	불

/10(%)

B. 자음(조음 방법)

손	말	줄	껌	색
돈	칼	물	점	책

/10(%)

C. 자음(조음 위치)

감	꿀	콩	개	빵
밤	줄	통	해	땅

/10(%)

(2) 검사 시행 방법

SNUH 말소리자질검사는 〈표 6-2〉에 제시된 바와 같이 모음, 자음의 조음 방법, 위치의 세 범주의 문항으로 이루어져 있다. 각 하위 범주의 문항은 5쌍의 단어로 구성되며, 검사 시행 시에는 혼란 자극 단어를 함께 제시한다. [그림 6-4]에 제시한 바와 같이 SNUH 말소리자질검사 문항 중 '감/김'의 경우 '감/김/곰' 세 개의 그림 자극을 제시한다. 이때, 혼란 자극 단어는 '곰'이 되며, 검사자는 '감/김' 중 하나의 단어를 무작위로 피검 아동에게 1회 들려준다. 같은 방식으로 다섯 문항을 모두 시행한 후 다시 첫 번째 문항으로 돌아와서 '감/김' 중 제시하지 않았던 단어 청취 기회를 제공한다. 이와 같은 방식으로 전체 다섯 문항을 실시하여 각 음소의 변별적 자질에 대한 확인 능력을 파악한다.

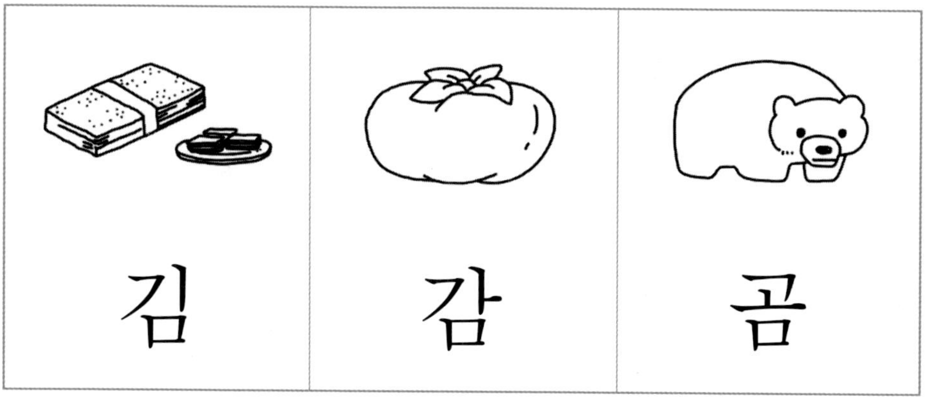

[그림 6-4] 단어 내 자모음확인검사 중 모음 검사에서 보기로 주어지는 반응판의 예

(3) 검사 결과의 처리 및 해석

SNUH 말소리자질검사(SNUH-Speech feature test)의 하위 범주는 각각은 열 개 낱말에 대한 확인 능력을 살펴본다. 따라서 총 자극 제시 횟수인 10회에 대한 정반응률을 산정하여 기록한다.

3) SNUH 모음 제2음형대 검사

(1) 검사의 구성

SNUH 모음 제2음형대 검사(SNUH-Identification of second formant)는 〈표 6-3〉에 제시된 바와 같이 문장 내에 제시된 단어 중 모음 변별을 기반으로 한다. 이 검사는 해당 단어 내 모음의 제2음형대(F2 formant)를 변별하고 확인하는 수행력을 간접적으로 살펴보게 해 준다. 변별 및 확인을 위한 목표 단어 쌍은 '뱀/밤', '전주/진주', '조개/조기', '개미/거미', '잔/준', '서장/시장', '불/벌', '밀어서/물어서', '노루/노래', '가고/기고' 총 10개로 이루어져 있다. [그림 6-3]에 제시된 각 단어 카드 형태의 보기가 있는(Closed-set) 검사로 피검자는 제시된 글자 자극 중에서 선택해야 하므로 문자를 읽고 쓸 수 있는 학령기 혹은 청소년 이상의 성인을 대상으로 한다.

표 6-3 문장 내 모음확인검사 기록지

목록 1	목록 2
1. 산에 올라갔다가 뱀을 보았어요.	1. 산에 올라갔다가 밤을 보았어요.
2. 내 고향은 전주입니다.	2. 내 고향은 진주입니다.
⋮	⋮
9. 당신은 노루를 좋아합니까?	9. 당신은 노래를 좋아합니까?
10. 아이가 부엌 쪽으로 기고 있어	10. 아이가 부엌 쪽으로 가고 있어
점수: /10(%)	점수: /10(%)

(2) 검사 시행 방법

검사자는 SNUH 모음 제2음형대 검사 중 목록 1, 2 중 하나를 시행할 수 있다. 이때, 해당 목록에 포함된 문장을 피검자에게 2회씩 들려준다. 피검자는 두 번의 청취 기회를 갖은 후 [그림 6-5]에 제시된 글자 반응판에서 해당 청취 단어를 지적한다. 만약, 피검자에게 한 번의 청취 기회만 제공하고 오반응을 보인 경우에 한해 재청취 기회를 제공한다면 성취 확률이 증가될 우려가 있다. 따라서 모든 문항에 대해 동일하게 2회의 청취 기회를 제공한다.

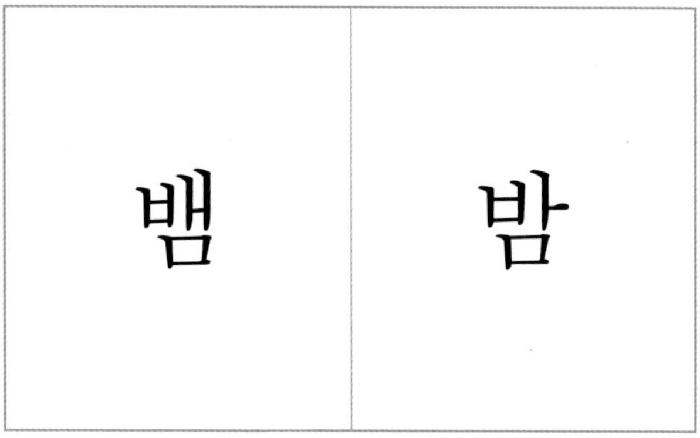

[그림 6-5] 문장 내 모음확인검사에서 보기로 주어지는 반응판의 예

(3) 검사 결과의 처리 및 해석

SNUH 모음 제2음형대 검사는 문장 내 단어에 포함된 10쌍의 모음에 대한 지각력을 살펴보게 된다. [그림 6-5]의 기록지에 해당 문항에 대한 정반응 여부를 기록하고 10개 문항에 대한 정반응 비율을 산정하여 기록한다. 이 검사를 통해 연속 발화 내에서 모음의 제2음형대(F2 formant)에 대한 변별 및 확인 능력을 파악할 수 있으며, 이러한 결과는 인공와우 이식장치 조절이나 말지각 중재에 직접적으로 활용할 수 있다.

3. STSP 음소검사

아동용 청능선별검사(Screening Test of Speech Perception: STSP)(김은연, 하효정, 2000; 김은연, 2002)는 GASP(Glandonald Auditory Screening Procedure)를 근간으로 하여 우리말로 제작된 검사다. GASP는 음소 탐지(Phoneme detection), 낱말 확인(Word identification), 문장이해[Sentence comprehension(Wh_Questions)]검사로 이루어져 있다(Erber, 1982). 국내에서는 앞서 언급한 STSP 외에도 청각언어재활을 위한 평가 가이드(Evaluation of Auditory Response to Speech: EARS-K)(이상흔 외, 2003)에서 우리말과 영어의 차이를 고려하여 우리말 버전의 GASP를 제작 소개하기도 하였다. STSP는 음소 탐지, 낱말 확인, 문장이해(Wh_Questions)로 이루어진 GASP의

하위 검사 형식을 따라 구성하되, 음소 수준에서 '단어 내 음소확인검사(Phoneme Identification in Word)'를 추가하였다(김은연, 2002). 이 장에서는 STSP 중 음소수준 검사인 음소 탐지와 단어 내 음소확인검사를 살펴보고자 한다. STSP는 4세 이상의 아동을 대상으로 제작되었지만, 수행 방식을 이해한다면 4세 이하의 아동에게도 적용할 수 있다.

1) STSP 음소탐지검사

(1) 검사 구성

STSP 음소 탐지는 조음 방법, 조음 위치, 주파수에 근거하여 모음 9문항과 자음 5문항으로 구성하였다. 난청 아동이 비교적 변별하기 용이한 것으로 알려진 /아/는(김홍규, 1992) 검사 반응 방식을 이해시키기 위한 연습 음소로 활용하며, 〈표 6-4〉에 * 표시된 음소들은 Ling 6 음에 해당한다. 각 문항을 살펴보면, 첫째, 모음 문항은 우리말 단모음 중 전설모음 /ㅣ, ㅔ/, 후설모음 /ㅏ, ㅓ, ㅗ, ㅜ, ㅡ/와 이중모음 중 /ㅑ, ㅛ/로 총 9문항으로 구성되어 있다. 단모음 중 /ㅔ/, /ㅐ/는 우리나라 회화체에서 구별하지 않고 활용되고 있어(이현복, 1993) /ㅔ/모음만 검사 문항에 포함시켰다. 이중모음 중 '~야'는 호칭에, '~요'는 말의 끝에 빈번하게 이용된다. 따라서 우리 구어생활 현실을 고려하여 /ㅑ/, /ㅛ/도 문항에 포함시켰다. 둘째, 자음 문항의 구성을 살펴보면 다음과 같다. 외래어 같이 특수한 경우에만 첫소리에서 실현되는 /ㄹ/과 단어의 첫소리에 쓰이지 않는 소리인 /ㅇ/은(성균관대학교 대동문화 연구원, 1995) 제외하였다. 우리말 자음(평음)이 어두 초성에서 단독으로 실현되기 어렵지만, 기식성을 동반하여 실현되는 것은 폐쇄, 마찰, 파찰 자음 전반에 걸쳐 관찰되는 현상이다(신지영, 2000). 따라서 기식성을 동반한 자음 중 고주파수 대역에서는 /ㅅ, ㅊ/, 중주파수 대역에서는 /ㅌ, ㅍ/을 선정하였다. 저주파수 대역의 자음으로는 /ㅁ/을 선정하였다. 음운론적으로 무성음인 우리말의 평음이 어중 초성의 위치에서는 유성음으로 실현되는 경우가 많고(신지영, 2000), 기식성을 가진 소리가 유성음화될 때, 보이스바(voice bar) 유무 외에 주파수 변화는 크게 보이지 않는다(지민제, 1995). 그러므로 유성음화된 자음을 이용한다 해도 주파수상의 변화를 크게 고려하지 않아도 될 것이다. 따라서 가장 낮은 반공명 주파수 대역의 /ㅁ/을(신지영, 2000)

표 6-4 음소탐지검사 기록지

<table>
<tr><th colspan="18">음소 탐지(Phoneme Detection)</th></tr>
<tr><td colspan="7" rowspan="7">아동명(성별):
생년월일(나이):
검사일:
검사자:
연습음소: /ㅏ/(a)*</td><td colspan="3">보청유형</td><td colspan="3">Rt.:</td><td colspan="3">Lt.:</td><td colspan="2">NA</td></tr>
<tr><td colspan="3">청력검사</td><td>250</td><td>500</td><td>1K</td><td>2K</td><td>3K</td><td>4K</td><td>6K</td><td>8K</td></tr>
<tr><td colspan="2" rowspan="2">Unaided</td><td>Rt.</td><td></td><td></td><td></td><td></td><td></td><td></td><td></td><td></td></tr>
<tr><td>Lt.</td><td></td><td></td><td></td><td></td><td></td><td></td><td></td><td></td></tr>
<tr><td colspan="2" rowspan="3">Aided</td><td>Rt.</td><td></td><td></td><td></td><td></td><td></td><td></td><td></td><td></td></tr>
<tr><td>Lt.</td><td></td><td></td><td></td><td></td><td></td><td></td><td></td><td></td></tr>
<tr><td>Bi.</td><td></td><td></td><td></td><td></td><td></td><td></td><td></td><td></td></tr>
<tr><td>자극</td><td>ㅏ*</td><td>ㅑ</td><td>ㅓ</td><td>ㅔ</td><td>ㅗ</td><td>ㅛ</td><td>ㅜ*</td><td>ㅡ</td><td>ㅣ*</td><td colspan="2">묵음</td><td>ㅅ*</td><td>ㅊ</td><td>ㅌ</td><td>ㅍ</td><td>ㅁ*</td><td>ʃ*</td></tr>
<tr><td>반응</td><td></td><td></td><td></td><td></td><td></td><td></td><td></td><td></td><td></td><td colspan="2"></td><td></td><td></td><td></td><td></td><td></td><td></td></tr>
<tr><td colspan="18">기타 기록 사항</td></tr>
</table>

자극 문항에 포함하되 유성음화된 형태로 제시한다.

앞서 언급하였듯이 육성으로 우리말 자음을 단독 제시하기란 매우 어려운 일이다. 따라서 검사 시행에 앞서 검사자는 모음을 포함하지 않고 자음만 자극 소리로 제시할 수 있도록 음향기기 등의 피드백을 이용한 충분한 연습이 선행되어야 한다.

(2) 검사 시행 방법

STSP 음소탐지검사는, 첫째, 보기가 없는 조건에서 시행하는 말지각검사로 국내 「소음 · 진동관리법 시행령」에[5] 따라 일반 주거 환경(45~50dB SPL)에 해당하는 배경소음 수준 통제하에 시행한다. 만약, 배경소음 수준이 초과되면 검사를 잠시 멈춘다. 자극 음소 제시 시에는 [그림 6-2]와 같은 가림판을 이용하여 음향학적 왜곡을 최소화하면서 독화 능력이 개입하지 못하도록 한다(Kimberly & Elfenbein, 1991). 둘째, 말소리 자극은 육성을 이용한다. 동일 조건의 말소리 자료 제공을 위해서는 녹음 자료 사용이 요구되지만, 나이 어린 아동의 경우 녹음된 말소리 자료보다 육성 사용이 더 용이하며(Dowell & Cowan, 1997), 제공되는 소리 자극의 일관성이 유지될

5) 환경부(2009). 소음진동 규제법 시행령, 제2조. 한국

때 올바른 결과를 기대할 수 있다(Madell, 1998; Tye-Murray & Clark, 1998). 따라서 검사 시 피검 아동의 귀 가까이에 소음 측정기를 위치시키고, 검사자의 말소리가 일상회화 수준 65~75dB SPL을(Flexer, 1994; Mayer, 1998) 유지하도록 실시간 모니터링한다. 회화 음역 수준에서 제공된 말소리 자극에 감지 반응을 보이지 않는 경우, 강도를 높이는 등 촉진적 단서 제공 후 반응과 자극의 크기도 〈표 6-4〉의 기타 기록사항에 기록한다. 셋째, 아동은 검사자가 제공하는 음소 자극을 탐지했을 때 '블록을 바구니에 넣기'와 같은 형태로 반응하게 한다. 직접적인 검사 시행에 앞서 /ㅏ/음소와 묵음으로 표시된 거짓 자극(pseudo-stimulation)을 활용하여 반응 양식을 연습시킨다. 피검 아동이 반응 양식을 충분히 이해했다고 여겨지면 본 검사를 시행한다. 무작위로 제공되는 자극음에 대해 탐지 반응을 보이면, 소음 측정기로 측정된 자극음의 강도를 검사 기록지에 기록한다. 소리 자극이 없을 때에도 습관적으로 반응하는 것을 차별화할 수 있도록 묵음(거짓 자극)을 제시하여 정오반응을 표기한다. 소리 없이 제공되는 묵음(거짓 자극)과 연습 문항이었던 /ㅏ/ 도 검사 자극음에 포함하여 무작위로 제시한다. 따라서 /ㅏ/를 포함한 9개의 모음과 5개의 자음에 추가적으로 /ʃ/ 소리가 제시되며, 묵음(거짓 자극) 3회까지 전체 자극 수는 18회가 된다. 만약 피검 아동의 협조가 원활하지 않아 전체 문항을 실시하지 못하였더라도 검사 내에 포함된 Ling 6 음에 대한 탐지 여부를 확인해 보도록 한다.

(3) 검사 결과의 처리 및 해석

STSP 음소탐지검사는 자모음 15개와 묵음(거짓 자극) 3회를 총 문항 수로 삼아 올바르게 지각한 정반응 수와 전체 문항에 대한 정반응 백분율로 기록한다. 검사 결과에서 묵음(거짓 자극)에 대한 오반응이 3회 이상이라면, 탐지 반응이 신뢰롭지 않음을 의미한다고 할 수 있다. 정해진 회화 음역보다 큰 말소리에서 지각 반응을 보인 경우는 정반응으로 간주하지 않지만, 확인된 지각 가능한 말소리 크기는 이어지는 중재에 적용·활용할 수 있다.

2) STSP 단어 내 음소확인검사

(1) 검사의 구성

STSP 단어 내 음소확인검사(Phoneme identification in word)는 조음 방법과 위치에 따라 초성 자음, 종성 자음, 모음을 달리하는 1음절의 최소대립쌍(CVC) 14문항으로 구성하였다. 최은희(2000)의 아동 어휘 발달 연구에서 보고한 15~30개월 유아의 어휘 산출률에 비추어 선정하였다. 해당 문항 중 '손, 신, 불, 발, 팔, 칼, 문, 눈, 물, 돈, 손, 공, 곰, 밥, 문'은 28~30개월 아동에서 90% 이상의 산출률을 보이며, '말, 벌, 산, 달, 밤'은 50~89% 산출률을 나타내는 것으로 보고되었다. 따라서 〈표 6-5〉

표 6-5 단어 내 음소확인검사 기록지

단어 내 음소 확인(Phoneme identification in word) (연습 문항: AO 조건) 물 / 말

조건 \ 단어		AO			AV			조건 \ 단어		AO			AV		
1	손							1	공						
	신								곰						
2	불							2	붓						
	발								북						
3	손							3	밥						
	산								밤						
4	불							4	문						
	벌								물						
모음		/4			/4			종성		/4			/4		
1	발							1	불						
	달								물						
2	팔							2	불						
	칼								뿔						
3	문							3	돈						
	눈								손						
초성(조음 위치)		/3			/3			초성(조음 방법)		/3			/3		

AO 조건: Auditory Only condition, AV 조건: Auditory Visual condition

에 제시된 선정 단어 대부분이 30개월 이전 아동이 이미 습득하였거나 친숙하게 활용하고 있는 단어로 구성되어 있으며, 〈표 6-5〉와 [그림 6-6]의 단어 쌍 그림 예시와 같은 보기가 있는 조건(Closed-set)의 검사다.

(2) 검사 시행 방법

STSP 단어 내 음소확인검사에 포함된 단어를 피검 아동이 모른다면, 충분히 이해하도록 숙지시키는 과정이 선행되어야 한다. 이러한 과정은 아동의 어휘력이 청지각 수행력에 영향을 받지 않도록 하기 위함이다. 해당 문항의 단어 대부분을 습득하지 못한 피검 아동에게는 이 검사를 시행할 수 없다. 검사 환경은 앞서 기술한 STSP 음소탐지검사 시행 시와 동일하다. 가림판을 이용하여 시각 단서를 배제시키고, 주변 소음을 실시간 모니터링하에 검사를 시작한다. 검사자는 피검 아동에게 [그림 6-6]과 같은 그림 자극을 제시하고 해당 단어를 알고 있는지 확인한다. 확인 후 검사자는 두 개의 단어 중 하나의 단어를 무작위로 선택하여 육성으로 제시한다. 피검 아동에게 제공되는 청취 기회는 총 3회이며, 그때마다 해당 단어를 선택하도록 한다. 이때 1회라도 오반응을 보이면, 그 문항은 오지각한 것으로 간주한다. 본 검사 시행에 앞서 〈표 6-5〉의 연습 문항을 이용하여 반응 양식을 이해시킨다. 검사자는 검사 자극 순서가 일률적이지 않게 유의한다. 지각해야 할 단어를 "말-물-말(A-B-A)"과 같이 규칙적으로 제시하여 피검 아동이 첫 번째 목표 단어를 청취한 후 다음 청취 단어를 예측할 수 있게 해서는 안 된다. 즉, 제시 방식의 규칙성 파악 여부가 검사 결과에 영향을 미치지 않도록 주의해야 한다.

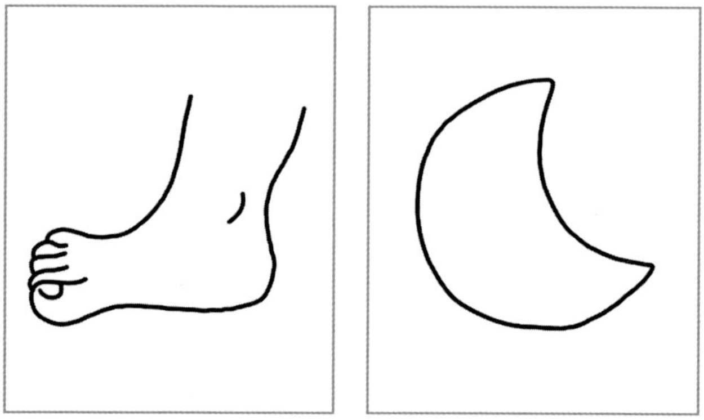

[그림 6-6] 단어 내 음소확인검사에서 보기로 주어지는 '발/달' 그림카드의 예

(3) 검사 결과의 처리 및 해석

전체 14개 문항에 대해 정반응을 보인 문항 개수 비율을 산정하여 정반응률을 기록한다. 검사 결과를 통해 음소의 조음 방법과 위치와 같은 변별적 자질에 대한 지각력을 확인할 수 있으며, 이어지는 맵핑이나 중재를 위한 정보로 활용 가능하다.

4. 단어 내 음소확인검사

1) 검사의 구성

단어 내 음소확인(Phoneme identification in word)(김은연 외, 2018)은 〈표 6-6〉의 검사 기록지에 제시한 바와 같이 최소대립쌍(Consonant-Vowel-Consonant: CVC)으로 이루어져 있다. [그림 6-7]과 같은 최소대립쌍 글자 보기가 있는 조건의 검사로 글자와 낱말을 이해하는 학령기 혹은 청소년 이상의 성인을 대상으로 시행할 수 있다. 초성 자음은 조음 방법과 조음 위치 자질에 따라 각각 6문항, 종성 자음의 조음 방법과 조음 위치 자질에 따라 각각 3문항으로 이루어지며, 모음 6문항을 합쳐 총 26개 문항으로 구성하였다(〈표 6-6〉).

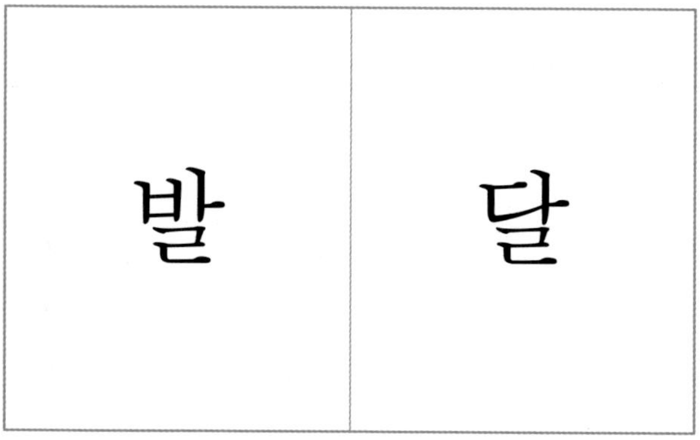

[그림 6-7] 단어 내 음소확인검사에서 보기로 주어지는 '발/달' 글자카드의 예

표 6-6 단어 내 음소확인 과제

		AO	AV			AO	AV
1	발			7	발		
	달				말		
2	팔			8	불		
	칼				뿔		
3	뿔			9	달		
	꿀				살		
4	팔			10	짐		
	탈				찜		
5	삼			11	굴		
	함				꿀		
6	문			12	탈		
	눈				딸		
AO	자음(초성)	/12	초성(조음 위치)	/6	초성(조음 방법)	/6	
15	붓			18	밥		
	북				밤		
16	공			19	붓		
	곰				불		
17	손			20	양		
	솜				약		
AO	자음(종성)	/6	종성(조음 위치)	/3	종성(조음 방법)	/3	
21	곰			24	목		
	검				묵		
22	힘			25	손		
	햄				산		
23	빗			26	손		
	붓				신		
AO	모음	/6		전체 총점	/26 (%)		

AO: Auditory Only, AV: Auditory and Visual

2) 검사 시행 방법

단어 내 음소확인검사의 시행 절차는 다음과 같다. 1번 문항을 예로 들면, [그림 6-7]의 '발', '달' 글자판을 제시하고 피검자에게 읽게 한다. 이어서 검사자는 말소리 크기가 일상회화 수준 65~75dB SPL(Flexer, 1994; Mayer, 1998)을 벗어나지 않도록 자가 모니터링하며, 두 단어 각각을 들려주어 피검자가 탐지하였음을 확인한다. 이 과정을 거친 후 검사자는 두 단어 중 하나의 단어를 무작위로 선택하여 육성으로 제시하고, 피검자에게 해당 단어를 찾게 한다. 피검자에게 제공되는 청취 기회는 총 3회이며, 그때마다 해당 단어를 선택하도록 한다. 이때 1회라도 오반응을 보이면 그 문항은 오지각한 것으로 간주한다. 검사 시행 조건을 다음과 같다. 청각 단서만 제공(Auditory Only: AO)하는 조건과 시각-청각 정보를 모두 제공하는(Auditory and Visual: AV) 조건 각각에서 시행한다. AO 조건에서는 시각 단서 차단을 위해 가림판을 사용하여 검사자의 입을 포함한 얼굴을 가려 시각적 정보를 차단한다. 검사 환경은 앞서 기술한 STSP 시행 환경과 동일하다. 국내「소음 · 진동관리법 시행령」[6]에 의거하여 일반 주거 환경 배경소음(45~50dB SPL) 수준을 유지하도록 소음측정기를 이용하여 실시간 모니터링하며, 주변 소음 수준이 초과되면 검사를 잠시 중단한다. 검사 자극은 육성을 이용하되, 가능하다면 피검자의 귀 가까이에 소음측정기를 위치시켜 제공되는 말소리 자극이 일상회화 수준(65~75dB SPL)을 유지하도록 실시간 모니터할 것을 권한다.

3) 검사 결과의 처리 및 해석

단어 내 음소확인검사의 전체 26개 문항에 대해 정반응 보인 문항 개수 비율을 산정하여 정반응률을 기록한다. 이때 자음의 위치, 방법, 모음 각 범주별 정반응률을 구하여 비교해 볼 수도 있다. 검사 결과를 통해 음소의 변별적 자질에 대한 지각력을 유추할 수 있으며, 이어지는 맵핑이나 중재를 위한 정보로 활용 가능하다.

6) 환경부(2009).「소음진동 규제법 시행령」제2조. 한국

5. KNISE-DASP 자모음검사

국립특수교육원 말지각발달검사(Korea National Institute for Special Education-Developmental Assessment of Speech Perception: KNISE-DASP)(송영준 외, 2011)는 청각장애 아동의 청능 훈련에 대한 교육 목표의 설정과 실행을 위한 기초를 제공하고자 개발되었으며, 8개의 하위 검사로 이루어져 있다. 이 장에서 살펴보려고 하는 KNISE-DASP 하위 검사 중 '자모음검사'는 확인과 변별에 해당하는 말지각 수준을 평가한다.

1) 검사의 구성

자모음검사는 만 3세 이상의 아동을 대상으로 하며, 우리말 음소 각각의 주파수 특성(이주현 외, 2005)과 회화체에서의 출현 빈도를 고려하여 제작된 검사다. 검사 문항은 저주파수에서 고주파수로 이어지는 음소들을 아우르되 회화체에서의 출현 빈도(변성완, 2005)를 반영하여 모음은 84%, 자음은 80% 이상의 빈도율 조건을 따르고 있다. 자모음검사 각각을 살펴보면 다음과 같다. 첫째, 모음검사는 7개 모음 /ㅜ,

표 6-7 KNISE-DASP 자모음검사의 모음확인검사표

자극 \ 반응	ㅜ	ㅗ	ㅓ	ㅏ	ㅡ	ㅐ	ㅣ	무반응
ㅜ								
ㅗ								
ㅓ								
ㅏ								
ㅡ								
ㅐ								
ㅣ								
점수	/3	/3	/3	/3	/3	/3	/3	

총점: /21(%)

표 6-8 KNISE-DASP 자모음검사의 모음변별검사표

자극II / 자극I	ㅜ	ㅗ	ㅓ	ㅏ	ㅡ	ㅐ	ㅣ
ㅣ							
ㅐ							
ㅡ							
ㅏ							
ㅓ							
ㅗ							
ㅜ							
점수	/14(%)	/14(%)	/14(%)	/14(%)	/14(%)	/14(%)	/14(%)

총점: /56(%)

ㅗ, ㅓ, ㅏ, ㅡ, ㅐ, ㅣ/으로 구성된다. 변별검사는 7개의 모음을 이용한 동일음 7쌍과 다른음 21쌍으로 이루어져 있으며, 확인 수준의 검사와 변별 수준의 모음검사표 〈표 6-7〉과 〈표 6-8〉는 각 모음의 오류 특성을 살필 수 있도록 구성되어 있다.

표 6-9 KNISE-DASP 자모음검사의 자음확인검사표

반응 / 자극		ㅁ	ㄴ	ㄹ	ㄱ	ㅂ	ㅎ	ㄷ	ㅈ	ㅅ	ㅆ	무반응
ㅁ												
ㄴ												
ㄹ												
ㄱ												
ㅂ												
ㅎ												
ㄷ												
ㅈ												
ㅅ												
ㅆ												
점수	음소별	/3	/3	/3	/3	/3	/3	/3	/3	/3	/3	
	주파수 대역별	/9			/9			/6		/6		

표 6-10 KNISE-DASP 자모음검사의 자모음결합검사표

자음 / 모음	ㅁ	ㄴ	ㄹ	ㄱ	ㅂ	ㅎ	ㄷ	ㅈ	ㅅ	ㅆ	점수
ㅜ											
ㅗ											
ㅓ											
ㅏ											
ㅡ											
ㅐ											
ㅣ											
점수	/	/	/	/	/	/	/	/	/	/	

둘째, 자음검사는 10개 자음 /ㅁ, ㄴ, ㄹ, ㄱ, ㅂ, ㅎ, ㄷ, ㅈ, ㅅ, ㅆ/으로 이루어지며, 확인검사는 10개의 자음을 이용한 동일 음 10쌍과 다른 음 30쌍으로 구성되어 있다. 또한 모음검사 항목으로 선정된 7개의 모음과 결합되었을 때의 지각 반응을 측정할 수 있도록 자모음결합검사도 고안되어 있다. 각각의 검사표는 〈표 6-9〉와 〈표 6-10〉에 제시하였다.

2) 검사 시행 방법

KNISE-DASP 자모음검사는 자모음 각각에 대해 변별검사와 확인검사로 이루어져 있으며, 각 검사 시행에 앞서 각각의 검사 기록지를 준비한다. 검사별로 요구되는 반응 양식에 따라, 자모음확인검사를 위해서는 자모음 카드를 준비하고, 자모음 변별검사에서는 변별 반응을 표현할 수 있도록 '같다/다르다' 글자 혹은 그림카드를 준비한다. 구체적인 검사 방법은 국립특수교육원 말지각발달검사의 검사 요강에 자세하게 제시되어 있으며, 이 장에서는 간략하게 정리된 시행 방법을 소개하도록 하겠다. 다음에 소개하는 검사는 아동과 1m 거리 내에 검사자가 위치하여 입 모양, 얼굴 표정과 같은 시각 단서를 제공하지 않고 시행하여야 하며, 육성 혹은 검사 도구에서 제공하는 녹음된 CD 음원을 사용할 수 있다.

(1) 자모음변별검사

자모음변별검사 실시 전에 아동에게서 '같다/다르다' 개념에 대한 적절성을 확인한 후, 2개의 소리를 듣고 소리가 같으면 '같다', 소리가 다르면 '다르다'의 글자카드를 지적하도록 한다. 검사자는 검사 항목에 해당하는 모음 쌍과 자음 쌍을 각각 2번씩 무작위로 들려주고 아동의 반응을 기록한다.

(2) 자모음확인검사와 자모음결합확인검사

검사자는 검사 자모음의 청취 기회를 총 3회 제공하며, 피검 아동은 따라 말하기 형태로 반응한다. 만약 조음 문제로 따라 말하기가 불가능하다면, 글자카드 가리키기를 적용한다. 따라 말하기가 가능한 아동의 경우, 제시한 검사 모음에 대해 2회 이상 오류 없이 반응하면 정반응으로 간주하고 자극 제시 횟수도 기록한다. 글자카드를 사용하는 경우 해당 음소가 적힌 글자판을 제시하고, 아동이 글자를 알고 있음이 확인되면 음소 자극들을 무작위로 1회 청취 기회를 주어 선택하게 한다. 동일한 방식으로 2회씩 무작위로 해당 음소에 대한 청취 기회를 추가로 주고 아동의 반응을 기록한다.

3) 검사 결과의 처리 및 해석

검사 결과는 각 음소에 대한 정반응 수와 총 정반응 수 및 백분율로 점수화하여 점수를 산정한다. 자모음확인검사 결과는 해당 자음과 모음 각각에 대한 정반응 수와 총 정반응 수 및 백분율로 점수화하여 산정하되, 자음의 경우 주파수 대역별 정반응 수도 산정할 수 있다. 자모음변별검사 결과는 각 자음과 모음별 변별 쌍에 대한 정반응 수 및 백분율, 변별 쌍에 대한 총 정반응 수 및 백분율의 점수체계를 갖는다. 자모음결합확인검사는 정반응한 각 자모음별 정반응 수, 총 정반응 수 및 백분율로 점수화하여 산정한다. 검사 결과를 통해 아동의 자모음지각 오류 유형을 파악하여 연계된 분석적 청능 훈련 계획에 적용한다.

6. 맺음말

말은 일상적으로 사용되는 대표적인 의사소통 형태 중 하나다. 말을 통한 의사소통을 할 때, 상대방 말에 대한 청지각 과정이 선행되어야 적절한 말 산출을 계획하고 의사소통을 이어갈 수 있다. 말소리 지각과 산출 과정을 도식화한 [그림 6-1]을 보면, 청자의 입장에서 화자가 산출한 말소리의 분절음적 요소와 초분절음적 요소를 지각하고 그 의미를 파악한다. 이어서 청자가 화자의 입장이 되어 말소리를 산출하며 의사소통을 이어간다. 이때 산출한 말소리를 의사소통 상대인 청자만 지각하는 것이 아니라 화자 역시 말소리 산출과 동시에 자신이 산출한 말소리를 지각하고 자가 피드백 과정을 거친다. 이 장에서 다룬 말지각검사 결과의 처리 및 해석에서는 정・오반응에 따른 수행력 기록에 중점을 두었다. 이러한 말지각검사의 양적 결과뿐 아니라 피검자의 오지각 양상도 기록하여 면밀히 살펴봄으로써 말소리 정보의 지각 수준과 자가 피드백 가능성을 가늠해 볼 수 있으리라 생각한다.

음소수준검사 시행을 위해 음소 자극을 육성으로 제시할 때 검사자는 충분히 사전 연습 시간을 갖기를 권고한다. 음운론적으로 무성음인 자음(평음)이 어두 초성에서 단독으로 실현되기 어렵지만, 기식성을 동반하여 실현되는 자음을 선정하여 단독 제시할 수 있음을 앞서 언급하였다. 검사자가 자음 /ㅅ/을 /스/라고 제시하는 경우, 피검자가 /ㅅ/를 지각한 것인지 /스/에 포함된 모음을 지각한 것인지 구분하기 어렵다. 따라서 음소수준검사를 시행하는 검사자는 다양한 음향기기를 활용하여 제시하고자 하는 자음 외에 불필요한 음향학적 특성이 포함되지 않았는지 가시적으로 확인할 필요가 있다. 이러한 과정을 통해 검사 시행의 정확도를 높일 수 있을 것이다.

• Summary box •

- 음소 수준의 말지각검사는 의미를 구분해 주는 소리의 최소 단위인 '음소'지각을 다루며, 이 장에서 소개한 검사도구는 감지, 변별, 확인 수준에서 시행할 수 있다.
- 시행 권고 연령보다 어린 아동도 검사 반응 양식을 이해한다면 시도해 볼 수 있다.
- 음소 수준의 말지각검사 결과는 해당 주파수 대역의 지각 정보를 간접적으로 예측하게 해 준다.
- 음소 수준의 말지각검사 결과는 보장구 조절을 비롯하여 청능 훈련 및 언어재활을 위한 정보로 활용할 수 있다.

참고문헌

김은연(2002). 아동용 청능 선별검사 도구 개발을 위한 기초연구(석사학위논문). 서울: 연세대학교 언어병리학협동과정.

김은연, 문일준, 조양선, 정원호, 홍성화(2017). 인공와우이식 난청인의 말소리 운율변화에 따른 구어 이해와 음도 변별, 선율윤곽 확인 간 관련성. **한국음악치료교육학회**, 14(2), 1-18.

김은연, 최예린, 문일준, 조양선, 정원호, 홍성화(2018). 인공와우 이식 성인의 낱말 내 음소 확인 수행에 영향을 미치는 요인. **한국통합치료학회**, 9(2), 51-66.

김은연, 하효정(2000). **청각장애 아동을 위한 청능 선별검사: GASP를 중심으로. 언어장애 청각장애의 다학문적 접근**. 서울: 한국언어청각임상학회.

김홍규(1992). 청각장애아동의 어음변별력에 관한 연구. 대구대학교 대학원 석사학위논문.

변성완(2003). 한국어의 음절빈도와 단음절 어음표의 음절분포. Korean J. Otolaryngology, 46, 737-741.

성균관대학교 대동문화 연구원(1995). **고등학교 문법**. 서울: 대한교과서.

송영준, 이효자, 장현숙(2011). 국립특수교육원 말지각 발달 검사. **KNISE-DASP 검사요강**. 서울: 교육과학사.

신지영(2000). **말소리의 이해**. 서울: 한국문화사.

신지영(2011). **한국어의 말소리**. 서울: 지식과 교양.

이상흔, 박미혜, 허명진(2003). **청각 언어재활을 위한 평가 가이드: EARS-K**. 대구: 경북대학교 이비인후과 교실 지음청각재활연구소.

이승복, 한기순, 이희란(2011). **의사소통과학과 장애(제2판) 과학에서 임상실습까지**. 서울: 시그마프레스.

이주현, 장현숙, 정한진(2005). 한국어 음소의 주파수 특성에 관한 연구. **청능재활**, 1(1), 59-66.

이현복(1993). **한국어의 표준 발음**. 서울: 교육과학사.

지민제(1993). 소리의 길이. **새국어 생활**, 3(1).

지민제(1995). 음성의 음향 스펙트로그램 분석. **대한음성언어학회지**, 6(1), 111-127.

최은희(2000). 한국 아동의 어휘 발달 연구: 13-30개월 아동을 대상으로. 연세대학교 대학원 석사학위논문.

환경부(2009). 소음 · 진동 규제법 시행령.

Dowell, R. C., & Cowan, R. S. (1997). Evaluation of benefit: infants and children. In: *Cochlear implantation for infants and children* (pp. 205-222). San Diego: Singular publishing Group Inc.

Erber, N. P. (1982). *Auditory training*. Washington DC: Alexander Graham Bell Association for the deaf Inc.

Flexer, C. (1994). *Strategies for facilitating hearing and listening In Facilitating hearing and listening in young children*. San Diego: Singular Publishing Group Inc.

Hillenbrand, J., Getty, L. J., Clark, M. J., & Wheeler, K. (1995). Acoustic characteristics of American English vowels. *J Acoust Soc Am, 97*, 3099-3111.

Kimberly, J., & Elfenbein, J. L. (1991). The Effects of Visual Barriers Used During Auditory Training on Sound Transmission. *J Speech Hear Res, 34*, 694-696.

Ling, D. (1989). *Foundations of spoken language for hearing impaired children*. Washington, DC: Alexander Graham Bell Association for the Deaf Inc.

Madell, J. R. (1998). Speech audiometry. In: *Behavioral evaluation of hearing in infants and young children* (pp. 74-96). NY: Thieme.

Mayer, T. A., Svirsky, M. A., Kirk, K. I., & Miyamoto, R. T. (1998). Improvements in speech perception by children with profound prelingual hearing loss: effects of device, communication mode and chronological age. *J Speech Hear Res, 41*, 846-858.

Park, H. Y., Cho, E. K., Kim, J. W., Ha, J. H., & Kim, C. S. (2000). Reliable test conditions for the vowel-consonant confusion test in cochlear implantees. *Adv Otorhinolaryngol, 57*, 162-164.

Peterson, G. E., & Barney, H. L. (1952). Control methods used in a study of the vowels. *J Acoust Soc Am, 24*, 175-184.

Shafiro, V., Levy, E. S., Khamis-Dakwar, R., & Kharkhurin, A. (2013). Perceptual confusions of American-English vowels and consonants by native Arabic bilinguals. *Lang Speech, 56*(Pt2), 145-161.

Shannon, R. V., Jensvold, A., Padilla, M., Robert, M. E., & Wang, X. (1999). Consonant recordings for speech testing. *J Acoust Soc Am, 106*, L71-L74.

Smiley, D. F., Martin, P. F., & Lance, D. M. (2000). *Using the Ling 6-sound test everyday*. Audiology Online. Available from: URL: http://www.audiologyonline.com/articles/using-ling-6-sound-test-1087.

Tye-Murray, N., & Clark, W. (1998). Speech perception. In N. Tye-Murray & W. Clark (Eds.), *Foundation of aural rehabilitation; children, adult & their family members* (91-234). San Diego: Singular Publishing Group Inc.

Valente, M., & Hosford-Dunn, H. (2007). Cochlear implants in Adults. In: *Audiology Treatment*. NY: Thieme Medical Pubilishers. Inc.

Yoshinaga-Itano, C. (2000). Assessment and intervention with preschool children who are deaf and hard-of-hearing. In J. G. Alpiner & P. A. McCarthy (Eds.), *Rehabilitative audiology: Children and adults* (140-177). PA: Lippincott Williams & Wilkins.

The Ling Six-Sound Test. Resources for Mainstream Programs. Online. Available from: URL: http://www.gallaudet.edu/clerc_center/information_and_resources/info_to_go/educate_children_(3_to_21)/resources_for_mainstream_programs/hearing_aids_and_other_assistive_devices/hearing_aids/the_ling_six-sound_test.html.

제7장 단어수준검사

이지연 · 김진숙 · 신유리

단어수준검사는 일음절과 이음절 단어검사를 주로 사용하며, 단어를 지각하는 수용 능력을 측정하는 검사로 일상생활에서 상대방과의 의사소통 능력을 측정하는 대표적인 검사 중의 하나다. 사람들은 일상생활에서 주로 단어로 의사소통을 하므로, 단어 자극을 사용하는 단어수준검사는 음소 또는 무의미 음절 수준의 자극 단위를 사용하는 음소인지력검사보다는 더 높은 내용타당도를 가진 검사다. 단어수준검사는 청력 손실의 유형에 따른 어음인지 능력을 예측할 수 있으며, 보청기 또는 인공와우 등의 청각 보조기기 듣기 수행력을 예측 · 평가하는 데 중요한 정보를 제공한다. 특히 보청기와 인공와우 적합과 재활 훈련을 위한 평가나 재활 프로그램 및 상담 과정에서도 유용한 정보를 제공한다.

단어수준검사는 제한된 어휘를 가진 아동이나 성인에게는 친숙하지 않으므로 수행력에 영향을 미칠 수 있으나, 문법적 지식이나 청각기억력에 비교적 덜 영향을 받으며 단어의 미세한 듣기 수행력을 구별하고 인지하는 것을 파악할 수 있는 장점이 있다. 국내에서도 신뢰성과 동질성이 있는 객관적인 평가 결과를 얻기 위하여 연령별 어휘 및 단어인지의 특성에 맞는 표준화된 말지각 검사도구와 검사 방법의 표준화가 개발되었다. 이 장에서는 현재 국내의 표준화된 검사도구를 중심으로 임상적으로 사용되고 있는 한국어 일음절 단어검사와 이음절 단어검사를 중심으로 살펴보고자 한다.

1. 단어인지역치

단어인지역치검사는 일상생활에서의 의사소통 능력을 평가하는 유용한 검사로, 각 음절의 음압이 동일한 강도로 구성된 양양격 이음절 단어(spondee word)를 들려주고 확인하는 검사다. 이음절 단어검사는 1947년 미국 하버드 대학교의 PAL(Psych-Acoustic Laboratory)에서 Hudgins 등이 처음으로 개발하였다. Hudgins 등은 어음 선정 시 친숙성(familiarity), 음성적 유사성(phonetic dissimilarity), 어음 간의 동종성(homogeneity), 표준어의 대표성 기준을 제시하였다. 특히 이음절 어음은 구조적으로 발성 시 각 음절마다 동일한 강세(stress)가 나타나는 양양격 단어를 자극어음으로 사용함으로써 어음 간의 동종성이 매우 중요한 검사다. 1952년에 Hirsh 등은 PAL 어음 목록의 문제점을 보완하여 현재 미국에서 가장 많이 사용되고 있는 CID W-1(Central Institute for the Deaf Auditory tests) 어음 목록 36개를 개발하였다.

국내에서는 함태영 등(1986)이 한국 어음청력검사표의 제작에 관한 연구에서 유소아용 단어 20개를 개발하였고, 박홍준 등(2000)이 이음절 그림카드를 이용하여 24개월에서 36개월 사이의 유·소아를 대상으로 어음인지역치를 측정한 연구결과를 보고하였다. 조수진 등(2008)은 과거 PAL의 단어인지역치 개발 기준에 따라 친숙성과 단어 간 난이도의 동질성 등을 고려하여 학령기용, 학령전기용, 일반용으로 구분하여 한국어 특성에 맞는 어음인지역치검사를 위한 이음절 단어를 개발하였고, 이는 한국표준(KS I ISO 8253-3-2009)과 국제표준(ISO 8253-3-2012)에도 등록되어 있다.

1) 한국표준 이음절어표

(1) 검사의 구성

한국표준 이음절어표(Korean Standard-Bisyllabic Word Lists: KS-BWL)(조수진 외,

2008)는 각 연령대에 적합하도록 만 13세 이상을 대상으로 하는 일반용 이음절어표(KS-BWL-A), 만 6~12세를 대상으로 하는 학령기용 이음절어표(KS-BWL-S), 만 3~5세 아동을 대상으로 하는 학령전기용 이음절어표(KS-BWL-P)를 개발하였다(〈표 7-1〉, [그림 7-1] 참조). 이음절어표는 PAL 어표 개발 시 고려한 단어의 친숙성, 음소적 비유사성, 표준어의 대표성, 단어 간 가청범위의 동질성 등의 선정 기준을 고려하여 양양격 단어를 선택하여 개발하였다. 일반용 이음절어표는 12개의 이음절 단어로 된 3개의 표로 구성되어 있다. 학령기용 이음절어표는 12개의 이음절 단어로 된 2개의 표로 구성되어 있다. 학령전기용 이음절어표는 12개의 이음절 단어로 구성된 1개의 표와 그림판으로 구성되어 있다. 한국표준 이음절어표 모두 표준어를 사용하는 남성과 여성 화자에 의해 모든 단어가 녹음되어 있어 육성(monitored live voice)뿐 아니라 CD로도 단어 제시가 가능하다.

표 7-1 한국표준 이음절어표

대상	목록	이음절어표
일반용(KS-BWL-A)	List 1	편지 달걀 … … 노래 저녁
학령기용(KS-BWL-S)	List 1	날개 창문 … … 신발 딸기
학령전기용(KS-BWL-P)	List 1	거울 안경 … … 연필 기차

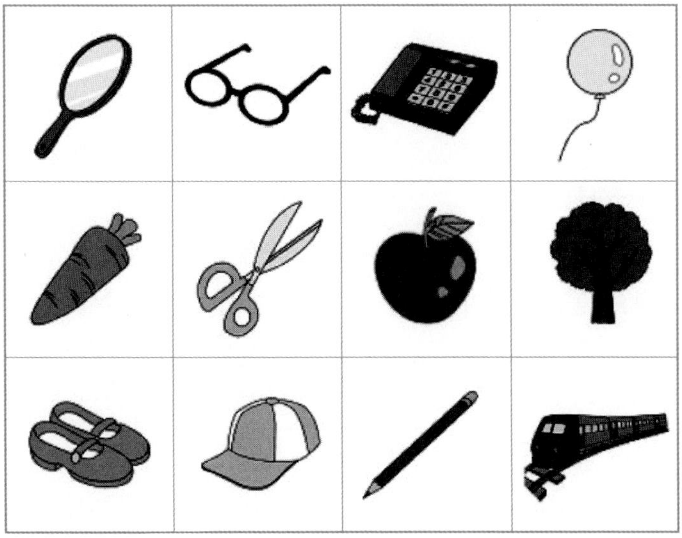

[그림 7-1] 학령전기용(KS-BWL-P) 한국표준 이음절어표 그림판(조수진 외, 2008b)

(2) 검사 방법

① 검사 전 준비사항 및 보정 단계

목표음을 육성으로 제시할 경우 단어 제시 전 청력 검사기 내 VU(Volume Units) 미터의 눈금이 0dB에 위치하는지 확인하고, 단어를 제시할 때도 VU 미터상 육성 강도가 너무 크거나 너무 작게 전달되지 않는지 주의하여야 한다. 만약 CD 음원을 통하여 목표 단어를 제시할 경우 음원과 함께 제시된 보정음(calibration tone)이 VU 미터 눈금의 0dB에 위치하는지 확인한 후 CD 음원을 통해 단어를 제시한다.

② 친숙화 단계

피검자가 검사어음에 친숙해질 수 있도록 일반용 어음 또는 학령기용 이음절어표 중 한 가지 목록을 선택하여 회화 영역(500Hz, 1,000Hz, 2,000Hz)의 평균순음역치 +30~40dB HL이나 쾌적음량 수준(Most Comfortable Loudness Level: MCL)에서 미리 제시한다. 학령기 아동의 경우 친숙화 단계가 잘 시행되지 않을 경우 육성으로 단어를 다시 천천히 불러 주고 충분히 숙지할 수 있도록 한다.

학령전기 아동의 경우, 검사 전에 "○○가 어디 있어요?", "선생님이 ○○를 불러 주면 손으로 짚어 주세요."라고 아동에 맞게 설명하여 검사에 친숙해질 수 있도록 준비한다.

③ 검사 단계

- 피검자 지시사항

"아주 작은 소리부터 큰 소리까지 다양한 소리 크기에서 제시될 것이니 들은 단어를 따라 말하세요. 들은 단어가 무엇인지 확실하지 않을 때는 추측해서 대답해도 좋습니다."라는 지시사항을 피검자에게 전달하고 검사를 시작한다.

- 검사 방법 및 결과

검사자는 친숙화 과정에서 사용한 어표 내 단어를 무작위 순서로 3~4초 간격을 두고 제시한다. 단어의 첫 제시 강도는 평균순음역치(Puretone Threshold Average:

PTA) 보다 20~25dB 더한 강도에서 시작하여 수정상승법을 사용하여 2dB 혹은 5dB 간격으로 자극 강도를 조절하면서 동일 레벨에서 50% 정확하게 따라 말할 수 있는 최소 강도로 결정한다.

2. 단어인지검사

단어인지검사는 일음절 또는 이음절을 듣기에 적절한 강도로 단어를 제시하였을 때 단어를 정확히 확인하는 능력을 측정하는 검사다. 단어인지검사는 일상회화에서 주로 사용되는 친숙한 어음으로 빈도를 고려하여, 각 단어를 발음할 때 음압이 균등하게 균형을 이룬 음소균형 단어 리스트(phonetically balanced word list)를 선택하여 구성되어야 하며, 음소와 단어의 주파수 특성을 고려하고 각 검사 목록 간 난이도가 동일하여야 한다(함태영, 1986; Pendrod, 1994).

영어권의 일음절어표의 개발은 1948년 하버드 대학교의 PAL에서 Egan에 의하여 50개의 어음으로 구성된 24개의 리스트가 처음 표준화되어 제작되었다. 일상 회화에서 주로 사용하는 어음들로 음소 간 균형을 고려하여 50개의 일음절 단어로 구성된 8개의 PAL PB-50 리스트가 개발되었다. 이후 1952년에 Hirsh 등에 의하여 PAL PB-50 리스트의 문제점을 보완하여 200개의 일음절 단어로 이루어진 CID Auditory Test W-22가 개발되었다. CID W-22의 200개 어음은 출현 빈도가 높은 어음들로 구성하여 친숙도를 높였고, 현재 영어권에서 가장 보편화된 단어지각 검사도구로 사용되고 있다. 이후 노스웨스턴 대학교의 NU Auditory test No. 4, No. 6(Tillman & Carhart, 1966), Maryland CNCs(Causey et al., 1983) 등이 개발되어 사용되고 있다. 영어권에서 사용되는 아동용 검사는 Early Speech Perception Test(ESP), Phonetically Balanced Kindergarten Word List(PBK-50), Word Intelligibility by Picture Identification(WIPI), Discrimination by Identification of Pictures(DIP) test, Northwestern University Children's Perception of Speech(NU-CHIPS) 등이 있다. 1949년 Haskin이 개발한 PBK-50 검사도구는 초등학교 1학년 아동을 대상으로 음소적으로 균형을 이룬 3개의 일음절 단어 리스트로 이루어져 있다. 아동용 그림판 검사도구인 WIPI 검사는 1965년 Lerman 등이 개발하였고, 1970년

Ross와 Lerman이 4세 아동에게 검사 가능하도록 수정하였다.

국내의 어음검사 개발 역사를 살펴보면, 1962년에 함태영이 우리말 찾기 조사와『표준 국어사전』,『국어새사전』을 중심으로 일상생활에서 사용되는 표준어인 한국어 일음절 단어를 중심으로 유의미 일음절 200개를 50개씩 네 개의 리스트로 구성하였고, 이음절 단어 36개로 어음청취역치 리스트도 제작하였다. 그 외 최창수(1961)가 50개의 일음절과 42개의 이음절어표를 개발하였으며, 소진명 등(1970)도 유의미 일음절어표와 이음절어표를 개발하였다. 김창준(1976)은 유의미 일음절과 이음절 단어 목록을 각각 200개씩 제작하였으며, 박찬일과 한태희(1985)는 무의미 일음절어표(Chungnam National University, CNU PB-50 List A&B) 100개를 단어표 간 동일한 난이도를 가진 리스트 A와 B로 나누어 개발하였다.

학령전기 아동을 대상으로 영어권에서 널리 사용되고 있는 WIPI를 기초로 그림판을 이용하는 일음절 단어재인도 검사도구(Hallym University Word Discrimination test by Pictures: HU-WDP)가 개발되었다. 또한 국내에서 한국어 버전으로 청각언어재활을 위한 평가 가이드(The Evaluation of Auditory Responses to Speech-Korean version: EARS-K)가 개발되었으며, Grandonald Auditory Screening Procedure (GASP)를 근간으로 제작된 아동용 청능선별검사(김은연, 2002), YOON's PB test(윤미선, 2009) 등이 개발되어 사용되고 있다. 위치별 음소의 지각 능력을 평가하기 위하여 음소 단위의 보기가 있는 자음지각검사(Korean Consonant Perception Test: KCPT)가 개발되었다(김진숙 외, 2011). 특히 국내에서는 표준화된 단어인지검사가 개발되었는데, 친숙도, 회화체 음소 빈도, 시대적 대표성, 어표 간 음소 빈도 균형을 고려하여 한국표준 단음절어표(김진숙 외, 2008)를 개발하였고, 국립특수교육원에서 개발된 말지각발달검사(송영준 외, 2011) 등이 있다.

1) 청각언어재활을 위한 평가 가이드

Evaluation of Auditory Response to Speech(EARS)는 오스트리아 MED-EL사가 청능 연구자들과 함께 인공와우 아동의 수술 전후의 청능 평가 및 수술 이후 아동의 청능 발달을 평가하기 위해 만든 평가도구다(Allum-Mecklenburg, 1996). 국내에서는 이를 기초로 하여 청각언어재활을 위한 평가 가이드(EARS-K)를 한국어 버전으로 개발하였다(이상흔 외, 2003).

(1) 검사의 구성

EARS-K의 단어지각검사는 폐쇄형 일음절 단어검사(Closed-set Monosyllabic Words Test), 개방형 일음절 단어검사(Open-set Monosyllabic Words Test)다. 폐쇄형 일음절 단어검사는 친숙한 일음절 단어 재인 능력을 평가하는 것으로 만 3세 이상의 아동에게 실시 가능하며, 12개의 일음절 단어(〈표 7-2〉 참조)와 그림 자료([그림 7-2] 참조)로 구성되어 있다.

개방형 일음절 단어검사는 일음절 단어의 확인 능력을 평가하는 것으로 만 4~5세 이상의 아동에게 실시 가능하며, 검사도구는 일음절 단어 10개로 구성된 2개의 목록으로 구성되어 있다(〈표 7-3〉 참조).

표 7-2 폐쇄형 일음절 단어검사 기록지의 예

자극 \ 반응	무반응	…	새	말	…	배	…	귀	총	…	코	…	꽃
⋮													
새													
말													
⋮													
배													
⋮													
귀													
총													
코													
⋮													
꽃													

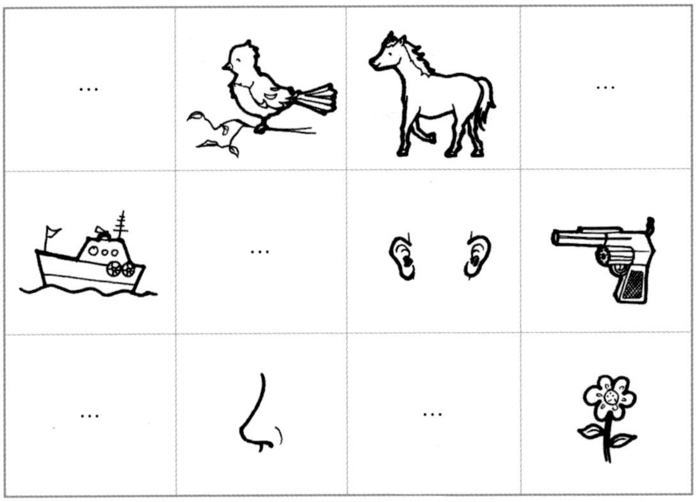

[그림 7-2] 폐쇄형 일음절 단어검사 그림판의 예

표 7-3 개방형 일음절 단어검사 기록지의 예

	단어	정반응 음소	정반응		Heard
			모방	이해	
1	탈				
2	십				
3	⋮				
4	손				
5	⋮				
6	별				
7	⋮				
8	등				
9	⋮				
10	⋮				

(2) 검사 시행 방법

모든 검사는 청각적 단서만(Auditory Only: AO) 제시되는 조건에서 실시하는 것을 원칙으로 하며, 시각적인 단서를 배제하기 위해 가림판을 눈 아래까지 가리고 실시한다. 각 검사 문항은 피검사자가 예측하지 못하도록 무작위로 제시하도록 한다. 폐쇄형 일음절 단어검사는 그림을 피검자 앞에 제시하고, 들은 단어를 따라 말하거나 가리키도록 한다. 검사 실시 전에 연습이 가능하며, 아동에게 그림을 지적하거나 단어를 명확하게 반복할 수 있도록 설명한다. 또한 아동의 수준에 따라 4개의 검사 문항 또는 12개의 검사 문항 중에서 적절한 것을 선택하도록 할 수 있다. 4개의 선택 문항은 각 단어마다 3회씩 12개를 제시하며, 12개의 선택 문항은 각 단어마다 2회씩 24개를 제시한다. 개방형 일음절 단어검사는 검사자가 각 단어를 무작위로 각각 1회씩만 제시하고 피검자에게 들은 단어를 반복하여 말하도록 한다. 검사자는 반드시 청각적 단서만으로 검사를 실시하여야 하며, 검사 연령이 아주 어리거나 단어를 반복하지 못하는 아동은 검사자의 말을 반복할 수 있도록 연습시키며, 연습 시에는 시각적 단서를 사용할 수 있으나 검사를 실시할 때는 시각적 단서를 사용해서는 안 된다.

(3) 검사 결과 해석

폐쇄형 일음절 단어검사와 개방형 일음절 단어검사 결과는 피검자의 반응에 대해서 정확한 음소와 단어를 기록하고, 모방에 의한 반응인지 단어를 이해하는지를 기록한다.

2) 한국표준 단음절어표

(1) 검사의 구성

한국표준 단음절어표(Korean standard monosyllabic word lists)(김진숙 외, 2008)는 그림판을 사용하는 학령전기용, 그림판이 없는 학령기용과 일반용으로 각 연령별 단어인지 능력을 측정하기 위해 개발된 검사표다. 학령전기용 단음절어표는 25개의 일음절 단어로 된 4개의 목록으로 구성되어 있다. 만 3~5세 아동에게 사용하는 학령전기용 그림판 세트의 단어들은 모음과 종성이 동일하거나 유사하도록 구성하였다.

학령기용 단음절어표는 만 6~11세 아동들에게 사용할 수 있는 개방형(Open-set, 보기가 없는 조건) 단어지각검사로 25개씩 4개의 목록으로 구성되어 있다. 일반용 단음절어표는 우리나라 말의 친숙도, 회화체의 음소 빈도, 시대적 대표성, 상용성, 동질성을 고려하고 음소적으로 균형을 이룬 200개의 단음절어를 50개씩 4개의 목록으로 구성하였다. 각 표의 검사 단어를 10항목, 25항목, 50항목까지 검사할 때 변수가 최소화되도록 10, 25, 50개 단어의 음소균형과 동질성을 조절하여 신속한 임상적 사용이 용이하도록 개발되었다(〈표 7-4〉와 [그림 7-3] 참조). 한국표준 단음절어표는 남성과 여성 화자에 의해 녹음된 CD로 제작되었다.

표 7-4 한국표준 단음절어표(Korean standard monosyllabic word lists)의 예

대상	목록	단음절어표
일반용	표1(A1)	귀 … … 밀 옷 잔 댁 … … 병 소 점 키 … … 논 자 글 용 … 다 … … 상 네 벌 추 … … 일 구 삼 도 … … 연 달 혀 녹 … 약 … … 군 잎 폐 꿈 터 … …
학령기용	표1(A1)	귀 … … 용 감 돈 짐 물 … … 귤 너 끝 … … 공 집 코 … … 이 … … 차 영
학령전기용	표1(A1)	곰 … … 새 풀 영 산 떡 … … 종 잼 입 … … 금 발 꿀 … … 씨 … … 창 국

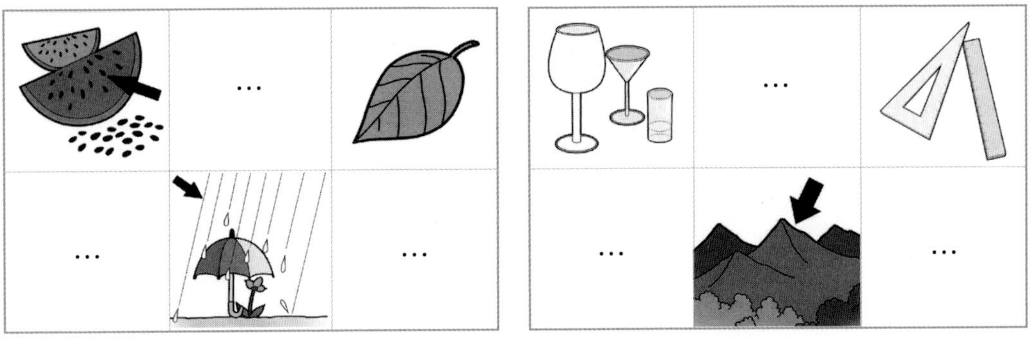

[그림 7-3] 한국표준 학령전기용 단음절어표 그림판의 예

(2) 검사 시행 방법

학령전기용 단음절어표의 난이도에 따라 평가할 수 있도록 각 표에 A~Y 항목으로 표기되어 있는데 A~J는 만 3~4세, A~T는 만 4~5세, A~Y 검사 문항은 만 6세 이상의 중복장애나 발달장애 또는 말로 따라하기 어려운 아동, 청소년, 성인을 대상으로 검사 실시가 가능하다. 학령기용 단음절어표에는 각 표에 1~25항목으로 표기되어 있는데, 1에서 10항목은 만 6~8세 아동을 대상으로, 1에서 25항목은 만 9~12세 아동을 대상으로 검사할 수 있다. 일반용 단음절어표는 50개 단어를 모두 사용하는 것이 바람직하나, 불가피할 경우 25개나 10개의 단어를 사용할 수 있다. 검사 목록을 반복 사용하면 학습 효과가 검사 결과에 영향을 미칠 수 있으므로 검사한 표 번호를 기록해 두었다가 다음 검사 시에는 다른 표를 사용하도록 한다.

(3) 검사 결과 해석

학령전기 및 학령기용 단음절 단어지각검사의 경우 25개의 목록을 모두 사용하는 것이 좋으나 아동이 너무 어리거나 신속히 검사를 실시해야 할 경우 10개만 검사할 수 있다. 일반용은 50개의 목록을 모두 사용하는 것이 좋으나 25개의 목록 중 틀린 수가 두 개 이하면 25개에서 검사를 종료할 수 있다. 또한 아주 신속히 검사를 실시해야 할 경우 10개의 목록 중 틀린 수가 한 개 이하일 때 10개만 검사할 수 있다. 검사 결과는 피검자가 정확히 들은 검사 어음의 수를 백분율(%)로 표시한다.

3) 자음지각검사

자음지각검사(Korean Consonant Perception Test: KCPT)는 특정음소의 인지 능력을 평가할 수 있어, 자음의 단어 내 위치 및 강도에 따른 지각 능력과 청력에 손실이 있는 경우 자음지각 평가를 분석할 수 있도록 개발되었다(김진숙 외, 2011). 표준화된 어표는 초성과 종성의 위치별로 분석할 수 있는 특정음소를 겨냥한 자음지각 평가도구로 활용하기에는 제한점이 있어 위치별 음소의 지각 능력을 평가할 수 있도록 음소 단위의 보기가 있는 한국어 자음지각검사가 개발되었다. 자음지각검사는 초성과 종성 검사 문항 각 200개와 100개로 구성된 총 300개 문항으로 보기가 주어지는 폐쇄형 평가도구로 음소의 위치별로 지각 능력을 측정할 수 있다. 즉, 청력 손실을 가진 경우 청력 손실의 유형에 따라 주파수별 청력역치와 각 음소별 음향 정보를 확인할 수 있다.

4) 국립특수교육원 말지각발달검사

국립특수교육원에서 개발된 말지각발달검사(Korean National Institute of Special Education-Developmental Assessment of Speech Perception: KNISE-DASP)(송영준 외, 2011)는 만 3세부터 12세까지 아동에게 적용 가능한 검사로 말지각 발달 단계에 따라 여덟 가지의 하위 검사가 위계적으로 구성되어 있는 종합적인 말지각 평가다. 말지각검사의 검사 자극은 아동이 일상생활 또는 학업 상황에서 어느 정도의 말지각 수행 능력을 반영할 수 있도록 심리음향기능 분석, 말소리의 주파수 분포, 한국어의 일상생활 회화체의 빈도 분포, 자극의 난이도, 친숙도 등을 고려하여 개발되었다. 청각장애 아동의 발달적인 특성을 고려하여 검사 접근성이 용이하도록 개발되었으며, 청능 훈련을 위한 말지각 발달 단계를 진단하는 데 도움을 주기 위해 개인용 검사로 개발하였다. 말지각 발달에서 어려움을 보이는 아동을 선별 또는 진단에 대한 정보뿐만 아니라, 말지각 발달 능력 및 평가의 범위를 확인하여 청능 훈련에 계획이나 진전 평가에 적용할 수 있는 검사다.

(1) 검사의 구성

KNISE-DASP의 단어인지검사는 폐쇄형(Closed-set, 보기가 있는 조건) 상황에서의 일음절 단어와 이음절 단어의 인지 능력에 대한 정보를 제공한다. 일음절 단어검사와 이음절 단어검사가 각각 12개의 검사 단어를 포함하는 2개의 목록으로 구성되어 있다. 각 검사에서 사용되는 12개의 단어는 1개의 그림판으로 구성되어 있다.

(2) KNISE-DASP의 단어인지검사의 검사표와 그림판

① KNISE-DASP의 단어인지검사 일음절 검사표

표 7-5 KNISE-DASP 일음절 단어검사의 예

목록 가형			
항		□ AO	□ AV
1	강		
2	눈		
3	달		
⋮	⋮		
11	피		
12	옷		
점수		/ 12(　%)	/ 12(　%)

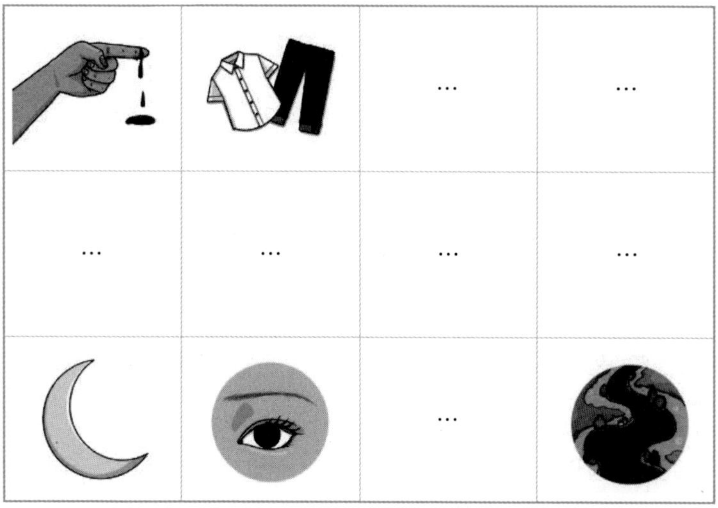

[그림 7-4] KNISE-DASP 일음절 단어검사 그림판의 예

② KNISE-DASP의 단어인지검사 이음절 검사표

표 7-6 KNISE-DASP 이음절 단어검사의 예

목록 가형			
항		□ AO	□ AV
1	거울		
2	눈썹		
⋮	⋮		
11	침대		
12	케익		
점수		/ 12(　%)	/ 12(　%)

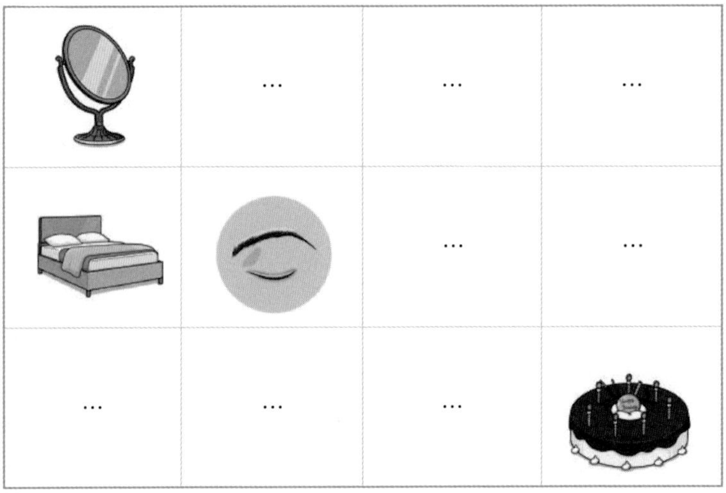

[그림 7-5] KNISE-DASP 이음절 단어검사 그림판의 예

(3) 검사 시행 방법

KNISE-DASP 단어인지검사의 실시 방법은 검사자가 아동과 1m 거리 내에서 인공와우나 보장구를 착용한 귀를 향해 서서, 입 모양이나 얼굴 표정 등 시각적 단서를 제공하지 않고 검사 단어를 무작위로 한 번씩 들려준 뒤 그림판을 가리키며 반응하도록 한다. 검사를 시작하기 전에 아동에게 그림판을 제시하고 그림을 하나씩 가리키며 이름을 말해 준 후 검사를 시작한다.

AO 상황(청각적 단서만 제시하는 경우)에서 검사가 불가능한 경우나 검사 점수가 너무 낮은 경우는 AV 상황(청각과 시각 단서를 모두 제시하는 경우)에서 검사를 진행할 수 있다. 또한 피검자가 개방형으로 검사 수행이 가능할 경우 검사를 진행할 수 있다.

(4) 검사 결과의 처리 및 해석

각 문항에 대한 정반응은 '○', 오반응인 경우 '×'로 표기하며, 아동의 오반응에 대하여 표기한다. 정확히 반응한 단어 수와 백분율(%)로 표시한다.

3. 맺음말

최근 청력 손실을 가진 아동의 조기 발견과 조기 중재, 보청기와 인공와우 등의 청각 보장구의 발전으로 체계적이고 효과적인 청능 및 언어재활이 가능해졌다. 특히 인공와우이식을 받은 착용자들은 대부분 보청기를 착용하던 때보다 인공와우이식 후 말지각 능력에 향상된 결과를 가져오기 때문에 착용 효과를 극대화하는 청능 훈련 및 언어재활이 필수적이다. 따라서 정확한 말지각 능력과 청각특성을 파악하는 말지각 평가를 토대로 하여 청능 훈련 및 언어재활을 계획하는 것이 중요하다. 말지각검사 중 단어인지검사는 일상회화음을 기초로 하여 언어의 인지 능력과 이해 능력을 측정하는 기본적인 말지각 평가도구의 하나다. 특히 단어인지검사는 말소리의 기본 단위인 음소의 지각 능력을 평가하므로 주파수별 음소 및 단어의 특성을 파악하는 데 유용한 정보를 제공한다. 또한 아동 및 성인의 청능 및 언어 발달을 위한 초기 말지각 평가에서 필수적이며, 청력 손실을 가진 경우 보청기와 인공와우의 수행 능력을 평가함으로써 치료 및 재활에 기본적인 정보를 제공한다. 이 장에서는 단어인지검사 중 일음절과 이음절 단어검사, 그리고 국내에서 표준화되어 개발된 단어인지검사를 중심으로 전국 병원의 이비인후과, 난청재활센터 등의 현장에서 사용하는 검사도구를 살펴보았다. 일음절과 이음절 단어인지검사의 경우 국내에서도 한국어 특성에 맞는 검사표 간의 난이도 및 동질성, 한국어 회화체 음소 빈도, 주파수 분석을 고려한 표준화된 검사도구가 개발되어 있으므로, 청능 수준을 평가하기 위한 객관적이고 표준화된 검사도구를 활용하여 평가가 가능하다.

• Summary box •

- 단어인지검사는 일상회화음을 기초로 하여 언어의 지각 능력과 이해 능력을 측정하는 기본적인 말지각 평가도구다.
  - 일음절 단어인지검사는 일음절 단어를 제시하였을 때 정확히 단어를 확인하는 능력을 측정하는 검사다.
  - 이음절 단어인지검사는 일상생활에서 청각적인 의사소통 능력을 측정하는 검사다.
- 단어인지검사는 말소리의 기본 단위인 음소의 지각 능력을 평가하므로 주파수별 음소 및 단어의 특성을 파악하는 데 유용한 정보를 제공한다.
- 단어인지검사는 아동 및 성인의 청능 및 언어 발달을 위한 초기 말지각 평가에서 필수적이며, 청력 손실을 가진 경우 보청기와 인공와우의 수행 능력을 평가함으로써 치료 및 재활에 기본적인 정보를 제공한다.
- 단어인지검사의 특성을 파악하고 적절한 검사 방법을 사용하여 말지각 능력을 효과적으로 측정하는 것은 청능 및 언어재활을 계획하는 데 중요한 지표가 된다.

참고문헌

김은연(2002). 아동용 청능선별 검사 개발을 위한 기초연구. 연세대학교 대학원 석사학위논문.

김은연(2010). 말-언어평가 프로토콜. **동아청각심포지엄**.

김진경(2004). 한국어 발음 음소별 빈도를 통해 본 어음청력검사 이음절어표의 타당성. 이화 여자대학교 대학원 석사학위논문.

김진숙, 신은영, 신현욱, 이기도(2011). 자음지각검사의 개발. **한국음향학회지, 30**(5), 295-302.

김진숙, 임덕환, 홍하나, 신현욱, 이기도, 홍빛나, 이정학(2008a). 한국표준 일반용 단음절어표 개발. **청능재활, 4**, 126-140.

김진숙, 임덕환, 홍하나, 신현욱, 이기도, 홍빛나, 이정학(2008b). 한국표준 학령기용 및 학령전기용 단음절어표 개발. **청능재활, 4**, 141-160.

김창준(1976). 유의미단음절 어음표에 대한 정상 및 각 난청별 어음 청력과 순음청력과의 상관관계에 관한 연구. **부산의대잡지**.

류한동, 심현용, 김진숙(2011). 자음지각검사(Korean consonant perception test, KCPT)와 주파수별 청력역치와의 상관관계 연구. **청능재활, 7**, 153-163.

박찬일, 한태희(1985). 한국 어음청력검사 단음절어음표의 표준화에 대한 연구. **한이인지**,

28(3), 269-278.

박홍준, 이정화, 안서지, 김병철, 최호석(2000). 소아에서 그림카드를 이용한 어음청각역치의 측정. **대한이비인후과학회지, 42**, 1510-1513.

변성완(2001). 한국어의 발음 음소별 빈도로 본 한국어 PB Word의 타당성. **대한청각학회지, 10**(1), 76-81.

변성완(2003). 한국어의 음절빈도와 단음절 어음표의 음절분포. *Korean J Otolaryngology, 46*, 737-741.

변성완, 김진경, 이승신, 배정호(2005). 한국어 이음절어음표에서 보이는 과다한 경음화 현상: 한국어 회화체와 함태영 어음표의 음소 빈도 비교. *Korean J Otolaryngology, 48*, 596-600.

변성완(2007). 단음절어표의 제작에서 종성과 관련된 음소 빈도의 조정. **이비인후과학회지, 50**(7), 573-578.

소진명(1970). 양양격단어와 유의단음절에 대한 통계적 고찰. **대한이비인후과학회지, 13**, 113-116.

송영준, 이효자, 장현숙(2011). **국립특수교육원 말지각발달검사: KNISE-DASP 검사요강**. 서울: 교육과학사.

신규식(1960). 한국 정상인에 대한 speech audiometry에 관하여. *대한이비인후과학회지, 3*, 1-3.

오재준(2004). 음소균형을 맞춘 유치원과 초등학교 저학년을 위한 단음절 낱말 목록 개발, 한림대학교 대학원 석사학위논문.

윤미선(2009). **나자렛 청각장애 조기중재 프로그램 평가 프로토콜: 전문가를 위한 인공와우이 식과 언어재활 워크숍III**.

이미영(2004). 학령전 아동용 보기 없는 조건의 단음절 말지각 검사. 연세대학교 대학원 석사학위논문.

이상흔, 허명진, 박미혜(2003). **청각언어재활을 위한 평가 가이드(EARS-K)**. 대구: 경북대학교.

이수정(2012). 말-언어평가 프로토콜. **제9회 동아청각 심포지엄**.

이종담(1976). 한국어음청력검사 어집에 관한 기초적 연구. **대한이비인후과학회지, 19**(1), 17-25.

장현숙(2008a). 청능재활. **한국청각언어재활학회 학술대회 발표논문집**, 7-14.

장현숙(2008b). 청능재활을 통한 청각장애아동의 말지각 발달과 평가 및 교육현장에서의 적용 실제. **제15회 국제세미나 및 2008 청각학 세미나 자료집**, 93-113.

조웅경(2012). 말-언어평가 프로토콜: 제9회 동아청각 심포지엄.

최성규(2000). 장애유아동의 수용 어휘력 검사도구 개발을 위한 표준화 연구. **언어치료연구, 12**(1), 112-121.

조수진, 임덕환, 이경원, 한희경, 이정학(2008a). 어음인지역치검사를 위한 한국표준 일반용 이음절어표 개발. **청능재활, 4**(1), 28-36.

조수진, 임덕환, 이경원, 한희경, 이정학(2008b). 어음인지역치검사를 위한 한국표준 학령기용 및 학령전기용 이음절어표 개발. **청능재활**, 4(1), 37-47.

최창수(1961). 한국어어음의 명료도와 그 어음청력검사표 선택에 관한 임상적 고찰. **대한이비인후과학회지**, 6(1), 22-65.

함태영(1962). 한국어음청력검사어표와 명료도 검사 성적에 관한 연구. **대한이비인후학회지**, 25(2), 721-741.

함태영(1986). 한국 어음청력검사어표의 제작에 대한 연구. **인제의학**, 7(1), 1-49.

Cramer, K. D., & Erber, N. P. (1974). A spondee recognition test for yound hearingimpaired children. *J Speech Hear Disord, 39*, 304-311.

Elliot, L. L., & Katz, D. R. (1980). *Northwestern University Children's Perception of Speech* (NU-CHIPS). St Louis, MI: Auditec.

Finitzo-Heiber, T., Gerling, I. J., & Matkin, N. D. (1980). A sound effects recognition test for the pediatric audiologic evaluation. *Ear Hear, 1*, 271-275.

Frank, T. (1980). Clinical Significance of the relative intelligibility of pictorial represented spondee words. *Ear Hear, 1*(1), 46-49.

Haskins, H. (1949). *A phonetically balanced test of speech discrimination for children*. Unpublished master's thesis, Northwestern University, Evanston, IL.

Hardy, W., & Bordley, J. (1951). Special techniques in testing the hearing of children. *J speech Hear Disord, 16*, 122-131.

Hudgins, C. V., Hawkins, J. E., Karlin, J. E., & Stevens, S. S. (1947). The envelopment of recorded auditory tests for measuring hearing loss for speech. *The Laryngoscope, 57*, 57-89.

Hirsh, I. J., Davis, H., Silvermann, S. R., Reynolds, E. G., Eldert, E., & Benson, R. W. (1952). Development of materials for speech audiometry. *Journal of Speech and Hearing Disorders, 17*, 321-337.

Barrow, I. M., Holbert, D., & Rastatter, M. P. (2000). Effect of color on developmental picture-vocabulary naming of 4-, 6-, and 8-year-old children. *American Journal of Speech-Language Pathology, 9*, 310.

Jerger, S., Lewis, S., Hawkins, J., & Jerger, J. (1980). Pediatric speech intelligibility test. 1. Generation of test materials. *Int J Pediatr Otorhinolaryngol, 2*, 217-230.

Martin, F. N., & Clark, J. G. (2008). *Introduction to audiology* (10th ed.). Allyn and Bacon, Boston.

Newby, H. A., & Popelka, G. R. (1992). *Audiology*. Englewood Cliffs, NJ: Prentice-Hall.

Northern, J. L., & Downs, M. P. (2002). *Hearing in children* (5th ed.). Lippincott Williams & Wilkins, Baltiomre.

Olsen, W. O., & Malkin, N. D. (1979). Speech audiometry. In W. F. Rintelmann (Ed.), *Hearing Assessment*. Baltimore, University Park Press.

Park, M. H., Lee, K. S., Huh, M. J., & Lee, S. H. (2004). Early development of auditory performance in implanted infants and children with EARS-K in Korea. *Cochlear Implants International, 5*, 120-123.

Pendrod, J. P. (1994). Speech threshold and word recognition/discrimination testing. In J. Katz (Ed.), *Handbook of clinical Audiology* (4th ed., pp. 147-164). Baltimore: Williams & Wilkins.

Ross, M., & Lerman, J. (1970). A picture identification test for hearing impaired children. *Journal of Speech Hearing Reserch, 13*, 44-53.

Ross, M., & Learman, L. (1971). *Word intelligibility by picture identification*. Pittsburgh: Stanwix House, Inc.

Tillman, T. W., Carhart, R., & Wilber, L. (1966). *A test for speech discrimination composed of CNC monosyllabic words: Northwestern University test no 4.* Technical report no. SAM-TDR-62-135. San Antonio, TX; USAF school of aerospace of Medicine. Brooks Air Force Base.

Tye-Murray, N. (2004). *Foundations of aural rehabilitation: Children, adults, and their family members* (2nd ed.). Clifton Park, NY: Thomson Learning.

Tye-Murray, N. (2008). *Foundations of aural rehabilitation: Children, adults, and their-family members* (3rd ed.). Clifton Park, NY: Delmar, Cengage Learning.

Wilson, R. H., & Antablin, J. K. (1980). A picture identification task as estimate of the word-recognition performance of nonverbal adults. *J Speech Hear Disord, 45*, 223-238.

제8장 문장수준검사

박현영 · 장선아 · 이재희 · 박민현

의사소통 상황에서 궁극적인 듣기의 목표는 들려오는 여러 형태를 가진 문장 수준의 말소리를 지각하는 것이라 할 수 있다. 문장 수준의 말지각 능력을 갖추었을 때 일상생활 및 학업, 직업 등의 현장에서 말-언어 능력을 사용하여 기능적인 의사소통을 할 수 있다. 말지각 능력은 정상적인 청력 및 언어인지 능력을 가졌을 때 생애 초기 1년의 듣기 발달을 통해 습득되며, 1세를 전후하여 기본적인 문장지각 능력을 갖추게 된다. 이때의 문장은 1~2단어 수준의 기초적인 단계로 이후 언어와 인지 능력이 발달하면서 문장지각 능력은 지속적으로 향상된다.

문장지각의 발달적 단계는 크게 세 단계로 나누어 볼 수 있다. 첫째, 패턴지각 단계, 둘째, 핵심단어(key word)지각 단계, 셋째, 단어 및 음소 지각 단계가 그것이다. 말소리 정보는 이러한 세 단계를 거친 후 언어 인지 및 이해력과 상호작용하여 하향식 정보처리(top-down information processing)가 함께 일어나면서 복잡한 이해 수준으로 넘어간다. 이렇게 말지각 능력의 발달과 동시에 이루어지는 언어적 이해 및 표현 능력과 인지 능력은 인간의 구어 의사소통을 가능하게 한다.

그러나 이러한 발달적 설명만으로는 문장지각 능력 자체, 그리고 그 능력을 평가할 때 발생하는 여러 가지 변수를 이해하기에는 충분하지 않다. 문장 수준에서의 말

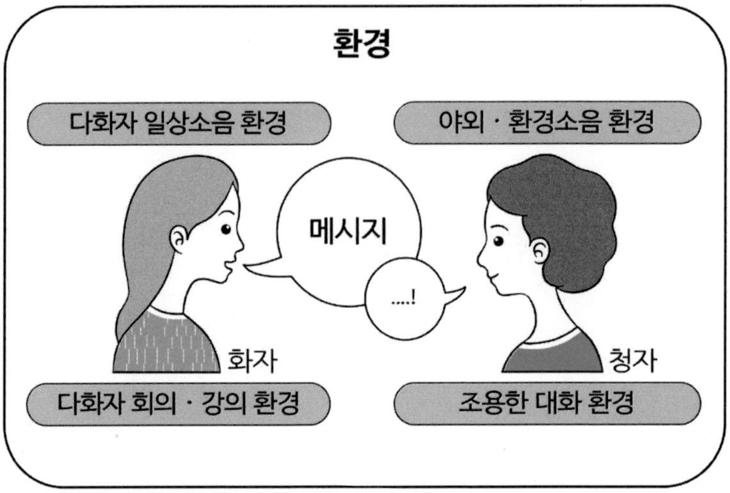

[그림 8-1] 문장지각에 영향을 미치는 요인들

지각은 앞에서 설명한 청자의 지각 측면에서만 설명되지 않는다. 문장의 지각은 이미 그 개념 자체에 문장의 이해를 내포하고 있으며 청자가 문장을 이해한다는 것은 청자 자신의 요인 외에도 화자 요인, 전달되는 메시지(신호 또는 코드라고도 한다), 의사소통 환경을 모두 포함하는 개념이다([그림 8-1]).

따라서 문장지각의 차원은 음소나 단어지각에 비해 음향학적인 균형이나 처리가 덜 중요하며, 실제 의사소통 상황을 얼마나 잘 반영하는가 또는 학습이나 인지적 요인들을 얼마나 잘 통제하는가가 검사의 제작 및 선택 기준이 되는 것이 좋다. 즉, 여러 가지 말지각검사 중에서 문장지각검사를 시행할 때에는 검사를 선택할 때부터 문장지각에 영향을 미치는 요인에 대해 충분한 이해를 가지고, 검사의 목적을 분명히하여 필요한 검사를 선택하며, 검사의 목적에 맞추어 정확하게 시행해야 한다. 이 책에서 문장지각과 관련된 이러한 광범위한 변수와 그에 따른 고려점을 모두 논하기는 어렵지만 AO 조건에서 말지각검사를 선택하고 시행한다고 했을 때, 고려해야 할 청자 요인, 화자 요인, 메시지 요인, 환경 요인에 대해 간략히 설명하고자 한다.

청자 요인은 앞서 설명한 바와 같이 발달적인 측면을 갖는다. 따라서 피검자의 연령이나 언어 수준에 따라 검사의 수준을 조절하여 선택할 수 있도록 고려되어야 한다. 화자 요인은 화자 목소리의 친숙도, 음량이나 음도 수준, 말 속도 등으로 문장검사 시행 시에 검사자의 숙련도와도 관련이 있다. 메시지 요인은 음소나 단어의 음향적 특성, 문장의 길이, 내용의 난이도 및 친숙도, 문장의 예측 가능성 등으로 한 피검자 내에서도 문장검사 간에 큰 점수 차이를 가져올 수 있는 중요한 요인이다. 환경 요인은 주로 소음의 유무와 관련되어 설명되지만, 음원과의 거리, 공간의 크기나 음향적 상태 등도 영향 요인이라는 것을 염두에 두어야 한다.

문장지각 능력이 이렇게 복잡한 발달 및 관련 요인을 가지고 있고, 언어 능력과 분리하여 측정하기가 어려움에도 불구하고 문장지각검사가 개발되고 사용되는 것은 인공와우나 보청기와 같은 청각 보장구가 다양해지고 널리 사용되면서, 청각 보장구의 착용 효과를 검증하기 위한 방법이 필요했기 때문이다. 현재 우리나라에서 사용되고 있는 문장검사는 대부분 인공와우이식 수술의 보급과 함께 제작 또는 번역된 것이다. 우리나라 최초의 문장지각검사는 1988년 서울대학교병원에서 사용되기 시작하였으며(박현영, 2010), 2005년 인공와우이식 수술의 보험급여 지급 기준에 문장검사 결과가 필수로 채택되면서 그 중요성이 더욱 커졌다. 인공와우이식 수술 환자의 수술 전후 듣기 능력의 변화를 평가하기 위해 사용되는 문장 수준에서의 검사들은 문장청취역치검사, 문장지각검사, 문장이해검사 등으로 나눌 수 있다. 문장청취역치검사는 문장을 이용하여 가청역치를 검사하는 방법이다. 최근에는 역치검사에 환경음이나 단어를 사용하는 경우가 대부분이고 문장검사는 거의 사용되지 않는 추세이므로 이 장에서는 다루지 않는다.

보험급여 지급을 위한 문장검사 결과는 조용한 상황에서 AO 조건으로 시행된 문장지각검사 결과다. 문장지각검사는 피검자가 따라 말하거나 받아쓰기로 반응하도록 한다(개방형, Open-set). 주로 피검자가 들은 문장을 따라 말하도록 하여 검사를 실시한다. 피검자의 능력이 되고 검사 시간이 충분히 확보되는 경우, 받아쓰기 형태의 반응 양식을 사용하는 것이 바람직하다. 따라 말하기보다 받아쓰기를 통해 피검자의 발음 능력에 구애받지 않고 듣기 능력에 대한 보다 정확한 결과를 산출할 수 있다. 피검자의 나이가 어리거나 발음상의 문제로 인해 문장을 따라 말하는 것이 어려운 경우, 그림이나 글자를 가리키는 방식(폐쇄형, Closed-set)으로 검사가 진행될 수도 있다. 나아가 소음과 함께 문장이 제시되거나 문장 내 단어를 무작위로 배열하여 더 어려운 듣기 상황에서의 문장지각 능력의 측정이 필요할 수도 있다. 이에 비해 문장이해검사는 문장을 그대로 따라 말하기보다 문장의 내용과 관련된 질문에 행동이나 말로 답하기, 문장이나 문단을 다시 말하기 또는 요약하여 말하기 등의 반응 양식으로 검사한다.

검사의 소개에 앞서 문장지각의 발달적 측면과 문장지각에 영향을 미치는 요인 및 반응 양식에 대해 살펴보았다. 이 장에서는 문장지각을 패턴지각, 핵심단어지각, 단어 및 음소 지각의 세 단계로 살펴보고, 임상 현장에서 주로 사용되는 일반적인 문장지각검사와 검사가 어려운 피검자를 위하여 개발되었거나 상위의 문장지각 능력을 검사하는 특수 문장지각검사로 나누어 제시하고, 이어서 문장이해검사에 대해 설명한다.

1. 문장지각 단계

1) 패턴지각 단계

연속되는 소리 정보는 지각의 초기 발달 과정에서 패턴의 형태로 지각된다. 이는 환경음이나 말소리 모두에 해당되며, 소리 정보의 주파수와 강도가 시간적으로 어떻게 변해가는가를 지각하는 단계다. 특히 말소리에 있어서 문장 수준의 지각은 상대적으로 긴 기간 동안 패턴을 지각하고 해석하는 단계를 거친다. 패턴을 지각하는 과정은 제5장 패턴검사에서 자세히 설명하고 있으므로 여기서는 생략하도록 한다. 패턴의 지각이 이루어지고 정교화되어 가는 과정에서 문장 내 핵심단어를 지각하는 능력이 발달한다.

2) 핵심단어지각 단계

핵심단어란, 문장을 이해하기 위해 필수적인 의미를 전달하는 단어의 단위를 말한다. 문장의 이해는 정확한 음소의 지각으로부터 시작되는 것이 아니라 말패턴을 중심으로 하는 소리-의미 연결과 문장 내 특정 단어의 이해를 통해 들리는 말소리에 반응하는 것으로 시작된다. 특정 단어의 이해는 어휘집(lexicon)이 형성되면서 시작된다. 단어의 지각은 단어의 의미 이해와 밀접한 관계가 있다(Bundgaard-Nielson et al., 2008). 단어의 의미 이해는 단어의 음운적인 표상을 통해 이루어지며, 음운적인 표상은 단어의 음향학적이고 음성학적인 자질을 통해 활성화된다. 또한 어휘집의 내용은 단어의 음운적 형태에 대한 정보뿐만 아니라 시각적 형태에 대한 정보, 단어의 의미에 대한 정보, 다른 단어와의 관계에 대한 정보 등을 포함함(Catts & Kamhi, 2005)으로써 연속되는 단어들을 통합하여 이해할 수 있다. 이를 통해 보다 긴 문장 수준의 지각이 발달하고 이는 다양한 환경과 상황에서의 의사소통 활동과 읽기와 쓰기 등 다른 학습 및 언어 영역과 긴밀하게 상호작용하며 발달한다.

3) 단어지각 및 음소지각 단계

(1) 문장에서의 단어지각

핵심단어의 지각과 유사한 개념이며, 나아가 조사나 어미 등의 지각이 정확하게 이루어지고 있는지도 포함하는 단계다. 문장에서의 단어지각은 구체어와 내용어 중심으로 이루어지다가 추상어와 기능어로 확장된다. 문장지각에 영향을 미치는 요인들은 단어의 내용뿐만 아니라 문장 발화 시의 억양과 운율, 속도 등이 있다. 문장 내에서 의미가 어렵거나 강세가 적게 들어가고 빠른 속도로 발생한 말소리는 지각이 더 어렵다. 이러한 요인들에도 불구하고 들리는 모든 단어를 인지할 수 있으면 문장 내 단어지각이 이루어졌다고 볼 수 있다.

(2) 문장에서의 음소지각

문장 내의 모든 단어를 인지했다는 것이 문장 내에서 발생한 모든 음소를 지각했다는 것과 같지는 않다. 문장은 본질적으로 운율적인 단서, 맥락적인 정보, 동시조음 현상을 내포한다(Tye-Murray, 2014). 즉, 문장을 지각하려면 운율이라는 말의 패턴을 지각하고 앞뒤 단어를 통해 정보를 유추할 수 있을 뿐만 아니라, 개개의 음소가 연속하여 발생하면서 앞뒤에 배열되어 있는 음소의 영향을 받아 변화되는 동시조음 현상을 지각할 수 있어야 한다. 사람들이 일상 의사소통 생활 중에 문장 내 모든 단어의 음소를 정확하게 지각한다기보다는 의사소통의 맥락과 의사소통 주체의 목적과 요구에 따라 다양한 지각 현상을 보인다. 따라서 문장 내 모든 단어를 음소까지 정확하게 지각하는지 평가하는 경우는 임상적으로 많지 않으며 연구 목적으로만 개발되어 사용되어 왔다.

사실, 문장지각이라는 용어는 청각학이나 언어병리학에서 자주 쓰이던 개념이 아니었다. 청각적인 정보의 양이 문장 수준에 도달하면 청지각적인 과정으로만 설명하기 어렵다. 문장 수준의 말소리는 청각 중추만이 아닌 언어의 수용과 이해, 감정과 기억의 활성화, 이를 통해 이루어지는 말 산출을 위한 준비 등 다양한 뇌활동을 동시다발적으로 일으킨다.이러한 문장 수준의 청각적 입력이 지각적 차원에서 다뤄진 이유는 앞서 언급했듯이 인공와우와 보청기 등 청각 보장구의 발달과 그로 인해 보장구 효과의 검증이 필요해졌기 때문이다. 또한 인공와우 기기의 발달로 임상의 실제에서 더 낮은 청력역치를 가진 청각장애 인구에서도 보청기보다 인공와우의 효과가 높게 나타나는 경우가 증가하면서, 인공와우 수술의 대상자 기준을 결정하는 데 기존의 일반적인 문장지각검사만으로는 환자가 일상생활에서 겪는 청각적 어려움이 다 반영되지 않는 문제가 발생하게 되었다.

이러한 임상의 실제를 반영하기 위해 적용할 수 있는 문장검사에는 소음하(in noise) 문장검사, 매트릭스(matrix) 문장검사, 비문장(nonsense sentence)검사 등이 있다. 소음의 유무는 일상적인 듣기 환경을 반영하기 위한 방법으로 일반 문장지각검사에 사용된 문장에 소음만 추가하면 가능한 검사다. 소음하 문장검사는 문장지각의 정확도만이 아니라 피검자가 기능적으로 의사소통할 수 있는 소음의 수준에 대한 정보가 함께 제공될 수 있는 점이 유용하다. 매트릭스 문장검사 중 그림을 반응판으로 사용하는 아동용 검사는 말 발달상 문장을 산출하기는 어려우나, 이해가 가능한 아동의 문장지각 능력을 단어 단위로 측정할 수 있는 사실상 유일한 방법이다. 글자를 반응판에서 고르거나 따라 말하기 방식을 쓰는 매트릭스 검사는 소프트웨어를 통해 검사 문장 내 단어가 무작위로 선택되어 검사 목록의 문장 순서에 의한 학습 효과를 방지하는 데 유용하다. 비문장은 의미 있는 문장에서 기대되는 패턴과 관용구, 동시조음 등을 해체함으로써 문장에서의 음소지각을 정확하게 측정하는 데 도움이 된다. 문장지각에 있어서의 소음하 조건에 대해서는 제9장 소음하 문장검사에서 자세히 다루고 있으므로 이 장에서는 간략히 소개하며, 매트릭스 검사와 비문장검사를 중심으로 다루도록 한다.

2. 문장 및 이야기 이해 단계

상대방과 정보를 주고받으며 의사소통할 때, 문장의 이해는 단어나 음소를 정확하게 따라 말할 수 있는 능력 이상이 요구된다. 즉, 들리는 말소리에 대한 정확한 이해와 함께 문장의 뜻에 대한 반응이 필요하다. 이 반응은 행동하기, 대답하기, 다시 말하기 등으로 이루어지게 된다. 검사 상황에 적용되는 예를 들어보자면, "이름이 어떻게 되시지요?"라는 문장을 들었을 때, 그대로 따라 말하기를 요구하는 문장지각검사와 달리 자기 이름표 가리키기(행동하기), "○○○입니다."(대답하기), "이름이 무엇이냐는 것이지요?"(다시 말하기)와 같은 반응을 요구하는 것이다. 이때 피검자의 연령이 어리거나, 명료한 말을 산출하지 못하거나, 글을 모르는 등 문장을 어떻게 이해했는지 파악하기 어려운 경우가 있다. 이때, 상황 그림 가리키기로 반응하게 하거나 매트릭스 형태의 문장검사가 사용되기도 한다.

문장지각이나 이해검사는 시행 및 해석 과정에서 피검자의 언어 능력을 반영하고 측정하는 것이 필수적으로 요구되며, 검사의 본질상 언어검사의 특성을 가지고 있다. 나아가 이야기의 이해를 검사한다는 것은 난청을 가진 피검자들의 상위 듣기 능력을 파악한다는 측면에서 임상에서 사용되고 있으나 본질적으로 언어검사라고 할 수 있다. 이야기의 이해는 이야기의 흐름을 이해하고 중심 내용이나 주제 파악과 같은 과제를 수행하는 것이다. 이때 이야기가 구성되는 특정 양식, 즉 이야기 문법에 대한 이해를 측정하는 것이 중요해진다. 듣기 검사의 일환으로 사용되는 이야기 검사는 주로 중심단어 찾기나 이야기 내용에 대한 표면적 질문에 답하기의 형태로 이루어진다. 임상 현장에서 청각적 측정에 사용되는 이야기이해검사로는 KNISE-DASP 이야기이해검사, SOREE 이야기이해검사 등이 있으나, 이 장에서는 다루지 않는다.

3. 일반 문장지각검사

앞에서 살펴본 바와 같이, 문장지각 능력은 발달적으로 이루어지며 이를 평가하기 위해 여러 가지 평가도구가 개발되어 사용되고 있다. 문장지각검사는 듣기에 적절한 강도의 문장을 듣고 정확하게 확인하는 정도(정확도, %)를 측정하는 방식으로 이루어진다(ASHA, 1988). 검사의 목적은 일상생활에서의 듣기 능력에 대한 실질적인 정보를 제공하고 재활을 위한 평가와 계획, 또 재활 과정에 대한 진전 평가를 위한 것이다. 구체적으로, 청각에 문제가 있는 학령전 아동이나 학령기 아동 및 성인에 있어 문장 수준의 지각 능력을 측정하여 일상생활 의사소통 능력과 의사소통 방법을 평가하고 최적의 보청기기를 선택하고 조절하는 데 필요한 정보를 얻고자 할 때, 또한 청각장애 유형 판별에 대한 정보와 개별적인 요구에 맞는 재활과 교육에 필요한 정보, 청각적 수행력의 진전을 확인하고자 하는 목적으로 사용된다. 검사 시 무반응과 오류 또는 피검자의 반응을 표기하여 후속 청능 및 언어재활을 계획할

표 8-1 일반 문장지각검사의 종류 및 특성

번호	검사명	검사단계	표준화 여부 (타당도, 신뢰도 검증)	구체적 검사 방법 및 채점 기준의 제시	대상 및 특이사항
1	IT-SPT (유아말지각검사)	음소 및 단어	×(×)	○	만 2~3세 아동 (폐쇄형, 개방형)
2	KNISE-DASP: 문장인지 검사	핵심단어	○(○)	○	만 3~6세 이상 (폐쇄형), 만 6세~초등학생 (개방형)
3	한국표준 어음청각검사	음소 및 단어	○(○)	○ 청각부스 안에서 녹음된 음성파일 사용 권장	학령기(만 6~12세) 일반용 (만 13세 이상)
4	SNUH-S-C(SNUH 학령전 아동용 문장검사)	핵심단어	×(○)	○	학령전 아동
5	EARS-K: Language-Specific Open-set Sentence Test	음소 및 단어	×(○)	○	만 5세 이상
6	SNUH-S-A: K-CID(SNUH 성인용 일상생활문장검사)	핵심단어	×(○)	○	청소년 및 성인

때 유용한 자료로 사용할 수 있다. 문장지각검사는 구어의 명료도를 측정하기 위한 바람직한 형태이며(Giolas & Duffy, 1973), 가장 자연스러운 듣기 과제다(Hirsh et al., 1952).

검사는 주로 조용한 상황에서 문장 전체 혹은 문장 내 주요 목표 단어를 듣고 따라 말하게 하는 방법으로 이루어진다. 현재 임상 현장에서 사용되는 검사들은 크게 아동용과 성인용으로 나누어 볼 수 있다. 검사에 따라 아동 및 학령기 아동에 대해 함께 사용되기도 하고 아동과 성인에 대해 함께 쓰이기도 하며, 학령기 아동과 성인용으로 구분하여 사용되기도 하는 것으로 조사되었다. 〈표 8-1〉은 병원 및 기관에서 임상적으로 많이 사용하고 있는 일반 문장지각검사를 대상 연령대에 따라 제시하고 검사 특성을 정리한 것이다.

1) 유아말지각검사

(1) 검사의 개발

유아말지각검사(Infant-Toddler Speech Perception Test: IT-SPT)(장선아, 2014)는 2~3세 유아에게 적용될 수 있는 4음절 이하의 문장으로 구성되었으며 폐쇄형(Closed-set, 보기가 있는 조건)과 개방형(Open-set, 보기가 없는 조건) 형태로 사용할 수 있도록 개발되었다(장선아, 2014; 장선아 외, 2016; Chang, 2017). 초기 언어 발달 및 말패턴지각 발달을 측정할 수 있으며, 청각 보장구 사용 초기의 말지각 발달을 측정할 수 있도록 고안된 검사다. 개방형 검사의 경우, 그림 자극이 동작그림으로 제시되어 산출한 반응을 강화하는 역할을 할 수 있으며 폐쇄형 검사의 경우에도 아동의 집중력 및 반응에 따라 동작그림과 정지그림의 두 가지 형태의 자극이 사용될 수 있다. 동작그림은 8~16개의 연속된 그림이 작동하여 애니메이션 효과를 냄으로써 유아의 집중과 관심을 유도할 수 있다. 컴퓨터나 태블릿 PC를 사용하여 무작위로 검사 문항이 제시되어, 학습 효과를 통제하여 검사를 시행할 수 있도록 개발되어 있다.

(2) 검사의 구성

하나의 검사 목록은 2~4음절 문장으로 구성된 10개의 문항으로 구성되어 있으며, 총 10개 목록과 2개의 연습 문항으로 이루어져 있다. 각 검사는 2~4음절 문장이 고르게 분포되어 있으며 음소균형(phonetic balance)을 고려하여 문장 자극을 배열하였다. 폐쇄형 검사로 제시될 경우 3개의 반응 자극을 제시하며, 제시되는 자극은 같은 문장 길이를 갖도록 구성되어 있다.

(3) 검사 시행 방법

1~3세 수준의 언어 능력을 가진 청각장애 아동에게 시행할 수 있으며 청각부스 안에서 또는 조용한 방에서 시행할 수 있다. 청각부스 안에서 시행할 경우 역치보다 40dB 높은 쾌적치 수준에서 검사음을 제시하며, 이때 검사와 관련된 그림강화 자료를 사용할 수 있다. 조용한 방에서 검사할 때는 AO(Auditory-Only, 청각적 단서만 제시) 또는 AV(Auditory-Visual, 청각적 단서와 시각적 단서를 모두 제시) 조건에서 시행할 수 있으며 폐쇄형 검사로 시행할 경우 3개의 자극으로 이루어진 반응판을 사용한다. 필요한 경우 문장을 재구성하여 2음절 문장, 3음절 문장, 4음절 문장을 분리하여 제시할 수 있다.

(4) 검사의 예문

다음은 IT-SPT의 검사 기록지(〈표 8-2〉 참조)와 그림 자극([그림 8-2] 참조)의 예다.

표 8-2 유아말지각검사 기록지의 예

문장 번호	문장	AO		AV		폐쇄형	
		문장	음소	문장	음소	1회	2회
1	불꺼						
2	버스타						
⋮	⋮	⋮	⋮	⋮	⋮	⋮	⋮
9	만지지마						
10	신발신어/신발시너						
정반응		/10	/66	/10	/66	/10	/10

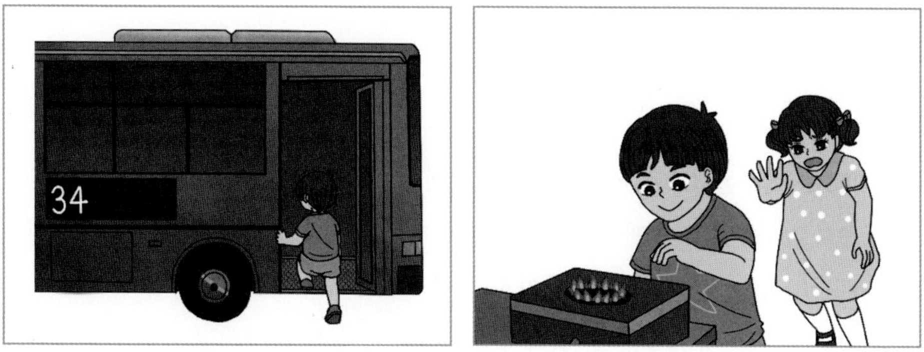

[그림 8-2] 유아말지각검사-그림 자극의 예

(5) 검사 결과의 처리 및 해석

반응은 AO 및 AV 조건에서 문장 및 음소로 각각 점수화하여 백분율로 산출할 수 있으며, 검사 자극에 대한 반응속도가 함께 산출된다. 문장 반응을 측정할 때에는 패턴지각의 형태를 측정할 수 있다. 초기 발달 문장으로 구성되어 있으며, 짧은 문장구 형태의 문장을 사용하여 어린 아동에게 사용할 수 있는 장점이 있는 반면에 어린 아동의 특성상 개방형 형태로 진행하기가 쉽지 않은 어려움이 있다. 조용한 환경에서 폐쇄형 형태로 어린 아동의 문장지각 능력을 살펴볼 때 유용한 검사다.

2) KNISE-DASP: 문장인지검사

(1) 검사의 개발

2011년 12월 출판된 KNISE-DASP(Korean National Institute of Special Education-Developmental Assessment of Speech Perception: KNISE-DASP)(송영준 외, 2011) 문장인지검사는 만 3세에서 출현하는 어휘들을 사용한 폐쇄형 검사와 6세 이상 초등학생을 대상으로 한 개방형 검사로 구성되어 있다. 친숙한 어휘들로 사용 빈도와 문장의 길이, 문장구조, 목록 간 음소균형 등을 고려하여 제작되었다. 폐쇄형검사는 Pediatric Sentence Intelligibility(PSI)(Jerger et al., 1980)의 기준을 참고하여 개발되었으며, 개방형 검사는 Korean Standard-Sentence Lists(KS-SL)(장현숙 외, 2008a)의 기준을 참고해서 학교생활 관련 문장으로 구성하여 아동의 학업 관련 문장인지 능력을 살펴보고자 한 검사다(장현숙 외, 2008b).

(2) 검사의 구성

KNISE-DASP 문장인지검사는 폐쇄형 검사와 개방형 검사로 구성되어 있다. 폐쇄형 검사는 두 가지 난이도로 쉬운(Easy) 문장검사와 어려운(Hard) 문장검사가 있으며, 각각 12개 문장으로 가형과 나형의 2개 목록이 있다. 12개의 문장은 각각 6개의 문장으로 나뉘어 그림판 4개에 표현하여 제시하도록 구성되어 있다. 만 3세에서 출현하는 어휘들로 최대 3개의 단어로 된 주어+목적어+서술어 형태의 단문이 사용되었다. 쉬운 문장검사는 주어 뒤에 주격 조사가 있는 문장이고 어려운 문장검사는 주어 뒤에 주격 조사, 목적어에 해당하는 단어 뒤에 목적격 조사 또는 장소격 조사가 있는 문장으로 구분되어 있다.

개방형 검사는 40개의 핵심단어로 구성된 10개의 문장으로 이루어져 있으며, 가형, 나형, 다형, 라형의 동형 검사 목록이 있다. 각 목록은 단어가 2개에서 9개까지 사용되었고, 핵심단어는 2개에서 6개로 제한되어 있다(각 목록에는 핵심단어가 2개인 문장 1개, 핵심단어가 3개인 문장 4개, 핵심단어가 5개인 문장 4개, 핵심단어가 6개인 문장 1개씩으로 구성되어 있다). 가형과 나형, 또는 다형과 라형 목록에서 같은 단어가 사용된 문장들이 있어서 4개 목록 중에서 2개 이상의 목록을 사용할 경우 선택에 주의가 필요하다.

(3) 검사 시행 방법

KNISE-DASP 문장인지검사는 검사 대상자의 연령, 인지 및 언어 발달, 청력과 같은 변인들을 고려하여 검사 자극, 반응 형식, 검사 조건 등을 선택한다. 만 3세 이상 학령 전 아동의 경우 폐쇄형 검사, 만 6세 이상 학령기 아동의 경우개방형 검사를 실시할 수 있다.

검사 전 잔존 또는 보정청력이 최적화 상태인지를 체크하고, 검사에 대한 충분한 설명과 함께 아동의 말지각 발달 수준에 따라 적절한 반응 양식을 사용하도록 하여야 한다. AO에서 실시되는 것을 원칙으로 하며 일상회화 수준의 강도로 너무 느리거나 빠르지 않은 보통 속도로 제시한다. 검사 문장의 제시는 1회를 원칙으로 하나 아동이 반복을 요구할 경우 다시 한번 들려줄 수 있다. 육성을 사용하여 실시하는 검사이나 필요한 경우 CD 음원을 사용할 수 있다.

폐쇄형 검사는 아동과 1m 거리 내에서 인공와우나 보장구를 착용한 귀를 향해

AO 조건에서 검사 문장을 무작위로 1회씩 들려주고 그림판을 보면서 반응하도록 유도한다. 검사 시 어려운 문장 검사를 먼저 실시하되 아동의 수용언어 능력이 낮다고 판단될 경우 쉬운 문장을 검사한다. 반응은 정반응과 오반응을 ○와 ×로 표기하고 아동이 보인 오반응을 기록한다. 정반응의 수와 백분율로 점수화한다. 폐쇄형 검사는 아직 언어 표현이 가능하지 않은 어린 아동들의 문장지각을 검사하는 현장에서 유용하게 사용될 수 있다.

개방형 검사는 아동과 1m 거리 내 인공와우나 보장구를 착용한 귀를 향해 AO 조건에서 검사 문장을 무작위로 1회씩 들려주고, 따라 말하게 하거나 따라 말하기가 불가능한 경우 문장을 받아쓰게 한다. 반응을 상세히 기록하여 정반응을 보인 목표 단어 수와 정반응을 보인 문장 수를 백분율로 점수화한다.

(4) 검사의 예문

다음은 KNISE-DASP의 문장인지검사 중 폐쇄형 쉬움(Closed-Easy) 검사 기록지 가형(〈표 8-3〉 참조)과 이에 따른 그림판([그림 8-3] 참조), 폐쇄형 어려움(Closed-Hard) 검사의 기록지 가형(〈표 8-4〉 참조), 개방형 검사의 기록지 나형(〈표 8-5〉 참조)의 예를 제시한 것이다.

표 8-3 KNISE-DASP: 문장인지검사(Closed-Easy) 기록지의 예

그림판	문항	목록 가형	반응		비고
			☐ AO	☐ AV	
1	1	곰이 모자 써.			
	⋮	⋮			
	4	말이 당근 잡아.			
	⋮	⋮			
2	7	호랑이가 자요.			
	⋮	⋮			
	12	원숭이가 내려와요.			
	점수		/12 (%)	/12 (%)	

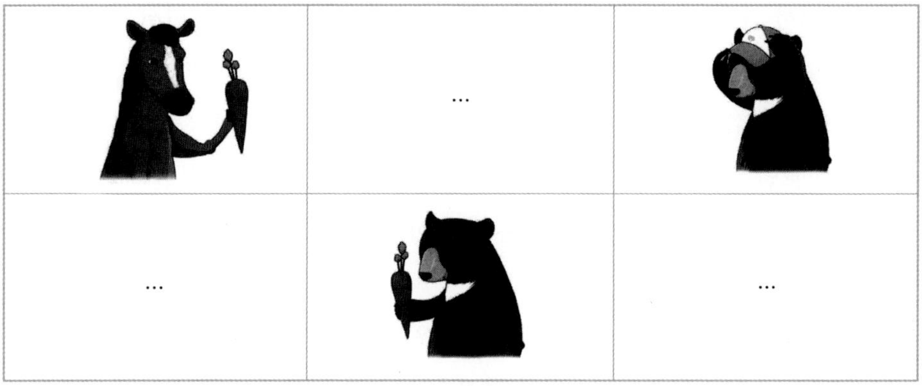

[그림 8-3] KNISE-DASP: 문장인지검사(Closed-Easy) 그림판의 예

표 8-4 KNISE-DASP: 문장인지검사(Closed-Hard) 기록지의 예

그림판	문항	목록 가형	반응		비고
			□ AO	□ AV	
1	1	곰이 모자를 써요.			
	⋮	⋮			
	4	말이 당근을 잡아요.			
	⋮	⋮			
2	7	호랑이가 침대에서 자요.			
	⋮	⋮			
	12	원숭이가 계단에서 내려와요.			
	점수		/12 (　%)	/12 (　%)	

표 8-5 KNISE-DASP: 문장인지검사(Open-set) 기록지의 예

문항	목록 나형	□ AO	□ AV
		문장 수	목표 단어 수
1	손을 들어라.		/2
⋮	⋮		
5	교실에서 청소를 했어.		/3
6	두 줄로 똑바로 서서 운동장으로 나가세요.		/6
⋮	⋮		
10	국어책 4쪽을 펴서 큰 소리로 읽어 보세요.		/5
점수		/10 (　%)	/40 (　%)

(5) 검사 결과의 처리 및 해석

3세에서 초등학교 6학년 아동까지 KNISE-DASP의 여러 영역을 모두 검사한 이후 원점수와 백분위 점수, 환산점수를 산출하여 말지각 지수를 산출할 수 있다.

3) 한국표준 어음청각검사: 문장인지도검사

(1) 검사의 개발

장현숙 등(2008a)이 CID(Central Institute for the Deaf) 일상생활 문장검사의 문장선정 기준에 부합되는 동시에 연령, 한국어 및 청각학적 특성을 고려하여 CD로 음원을 제작한 표준화된 검사다. 검사 전 청력검사기의 보정을 실시하고 청각부스 안에서 검사를 실시한다.

(2) 검사의 구성

한국표준 어음청각검사 중 문장인지도검사는 개방형 검사로 구성되어 있으며, 학령전기용(만 3~5세), 학령기용(만 6~12세)와 일반용(만 13세 이상) 검사로 나뉜다. 특히 학령전기용 검사는 그림판으로 제작되어 있으며, 각각은 모두 CD로 음원을 제작하여 청각부스 안에서 청력검사기의 보정이 이루어진 후 피검자의 어음인지역치에 30~40dB HL을 더한 수치로 또는 쾌적 수준으로 강도를 조정하여 검사가 이루어진다.

학령전기용 검사는 네 개의 목록이 있으며 각 목록은 10개의 문장으로 이루어져 있고, 그림판 10개를 사용하여 검사가 이루어진다. 각 목록마다 음소, 어휘와 문장구조, 주파수 및 심리음향분석 등을 통하여 검사 목록 간 난이도를 조절하였다. 학령전기용 문장검사를 위해서는 두 명의 검사자가 필요하다.

학령기 아동용과 일반용 문장인지검사는 각각 8개의 목록이 있다. 각 목록은 10개의 문장이 40개의 핵심단어로 이루어져 있으며 각 문장은 2~6개의 목표 단어를 포함하고 있다. 문장표는 각 목록마다 음소, 어휘와 문장구조, 주파수 및 심리음향분석 등을 통하여 검사 목록 간 난이도를 동등하게 조절하였다.

(3) 검사 시행 방법

문장인지도검사는 청각부스 안에서 청력이 좋은 쪽 귀를 먼저 확인한 후, 목록을 선택하여 피검자의 어음청취역치에 30~40dB를 더한 수치 또는 쾌적 수준 강도로 제시한다. 각각의 귀에 대해 따로 검사하기 때문에 차폐가 필요한 경우도 있으며 청각부스 안에서 청력검사기의 보정이 이루어진 후 검사해야 하므로 언어치료사가 언어치료실에서 검사할 수 없는 제한점을 가지고 있다. 또한 두 명의 검사자가 필요하기 때문에 학령전 아동이 많은 병원이나 일부 센터에서도 검사하는 데 여러 제약이 있을 수 있다. 검사 문장은 CD를 사용하여 한 번만 제시하는 것을 원칙으로 하며, 피검자의 발음이 부정확하여 정확한 반응인지에 대한 판단이 불분명한 문장은 검사 중에 표시해 두었다가 10개의 문장을 모두 검사한 후에 육성을 사용하여 다시 한번 제시하고 피검자의 반응을 기록한다. 피검자의 반응시간을 고려하여 다음 문장을 제시하기 전에 pause 키를 이용하여 충분한 반응 시간을 주어야 한다.

(4) 검사의 예문

다음은 한국표준 어음청각검사 중 문장인지도검사의 연령에 따른 검사 목록과 이에 따른 그림판이다. 학령전기용 문장표와 그림판(〈표 8-6〉, [그림 8-4] 참조)과 학령기 문장표(〈표 8-7〉 참조) 그리고 성인용 일반 문장표(〈표 8-8〉 참조)의 예를 제시하고 있다.

표 8-6 문장인지도 문장표-학령전기용의 예

그림판	목록 1
연습 1	토끼가 잠을 자.
1	자전거 그려.
2	우산을 펴요.
⋮	⋮
9	신발을 던진다.
10	코끼리와 곰이 있다.

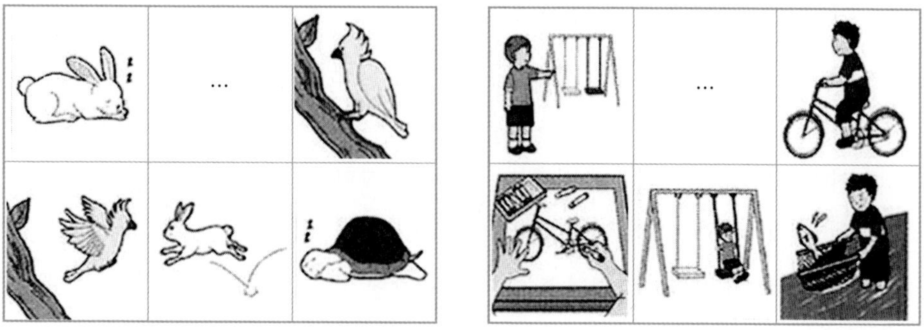

연습용 그림판　　　그림판 1

[그림 8-4] 문장인지도검사 학령전기용 그림판의 예

표 8-7 문장인지도 문장표-학령기용의 예

학령기용 목록 1: dB HL(Rt / Lt)	정반응률	
	문장 수	목표 단어 수
1. 꼬마가 노래를 부르며 춤을 춘다.		/5
2. 오늘 날씨가 어때?		/3
⋮		⋮
9. 키가 작은 내 친구는 귀엽고 예쁘다.		/6
10. 새로 산 카메라가 고장이 났습니다.		/5
	/ 10	/ 40

표 8-8 문장인지도 문장표-일반용의 예

일반용 목록 1: dB HL(Rt / Lt)	정반응률	
	문장 수	목표 단어 수
1. 백화점에 가서 목걸이와 반지를 샀습니다.		/5
2. 휴지를 버려 주세요.		/3
⋮		⋮
9. 당신이 만든 작품을 설명해 보세요.		/5
10. 당근은 무슨 색입니까?		/3
	/ 10	/ 40

(5) 검사 결과의 처리 및 해석

학령전기 문장검사에서는 문장 수의 정반응률을 구하고 학령기 아동용과 일반용 문장검사는 문장과 목표 단어 수의 정반응률을 구한다. 학령기 아동용 검사는 영유아 때 인공와우이식 수술을 받은 후 아동들이 성장하면서 성인용 검사로 흡수되기 이전 시기에 아동용 검사와 성인용 검사를 이어 주는 역할을 하는 검사로 임상에서 유용한 검사로 여겨진다. 그러나 학령전기용, 학령기 아동용과 일반용 문장 모두 각 목록마다 일부 겹치는 어휘가 포함되어 있는 제한점을 보이며, 다른 문장지각검사에 비해 점수가 높게 나오는 경향이 있다.

4) SNUH 학령전 아동용 문장검사

(1) 검사의 개발

SNUH 학령전 아동용 문장검사(Seoul National University Hospital Everyday Sentence Test for Children)(조응경, 2010)는 우리나라 최초의 아동용 말지각검사로, 언어 능력이 만 2세 6개월~5세 11개월 범주에 속하는 경우의 아동을 대상으로 1995~1996년에 걸쳐 제작되어 이후 수정을 거쳐 사용되고 있다. 만 2~5세 아동의 자발화 분석과 어휘에 대한 선행 연구를 기초하여 목표 단어를 선정하고 어휘 친숙도, 음소 분포, 문장 유형, 문장의 길이 등을 고려하여 다양한 단어를 포함하고 조음의 영향을 최소화하도록 하여 개방형 검사로 제작되었다. 2010년에는 검사의 타당도와 신뢰도에 대한 연구가 실시되었다.

(2) 검사의 구성

기존 3개의 검사 목록에 3개의 목록이 추가되어 사용되고 있으며 각 목록은 3개의 목표 단어로 구성된 10개의 문장으로 구성되어 있다. 문장 내 각각의 단어는 1음절에서 5음절까지로 분포되어 있으며 2~4음절로 구성된 단어가 주로 사용되었다. 양쪽 귀의 인공와우이식 수술이 증가하면서 각 귀에 대한 검사가 이루어지기 위해 문장 검사의 목록이 더 필요하고, 전화 검사까지 가능한 아동들을 위해 추후 지속적으로 문장 목록을 추가할 필요성이 있다.

(3) 검사 시행 방법

검사 전 최적의 보청기기를 착용한 상태에서 보정청력이 최적화 상태인지 체크하고 검사에 대한 충분한 설명과 함께 연습과제에서 과제 수행이 가능한 아동에게 실시한다. AO 조건에서 실시되는 것을 원칙으로 하며 AO 조건에서 검사가 끝난 후 AV 조건에서 다른 목록으로 검사한다. 일상회화 수준의 강도로 너무 느리거나 빠르지 않은 보통 속도로 제시한다. 검사 문장의 제시는 1회를 원칙으로 하나 아동이 반복을 요구할 경우 다시 한번 들려줄 수 있다. 조용한 장소(소음 정도 50dBA 이하)에서 일상회화 수준(60~70dB SPL)의 육성으로 제시한다. 1m 거리에 마주 보고 앉거나 인공와우나 보장구를 착용한 귀를 향해 앉아서 실시하며, 시각적 단서를 제공하지 않도록 검사자의 입에서 20cm 정도 떨어진 위치에 가림판을 사용하여 검사한다. 검사 문장은 1번 문항부터 시작하여 10번 문항까지 다 실시하고 끝낸다.

(4) 검사의 예문

〈표 8-9〉는 SNUH-C-S 검사 목록의 예다.

표 8-9 SNUH-C-S 검사 기록지의 예

검사일: ________

이름: ________　　성별: 남 · 여　　생년월일: ________ (;)　　검사자: ________

검사 항목	AO	AV
1. 엄마랑 버스를 탔어요.		
2. 불을 끄고 자요.		
⋮		
9. 오늘은 날씨가 추워요.		
10. 텔레비전 소리가 시끄러워요.		
점수	/30 = %	/30 = %

(5) 검사 결과의 처리 및 해석

아동이 따라서 말한 반응을 그대로 전사하여 핵심단어마다 정반응 1점, 오반응을 0점으로 처리하여 백분율로 점수화한다. 아동의 조음 능력을 고려하여 받아쓰기를 시행하거나 조음-음운 능력 평가 결과를 참조하여 정반응 여부를 결정할 수 있다.

5) EARS-K: Language-Specific Open-set Sentences Test

(1) 검사의 개발

EARS(Evaluation of Auditory Response to Speech)는 오스트리아의 MED-EL사가 연구하여 구성한 말지각 평가도구다. MED-EL사의 허가를 얻어 2003년 만들어진 EARS-K(Korean)는 한국판 청각언어재활을 위한 평가 가이드(이상흔 외, 2003)이며, 여러 하위 검사가 있다. 이 중에서 Language-Specific Open-set Sentence Test는 동시조음이 되는 친숙한 문장을 확인하는 능력을 평가하며 5세 이상 사용할 수 있는 검사다.

(2) 검사의 구성

개방형 검사이며 10개 문장으로 구성된 세 개의 목록이 있다. 세 개의 목록은 각각 단어 수가 다르게 구성되어 있고 핵심단어가 아니라 어미까지 포함한 음소 및 단어 전체를 순서까지 정확하게 산출했을 때 정반응으로 인정한다.

(3) 검사 시행 방법

검사에 포함되지 않은 문장으로 예를 제시할 수 있고, AO 조건에서 실시하며 각 문장은 한 번만 제시한다. 가능하면 받아쓰도록 하는 것이 바람직하다고 권고한다.

(4) 검사의 예문

〈표 8-10〉은 EARS-K: Language-Specific Open-set Sentence Test의 검사 기록지의 예다.

표 8-10 EARS-K: Language-Specific Open-set Sentences Test 검사 기록지의 예

List 1

	문장	단어	정반응
			모방 / 이해
1	학교에 가요.	/3	/
2	아기가 자요.	/3	/
⋮	⋮	⋮	
9	아이들이 학교에 가요.	/5	/
10	컴퓨터가 고장이 나요.	/5	/

채점:

정반응 단어 수: ________ (38점)

전반응 문장 수: ________ (10점)

(5) 검사 결과의 처리 및 해석

각 단어마다 정반응한 것을 +로 표시한 다음 전체 단어 수를 센다. 이때 핵심단어가 아니라 조사 및 어미 등을 단어로 인정하고 모두 정반응해야 하는 것을 유의해야 한다. 순서에 맞게 모든 단어를 정확하게 반복한 것을 정답으로 채점한다. 목록 내에서 겹치거나 여러 번 반복해서 사용된 단어가 있는 제한점을 가지고 있다.

6) SNUH 성인용 일상생활문장검사

(1) 검사의 개발

SNUH 성인용 일상생활문장검사는 우리나라 최초의 말지각문장검사다. 1988년 국내에서 최초로 성인 대상의 인공와우이식 수술이 시행된 이후 서울대병원에서는 미국 CID에서 개발한 일상생활 문장을 한국어로 번역하여 사용하기 시작하였다. 한국어로 번역되는 과정에서 각 목록 별로 겹치는 단어가 많고, 목록 간 문장의 길이에서 차이가 많이 보였으며, 사용된 낱말의 빈도나 난이도 등의 문제가 지적되어 왔다. 이런 문제를 해결하기 위하여 1996년에는 각 목록별로 문장의 길이, 단어의 사용 빈도와 난이도 등의 조절을 시도하였고, 한국어의 어휘 사용 빈도, 피검자의 문장의 따라 말하기의 수행 능력 등을 고려하여 문장의 길이와 구조 등에 대해 수정

작업을 실시하여 SNUH 성인용 일상생활문장검사(SNUH-S-A: K-CID)(박현영, 2010)를 개발하였다. 2009년 동아청각심포지엄에 발표된 조사에 따르면 SNUH-S-A: K-CID는 국내 인공와우이식 수술 병원 중 가장 많은 병원에서 사용되고 있으며, 또한 몇몇 병원과 기관에서 변형된 형태로 사용되고 있는 것으로 알려졌다. 2010년 검사에 대한 타당도와 신뢰도에 대한 연구가 실시되었고, 2019년 정상 성인에서 K-CID 문장검사의 10개 목록에서 목록 간 동형성이 확보되어 난이도에 차이를 보이지 않는 것으로 보고되었다(박민현 외, 2019). 이 외에 보청기 착용 성인과 인공와우 착용 성인 집단을 대상으로 SNUH-S-A: K-CID 문장과 K-HINT(Korean-Hearing in Noise Test) 문장, EARS-K 문장을 비교한 연구에서 집단 간에 세 검사의 점수가 통계적으로 유의한 차이를 보였다는 연구(박현영 외, 2011)와 SNUH-S-A: K-CID 문장과 K-HINT 문장의 비교에서 SNUH-S-A: K-CID 문장 점수가 K-HINT 문장 점수보다 낮지만 두 검사 간 높은 상관을 보인다는 연구 등이 있다(Jang et al., 2012). 이 검사는 피검자의 언어 능력을 고려하여 초등학교 고학년부터 청소년과 성인을 대상으로 실시되는 검사다.

(2) 검사의 구성

7개의 검사 목록에 3개의 목록이 더해져 현재 10개의 문장 목록이 사용되고 있다. 10개의 목록은 각 목록마다 10개의 문장이 홑문장 5개, 겹문장 5개로 구성되어 있으며, 50개의 핵심단어로 이루어져 있다. 각 단어는 1~6음절로 이루어져 있다. 한 문장 당 핵심단어의 수는 3~7개이며, 목록별로 152~154개의 음절로 길이를 제한하였다. 각각의 목록은 문법 구조와 문장 형태의 다양성을 고려하고, 단기기억력에 의한 영향을 최소화하기 위한 문장 길이(장진아, 2004; 전재영, 2006)를 사용하였고 일상생활 속의 고빈도 어휘로 50개의 핵심단어가 겹치지 않도록 구성되어 있다. 문장의 형태는 목록 당 서술문 6개, 의문문 2개(일반의문문 1개, 의문사가 있는 의문문 1개), 명령문 2개로 구성되었다.

(3) 검사 시행 방법

검사 전 보정청력이 최적화 상태인지 체크하고 검사에 대한 충분한 설명과 함께 연습과제를 실시한 후 조용한 상황에서 일정한 크기의 실제 음성을 사용하여 본 검사를 실시한다.

SNUH-S-A: K-CID의 검사 방법은 다음과 같다. 보청기나 인공와우 착용한 귀 쪽으로 1m 거리에서 일상 대화 수준의 강도(60~70dB SPL)로 제시한다. 검사자가 피검자의 옆에 앉는 것이 피검자의 주의를 산만하게 하거나 방해가 된다고 판단되면, 검사자가 피검자와 마주 앉아서 검사를 진행한다. 마주 보는 위치에서 검사할 때에는 검사자는 입술에서 약 20~25cm 정도 떨어진 거리에 가림판으로 입술을 가린다. AO 조건에서 검사하고 다른 목록을 사용하여 AV 조건에서도 검사한다. 각 문장은 처음부터 끝까지 한 번 들려주고 전체 문장을 따라 말하게 하거나 일부라도 들은 것을 따라 말하게 한다. 피검자가 제대로 따라 말하지 못하거나 문장을 더 들려주도록 요구하였을 때에는 문장을 한 번 더 제시한다. 피검자의 조음문제로 피검자가 따라서 말한 문장을 알아들을 수 없을 때에는 받아쓰도록 한다.

(4) 검사의 예문

〈표 8-11〉은 SNUH-S-A: K-CID의 검사 기록지의 예다.

표 8-11 SNUH-S-A: K-CID 검사 기록지의 예

검사일: ________

이름: ________ 성별: 남 · 여 생년월일: ________ (;) 검사자: ________

검사 항목	A	AV
1. 할아버지는 시내에서 조금 먼 곳에 사신다.	/6	/6
2. 누군가 아침마다 가게 앞을 청소한다.	/5	/5
3. 자리를 어떻게 바꿀까요?	/3	/3
⋮	⋮	⋮
9. 감기에 걸리지 않으려면 손을 자주 씻어야 한다.	/6	/6
10. 일곱 시까지 교실로 모이자.	/4	/4
점수	/50= %	/50= %

(5) 검사 결과의 처리 및 해석

문장에서 단어를 정확하게 따라 말하지 않아도 핵심단어가 맞으면 정반응으로 채점한다. 피검자가 정반응한 핵심단어의 수를 세어 전체 핵심단어의 수를 50으로

나누어 백분율을 산출한다. 10개의 문장의 목록 중 최소 2개 이상의 목록을 사용하여 검사 후 평균값을 구한다. 말지각문장검사에서 음향학적인 측면을 강조하여 문장 내 단어의 음향학적 성질을 고르게 분포시키다 보면, 실제 의사소통 상황에서 벌어지는 역동적인 말지각 현상이 반영되지 않아 실제 능력에 비해 문장검사 점수가 높게 나올 우려가 있다. SNUH-S-A: K-CID는 청각학적으로 처리된 문장에 비해 일상적인 의사소통 문장 구성과 검사 조건을 사용하여 인공와우이식 수술을 앞둔 고심도 난청인들의 일상 듣기 능력의 어려움을 더 잘 반영하는 것을 보인다(박현영 외, 2011; Jang et al., 2012).

이 외에도 SOREE 일상생활문장듣기검사, ASAN Everyday Sentence Perception Test, AJU-문장확인검사 등이 임상 현장에서 제작되어 사용되어 오고 있다.

4. 특수 문장지각검사

일상적인 의사소통 상황은 언제나 듣기에 좋은 상태로 진행되지 않는다. 소리가 가까워지기도 하고 멀어지기도 하며, 크고 작게, 빠르게 느리게, 변화무쌍하게 진행되며, 화자에 따라 목소리나 발화 습관, 대화 주제, 선행지식 정도, 감정 상태 등이 청자의 듣기 이해 능력에 큰 영향을 주기도 한다. 또한 청자의 측면에서 보면, 문장지각 능력은 언어 및 인지 능력에 많은 영향을 받으며, 요즘에는 청자 자신이 의사소통 상황에서 바라는 문장지각의 수준에 따라 요구되는 문장지각 능력이 달라지기도 한다. 화자와 청자 간에 어떤 메시지를 사용하는가, 어떠한 환경에서 메시지가 전달되는가 역시 청자의 지각에 큰 영향을 미친다.

이 책에서 이러한 광범위한 의사소통 상황에서의 듣기 능력에 대해서 모두 다룰 수 없지만, 청자와 검사 문항(메시지) 요인에 대한 이해는 검사의 선택과 시행, 검사 결과의 해석에 매우 중요하므로 이 장에서 제시하고자 한다. 문장 수준의 말소리 자극의 지각은 청자, 즉 피검자의 상태에 따라 두 가지 다른 방향으로 영향을 받는다. 자극의 길이가 길어질수록 지각 능력 외에도 청각적 기억력이 확보되어야 문장지각이 가능해진다. 따라서 문장의 길이를 감당할 수 없는 연령이 어린 경우이거나, 말소리가 너무 불명료하게 지각되는 경우, 성인이어도 청각적 기억력과 작업기억에 손상을 입은 경우 등은 음소지각이나 단어지각에 비해 문장지각 능력이 떨어진다.

한편, 문장 자극은 미세하거나 짧게 산출되는 음소나 단어에 비해 더 많은 의미 정보를 제공하며, 단어와 단어 간의 관계, 문맥 단서가 존재하여 어휘 및 언어 능력을 가지고 있는 피검자는 음소지각이나 단어지각보다 더 나은 수행을 할 수도 있다. 즉, 어떤 피검자는 음소지각이나 단어지각 점수가 문장지각 점수보다 낮은 반면, 또 어떤 피검자는 음소지각이나 단어지각 점수보다 문장지각 점수가 더 낮다. 이러한 현상은 인공와우이식 수술과 같이 중요한 결정을 할 때 어려움을 가져온다. 보험급여 기준에서 문장지각 점수를 수술 대상 결정 기준으로 삼는 것은 음소나 단어지각 능력이 덜 중요해서가 아니라, 문장지각검사가 일상 속에서의 듣기 능력을 가장 잘 반영하기 때문이다. 그렇기 때문에 문장검사를 잘 선정하여 피검자의 듣기 능력에 대한 보다 정확하고 많은 정보를 제공하는 것이 필요하다.

다양한 청력 수준과 난청의 유형을 가진 피검자들의 듣기 능력을 파악하기 위해 사용되는 특수 문장지각검사들은 이러한 필요를 채우기 위해 개발되었다. 〈표 8-12〉는 병원 및 기관에서 임상적으로 많이 사용하고 있는 특수 문장지각검사를 제시하고 검사 특성을 정리한 것이다.

표 8-12 특수 문장지각검사의 종류 및 특성

번호	검사명	검사 단계	표준화 여부 (타당도, 신뢰도 검증)	구체적 검사 방법 및 채점 기준의 제시	대상 및 특이사항
1	K-HINT(소음하 문장검사)	핵심단어	○(○)	○ 청각부스 안에서 녹음된 음성파일 사용 권장	만 16세 이상
2	한국어 매트릭스 문장인지 검사	핵심단어	○(○)	○	성인
3	EARS-K: Closed-set Sentence Test	핵심단어	×(×)	○	만 4~5세 이상
4	비문장검사	음소 및 단어	×(×)	○	청소년 및 성인

1) K-HINT(소음하 문장검사)

(1) 검사의 개발

K-HINT(소음하 문장검사)는 인공와우이식 수술 이후 청각재활 효과의 다언어간 비교 연구를 위해 2003년 아주대학교병원 팀에 의해 개발된 검사로 소음 상황에서의 문장인지를 검사하며 만 16세 이상 사용 가능하며, 자세한 내용은 제9장 소음하 말지각검사에 정리되어 있다.

(2) 검사의 구성

2~6개 단어로 구성된 20개 문장으로 구성된 12개의 목록이 있다. 문장 길이가 다양하지 않고 간단한 회화체의 문장으로 구문구조가 단순한 것이 특징이다. 또한 각 목록마다 구성 단어 수에 차이가 있으며 겹치는 단어가 있고, 난이도의 차이가 있다. 검사 소프트웨어와 검사용 문장이 녹음된 하드웨어 및 사운드 카드가 필요하다.

(3) 검사 시행 방법

청각부스 안에서 조용한 상황(Quiet), 전방 소음(Noise Front), 우측 소음(Noise Right), 좌측 소음(Noise Left)의 네 가지 상황에서 이루어진다. 헤드폰을 사용하거나 음장(Sound Field)에서 피검사자에게 검사용 문장신호를 주며 배경 소음으로는 추출된 문장의 장기간 스펙트럼(Longterm average spectrum)을 이용하여 만들어진 65dB의 음성소음이 이용된다. 피검자가 문장의 50%를 정확하게 반복할 수 있는 최소역치를 측정한다.

(4) 검사 결과의 처리 및 해석

피검자가 문장의 조사와 어미 등을 완전하게 반복하여야 정반응으로 처리한다.

2) 한국어 매트릭스 문장인지검사

(1) 검사의 개발

한국어 매트릭스 문장인지검사는 조용한 상황 및 소음 상황에서 청자의 문장인지 능력을 측정하는 데 사용하고자 개발된 검사도구다(이재희, 이동운, 2017). 현재까지 한국어 버전을 포함하여 17개 이상의 다국어 버전 매트릭스 문장인지검사도구가 개발되었다(Kollmeier et al., 2015). 대부분의 다국어 매트릭스 검사도구는 Akeroyd 등(2015)의 multilingual speech test 개발 가이드에 따라 문장을 최적화(optimization)하고 도구를 검증하였기 때문에 서로 다른 언어임에도 불구하고 신뢰도 및 타당도 결과, 동질성 확보 면에서 유사한 것이 특징이다. 한국어 매트릭스 문장인지검사 역시 소프트웨어에 기반하는 검사도구로 보다 빠르고 용이하게 검사를 진행할 수 있다는 장점이 있으나, 검사자가 본인의 육성으로 문장을 제시하거나 임의로 녹음한 음원을 사용할 수 없고, 소프트웨어에서 요구하는 전기음향학적 보정과 검사 환경이 필수적이다.

(2) 검사의 구성

매트릭스 소음하 문장인지검사에서는 10개의 행과 5개의 열로 이루어진 10×5 행렬(매트릭스)에 포함된 50개의 단어가 문장 목록 내에서 겹치지 않게 단어를 조합하여 문장을 구성한다(〈표 8-13〉 참조). 따라서 모든 문장은 5개 단어, 즉 '주어+형용사+명사+수사+동사'로 구성된다. 예를 들어, 〈표 8-13〉 내 밑줄 친 단어가 조합된다면 "건우는 작은 책상 한 개를 받았다."라는 문장이 생성된다. 50개의 단어 조합으로 총 10^5개의 서로 다른 문장이 사용 가능하므로 학습 효과에 대한 우려를 최소화하고 반복적으로 검사를 시행하는 데 유리하다.

표 8-13 한국어 매트릭스 문장 생성을 위한 기본 단어 행렬(word matrix)

번호	10 × 5 단어 행렬				
	주어	형용사	명사	수사	동사
1	<u>건우는</u>	새로운	<u>책상</u>	<u>한 개를</u>	본다
⋮	⋮	⋮	⋮	⋮	⋮
⋮	⋮	⋮	⋮	⋮	⋮
10	철수는	<u>작은</u>	의자	두 개를	<u>받았다</u>

(3) 검사 시행 방법

매트릭스 문장인지검사의 주 목적이 소음 상황에서의 어음인지 능력을 측정하는 것이나 소음하 검사가 어려운 경우 소프트웨어 내에서 조용한 상황에서(in quiet) 검사를 진행할 수 있다. 소음하 매트릭스 문장인지검사에 대한 설명은 제9장에서 보다 자세히 설명하였다.

매트릭스 문장인지검사는 청각 검사부스에서 진행하며, HörTech GmbH의 Oldenburg Measurement Applications(OMA) 소프트웨어를 사용한다. 매트릭스 검사 시 동일한 문법 구조를 가진 문장을 반복하여 듣고 인지하게 되므로 학습 효과를 최소화하기 위해 20개의 연습 문장(2개의 문장 목록)을 통해 친숙화 과정을 거친 후 검사를 진행해야 한다.

매트릭스 문장인지검사 시 문장은 헤드폰이나 음장 검사용 라우드스피커를 통해 전달할 수 있으며, 음장 검사의 세팅에 따라 문장을 제시하는 방향을 선택할 수 있다. 검사 시 문장의 제시 강도를 검사자가 선택할 수 있는데, 예를 들어 보통 대화음 강도에서 문장을 제시하고 싶다면 소프트웨어 내에서 65dB SPL을 선택하면 된다. 검사 방법으로 문장을 듣고 따라 말하는 개방형 검사 방법을 주로 사용하나, 검사 대상자에 따라 개방형 검사가 어려운 경우 10×5 단어 행렬을 보기로 제시하는 폐쇄형 상황으로 검사를 진행할 수도 있다.

(4) 검사 결과의 처리 및 해석

각 문장을 구성하는 5개 단어를 각각 정확하게 인지하였는지 체크한다. 검사 시 소프트웨어 화면에서 각 문장 내 단어가 보이며, 검사자가 정반응한 단어를 선택해 주면 자동으로 결과가 도출된다.

한국어 매트릭스 문장인지 검사도구의 표준화를 위해 단어의 음향 분석, 목록 간 동질성 검증, 검사-재검사 신뢰도, 타당도 검증 등을 시행하여 도구의 음향적 요소를 최적화하는 데 많은 주의를 기울였다(김경현, 이재희, 2018, 2020; 이재희, 이동운, 2017). 따라서 검증이 완료된 음원을 사용하는 것 외에 임의로 음원을 녹음하여 사용하거나 검사자의 육성으로 문장을 제시하여 검사하는 것이 어렵다는 한계점이 있다.

매트릭스 문장인지검사 시 5개 단어를 기억하고 따라 말하는 것이 요구된다. 따라서 이것이 어려운 소아나 노인의 경우 문장 내 세 가지 단어만 이용하는 간략형 매트릭스 검사를 시행하는 것도 소개된 바 있다. 국내에서 이를 사용하기 위해 현재 한국어 간략형 매트릭스 검사도구의 검증이 진행 중이다.

3) EARS-K: Closed-set Sentence Test

(1) 검사의 개발

앞서 소개한 EARS-K의 하위 검사 중 하나로, Closed-set Sentence Test는 매트릭스 형태의 반응판을 사용하여 상호 조음이 되는 친숙한 낱말을 문장 속에서 확인하는 능력을 평가하기 위한 하위 검사로 만 4~5세 이상에서 사용할 수 있다.

(2) 검사도구의 구성

4단계의 검사로 가장 낮은 단계인 수준 A와 B1, 다음 수준인 B2, 가장 높은 수준의 C로 구성되어 있다. 각 수준별로 그림 반응판을 이용하거나 따라 말하게 할 수 있다. 수준 A는 2×3 매트릭스로 구성된 4개의 목록이 있고, 수준 A의 매트릭스 1부터 4는 각각 5개의 문항으로 구성되어 있다. 수준 B1은 3×3 매트릭스로 구성된 2개의 목록으로 매트릭스 5와 6은 각각 세 단어 길이의 문장 15문항, 수준 B2는 3×4 매트릭스로 구성된 2개의 목록으로 매트릭스 7과 8은 각각 네 단어 길이의 문장 15문항, 수준 C는 4×4 매트릭스로 구성된 2개의 목록이 있으며 매트릭스 9와 10 역시 네 단어 길이의 문장 15문항으로 구성되어 있다. 각각의 수준은 총점과 기회 수준이 다른 것이 특징이다.

(3) 검사 시행 방법

연습을 통하여 그림 자료의 어휘를 익히게 한 후, 본 검사에서 아동 앞에 매트릭스를 제시하고 들은 대로 문장이나 단어를 지적하거나 따라 말하게 한다. AO 조건에서 실시하고 각 문장은 무작위로 한 번만 제시한다. 기억을 잘하지 못하는 아동일 경우에만 문장을 반복해 주고 기록지에 기록해 둔다. 피곤함이나 지루함이 검사 결과에 영향을 미칠 수 있으므로 검사 회기당 하나의 수준만을 검사하도록 한다. 천정 효과를 피하기 위해 90% 이상의 점수를 받으면 다음 수준으로 바꾸고 바닥 효과를 피하기 위해 기회 수준 이하의 점수가 나오면 더 낮은 수준으로 바꾼다.

(4) 검사의 예문

다음은 EARS-K: Closed-set Sentence Test의 수준 A, 수준 B1, 수준 C의 검사 기록지(〈표 8-14〉, 〈표 8-15〉, 〈표 8-16〉 참조)와 그림판([그림 8-5], [그림 8-6], [그림 8-7] 참조)의 예다.

표 8-14 EARS-K: Closed-set Sentence Test 수준 A 검사 기록지의 예

수준 A: 2×3 Matrix

No.	문장	반복	정반응 단어
Matrix 1			
1	1개의 빨간 자동차		
⋮	⋮		
5	2개의 파란 자전거		
Matrix 2			
6	언니/누나 2명이 웃어요.		
⋮	⋮		
10	아기 2명이 먹어요.		

정반응 단어 수: __________ (30점)

2×3 Matrix

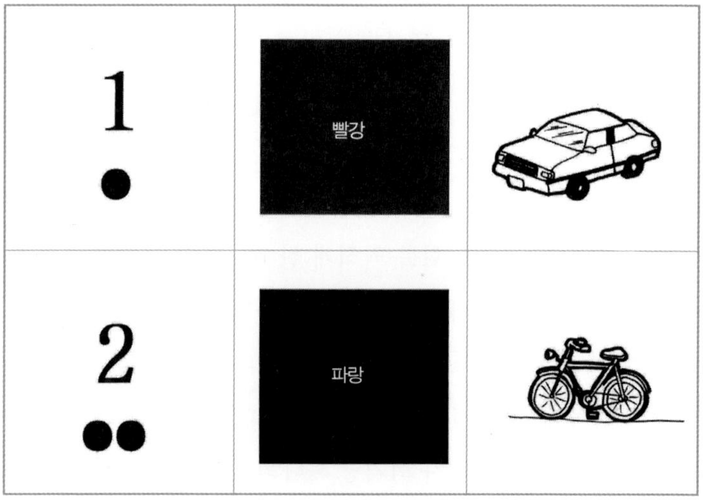

[그림 8-5] EARS-K: Closed-set Sentence Test 수준 A 그림판의 예

표 8-15 EARS-K: Closed-set Sentence Test 수준 B1 검사 기록지의 예

수준 B1: 3×3 Matrix

No.	문장	반복	정반응 단어
Matrix 5			
1	선생님이 전화를 받아요.		
2	경찰관이 연필을 잡아요.		
⋮	⋮		
14	경찰관이 수박을 받아요.		
15	우체부가 연필을 잡아요.		

정반응 단어 수: ________ (45점)

3×3 Matrix

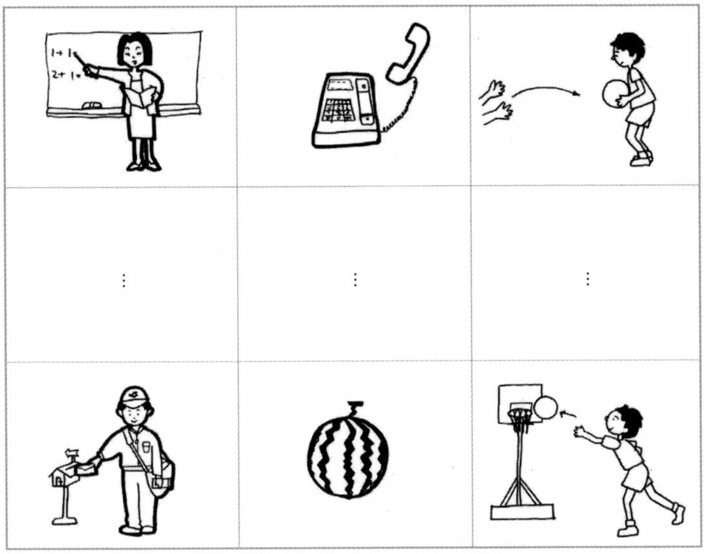

[그림 8-6] EARS-K: Closed-set Sentence Test 수준 B1 그림판의 예

표 8-16 EARS-K: Closed-set Sentence Test 수준 C 검사 기록지의 예

수준 C: 4×4 Matrix

No.	문장	반복	정반응 단어
Matrix 10			
16	아저씨가 빨간 자동차를 던져요.		
17	할머니가 파란 로케트를 내려요.		
⋮	⋮		
29	아저씨가 파란 자동차를 열어요.		
30	할머니가 검정 자전거를 던져요.		

정반응 단어 수: ___________ (60점)

수준 C의 총점: ___________ (120점)

4×4 Matrix

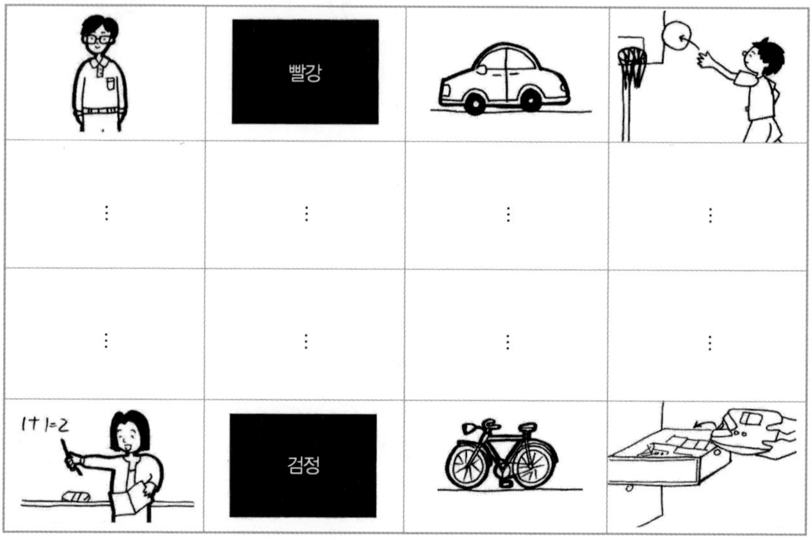

[그림 8-7] EARS-K: Closed-set Sentence Test 수준 C 그림판의 예

(5) 검사 결과의 처리 및 해석

정확하게 정반응한 단어는 +, 오반응한 단어는 −로 표시하고 매트릭스마다 정반응한 단어의 총 수를 구한다. 그림 자료를 보면서 듣고 그림을 고를 때 동사 부분의 그림이 목표 문장의 주어와 그림 속 동사의 주체가 달라 오히려 혼동을 가져올 수 있다는 문제점이 있다. 그러나 검사 방법을 잘 이해한다면 그림 자료를 통하여 아직

언어 표현이 불가능한 어린 아동들에게 문장의 지각을 검사하는 데 유용하게 사용될 수 있다.

4) 비문장검사

(1) 검사의 개발

비문장검사(Nonsense Sentence Test)는 일상 의사소통 상황에서 단어 및 음소 수준의 문장지각 능력을 측정하기 위해 존스홉킨스 대학교, 분당서울대학교병원, 우송대학교 언어치료청각재활학부의 협업에 의해 훈련용으로 개발되었다(Chang et al., 2017; Ratnanather et al., 2021). 앞서 언급하였듯이, 피검자의 언어인지 능력이 좋은 경우 말소리지각 차원이 아니라 하향식 정보처리 기능을 이용한 인지 및 해석 능력이 검사 상황에 문장지각 점수의 향상을 가져와 피검자의 일상적 듣기 능력에 비해 높은 점수를 받는 경우가 있다. 이러한 언어인지적 영향을 최소화하기 문장 내 단어 간에 의미가 연결되지 않는 문장을 사용하며, 특히 피검자의 구문 능력, 문맥 활용 능력, 어휘 및 상위 언어 능력이 좋아도 추측 및 유추하여 문장을 지각하기 어렵게 하는 목적으로 개발되었다.

비문장을 사용함으로써 문장의 학습 효과뿐만 아니라 문장 자체가 가져오는 기대 효과를 최소화하여 실제 의사소통 능력을 보다 현실적으로 반영할 수 있다.

(2) 검사의 구성

비문장은 우리말의 음소 분포에 따른 비율로 자모음이 구성되어 있으며, 단어 내 음소의 주파수 분포를 고르게 포함하고자 하였다. 25문항으로 구성된 3개의 목록이 있으며, 목록 당 각 문항의 문장은 2어절에서 6어절까지, 총 100어절로 이루어져 있다. 한 어절 내에 조사와 어미가 포함되며, 같은 단어가 서로 다른 문항에 사용되기도 하는 등 모든 어절은 다음 어절을 추측할 수 없도록 구성되어 있다.

(3) 검사 시행 방법

조용한 방에서 일대일로 피검자의 귀에서 1m 떨어진 거리에서 검사자의 육성으로 시행한다. AO 조건에서 보통 말소리 속도로 의미는 없지만 한국어 문장의 운율을 반영하여 제시한다. 피검자의 발음을 알아듣기 어려운 경우에는 시행하지 않으며, 검사 문항은 1번까지 반복할 수 있다.

(4) 검사의 예문

표 8-17 비문장검사 List 2 검사 기록지

	Nonsense Sentences	Eogel Number	Score
	물통은 교실에서 너무 칠판에 운다.	5	
	⋮		
	코뿔소를 학교에서 눈이 힘들다.	4	
	⋮		
	매일 신호등이다.	2	
	⋮		
	식물이 필통에 쓸어내린다.	4	
	⋮		
	총계	100	/100

	코뿔소를 학교에서 눈이 힘들다.	4	
	⋮		
	매일 신호등이다.	2	
	⋮		
	식물이 필통에 쓸어내린다.	4	
	⋮		
	총계	100	/100

(5) 검사 결과의 처리 및 해석

각 어절을 음소 수준까지 정반응하였을 때 1점을 받아 100점 만점으로 채점한다. 하나의 음소라도 틀리면 점수를 받지 못한다. 비단어지각을 정상 청력 아동과 같은 수준으로 수행하는 난청 아동이 비문장지각에서 통계적으로 유의미하게 낮은 수준을 보임으로써(장재진, 장선아, 2018) 학령기 아동들이 겪는 문장지각에서의 어려움에 대한 정보를 얻을 수 있었다. 문장지각검사에서 높은 수행을 보이나 일상생활에서 의사소통의 어려움을 호소하는 경우 피검자의 실제 문장지각 능력이 반영되는 장점이 있으나, 어휘 수준이 낮거나 청각적 기억력이 낮은 경우 검사의 바닥 효과를 보일 수 있으므로 유의해야 한다.

5. 문장이해검사

문장이해의 경우 보다 복잡한 문장 유형이 사용되며, 문장지각의 경우보다 복합적인 언어 및 인지 능력이 수반되어야 한다. 따라서 문장지각검사에서 일정 수준 이상의 능력을 보이는 경우에 시행하는 것이 바람직하다. 문장의 지각 수준 이상의 정보처리는 상위 언어 및 인지 능력과 더 복잡하게 연합하여 이루어진다. 문장이해는 청각적 검사의 차원에서 다룰 수 없고 언어 또는 언어인지검사의 차원으로 다루어져야 한다는 입장도 있다. 〈표 8-18〉은 병원 및 기관에서 임상적으로 많이 사용하고 있는 문장이해검사들을 제시하고 검사 특성을 정리한 것이다.

표 8-18 문장이해검사의 종류 및 특성

번호	검사명	검사 단계	표준화 여부 (타당도, 신뢰도 검증)	구체적 검사 방법 및 채점 기준의 제시	대상 및 특이사항
1	KNISE-DASP: 문장이해 검사	문장이해	○(○)	○	3~5세 5세~초등저학년
2	EARS-K: GASP	문장이해	○(○)	○	4세 이상
3	청각적 이해검사 (Auditory Comprehension Test)	문장이해	×(×)	×	4세 이상

1) KNISE-DASP: 문장이해검사

(1) 검사의 개발

듣기에 가장 적절한 강도로 문장을 제시하였을 때 정확히 이해하는 정도를 백분율로 측정하는 검사다. 폐쇄형이나 개방형 상황에서 아동의 연령을 고려하여 쉬운 문장이나 어려운 문장을 제시하여 반응하도록 구성하였다.

(2) 검사의 구성

폐쇄형 상황에서는 쉬운 문장과 어려운 문장 각 10개 문항(각각 2개 목록)에 대해 12개의 그림으로 구성된 그림판을 가리키는 것으로 반응하도록 하였다. 그림판은 2개의 그림판이 개발되어 있다. 개방형 상황에서 쉬운 문장 검사 10문장씩 2개 목록, 어려운 문장 검사 10문장씩 2개 목록이 개발되어 있고 아동의 반응을 모두 기록하도록 한다. 두 가지 검사 모두 가형과 나형의 동형검사로 사용할 수 있도록 개발되었다.

(3) 검사 시행 방법

쉬운 문장은 4세 이상, 어려운 문장은 6세 이상의 언어 능력을 가진 청각장애 아동에게 시행할 수 있다. 검사자는 아동과 1m 거리 내 인공와우나 보장구를 착용한 귀를 향한 위치에서 AO 조건에서 검사 문항을 한 번씩 들려주고 해당되는 그림을 가리키거나 문장에 답하도록 한다. 이때, 아동이 그림과 검사에 충분히 반응할 수 있도록 "한 번만 들려줄 것이니 잘 들어야 되요, 준비됐나요." 등의 촉진을 제공하고 아동이 반응하면 "참 잘했어요."와 같이 강화를 제공하며 검사를 진행한다. 폐쇄형 검사의 경우 검사를 실시하기 전 12개의 그림으로 구성된 그림판을 아동에게 제시하고 각 그림을 이해하고 있는지 확인한 후 시작한다. AO 조건에서 검사가 불가능한 경우나 검사 점수가 너무 낮은 경우 AV 조건에서 검사를 진행할 수 있으며, 이때 검사표를 구분하여 기록한다. 각 문항에 대해 정반응은 ○, 오반응은 ×로 표기한다.

(4) 검사의 예문

다음은 KINSE-DASP의 문장이해검사 중에서 폐쇄형 쉬움(Closed-Easy), 폐쇄형 어려움(Closed-Hard), 개방형 쉬움(Open-Easy), 개방형 어려움(Open-Hard)의 검사지

(〈표 8-19〉, 〈표 8-20〉, 〈표 8-21〉, 〈표 8-22〉 참조)와 폐쇄형 어려움과 폐쇄형 쉬움의 그림판([그림 8-8] 참조)의 예를 제시한 것이다.

표 8-19 KNISE-DASP(문장이해검사/Closed-Easy)의 예

문항	목록 가형	반응	
		□ AO	□ AV
1	하늘을 나는 게 뭐야?	______	______
2	귀가 긴 동물은?	______	______
⋮	⋮		
9	학교에서 운동하러 가는 곳은?	______	______
10	종이를 자를 때 필요한 게 뭐야?	______	______
점수		/10 (%)	/10 (%)

표 8-20 KNISE-DASP(문장이해검사/Closed-Hard)의 가형 검사표의 예

문항	목록 가형	반응	
		□ AO	□ AV
1	사람을 태우고 날개가 있어 멀리 있는 곳까지 데려다 주는 것은?	______	______
2	뒷다리가 길어서 빨리 뛸 수 있는 것은?	______	______
⋮	⋮		
9	밀가루를 노릇노릇 구워서 만든 것은 뭐야?	______	______
10	여러 가지 모양으로 오리기 위해 필요한 것은 뭐야?	______	______
점수		/10 (%)	/10 (%)

표 8-21 KNISE-DASP(문장이해검사/Open-Easy)의 예

문항	목록 가형	반응	
		□ AO	□ AV
1	몇 살이야?	______	______
2	어느 유치원(학교) 다녀?	______	______
⋮	⋮		
9	오늘 뭘 타고 왔어?	______	______
10	귀가 몇 개야?	______	______
점수		/20 (%)	/20 (%)

표 8-22 KNISE-DASP(문장이해검사/Open-Hard)의 예

문항	목록 가형	반응	
		□ AO	□ AV
1	노란색인 과일 한 개만 말해 주세요.	______	______
2	머리가 너무 길어서 자르고 싶으면 어디로 가야 할까요?	______	______
⋮	⋮		
9	종이를 자르려면 가위를 써야 할까요? 풀을 써야 할까요?	______	______
10	바다에서 수영하기 좋은 계절은 언제인가요?	______	______
점수		/20 (%)	/20 (%)

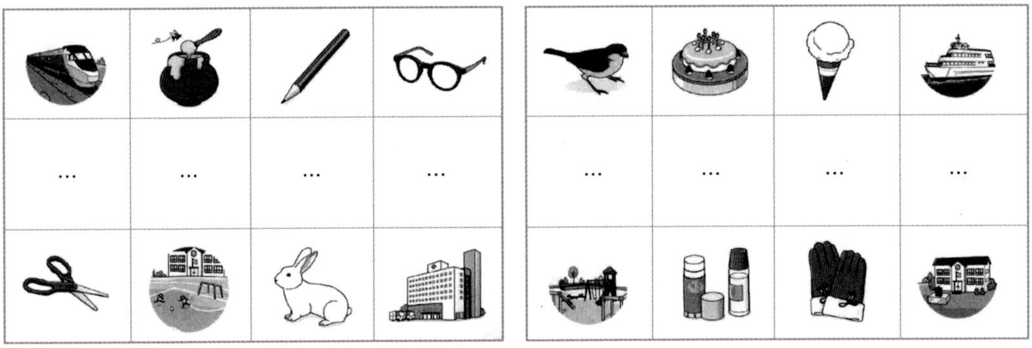

[그림 8-8] KNISE-DASP: 문장이해검사의 Closed-Hard(좌), Closed-Easy(우) 그림판의 예

(5) 검사 결과의 처리 및 해석

폐쇄형 검사의 경우 정확히 그림을 가리킨 정반응 수를 백분율로 점수화한다. 개방형 검사의 경우 정확히 반응하면 2점, 유사한 반응인 경우 1점, 오반응 및 무반응은 0점으로 채점하여 백분율로 나타낸다. 유사한 반응이란 피검자가 들은 문장을 이해하였지만 정답과 유사한 답을 한 경우로, 예를 들어 "제일 좋아하는 과일이 뭐야?"라는 질문에 "과자 좋아해요."라고 답하면 유사한 반응으로 보고 1점을 준다.

2) EARS-K: GASP, 아동용 청능선별검사: 문장이해검사

(1) 검사의 개발

GASP(Glendonald Auditory Screening Procedure)은 간단한 질문에 대한 재인(recognition) 능력을 평가한다. EARS-K 매뉴얼상에는 문장을 따라 말하거나 답하는 것을 모두 반응으로 인정하고 있다. 그러나 문장이해검사는 따라 말하기 반응보다는 문장을 듣고 이해한 것을 측정할 수 있도록 검사 문장의 질문에 대답하는 것으로 반응을 측정하는 것이 바람직하다.

(2) 검사의 구성

EARS-K의 GASP은 4세 이상의 아동에게 실시할 수 있으며 2개의 연습 문장과 10개의 검사 문장으로 이루어져 있다. 김은연과 하효정(2000a)의 아동용 청능선별검사(Screening Test of Speech Perception: STSP)(김은연, 하효정, 2000a; 김은연, 2002) 중 문장이해검사는 GASP를 근간으로 만들어진 검사로서 난이도가 비슷한 10개 문항으로 이루어진 2개 목록이 있다.

(3) 검사 시행 방법

검사 전에 검사 방법에 대한 설명을 하고 연습 문장을 시행한다. 필요한 경우 검사 문장이 아닌 경우 다른 문장을 사용하여 부가적인 설명을 한다(예: 의자는 어디 있어?). 검사자는 문장을 제시하고 아동은 문장을 반복하여 말하거나 질문에 대한 답을 할 수 있다. 김은연과 하효정(2000b)은 반복하여 말하는 수준을 문장지각 수준으로, 질문에 답하는 수준을 문장이해 수준으로 보고 질문에 답하기만 시행한다. 모른다고 대답한 것은 정답으로 간주하지 않는다. AO 조건에서 실시하며 각 문장은 1회씩만 제시한다. EARS-K는 모방으로 답한 경우와 이해하고 답한 경우를 나누어 채점할 수 있으며, 김은연과 하효정(2000b)은 AO 조건과 AV 조건에서 시행하도록 하고 있다.

(4) 검사의 예문

다음은 EARS-K의 GASP 검사 기록지(〈표 8-23〉 참조)와 아동용 청능선별검사: 문장이해검사 기록지(〈표 8-24〉 참조)의 예다.

표 8-23 EARS-K: GASP 검사 기록지의 예

이름:________ 생년월일:______년 월 일(세 개월)______ 상태: HA____ CI____
인공와우 사용기간:______ 검사일:______년 월 일______ 검사자:______

	문장	반응	정반응 모방 / 이해
1	이름이 뭐니?		/
2	신발 색깔이 뭐니?		/
⋮	⋮		/
9	너 어디에 살아?		/
10	몇 살이야?		/

채점: 정반응 문장 수: ________ (10점)

표 8-24 아동용 청능선별검사: 문장이해검사 기록지의 예

	문장	AO	AV
1	너 몇 살이야?		
2	눈 몇 개야?		
⋮	⋮		
9	칼로 어떻게 해?		
10	주사 왜 맞아?		

채점: 정반응 문장 수: ________ (10점)

(5) 검사 결과의 처리 및 해석

모든 단어를 정확하게 반복하거나 바르게 대답한 것을 정반응(각 1점)으로 간주한다. 질문에 답하였으나 오답인 경우 0점 처리한다. 검사자는 검사 문장 외에 부가적인 설명을 해서는 안 된다.

3) 청각적 이해검사

(1) 검사의 개발

청각적 이해검사(Auditory Comprehension Test)는 문법적 표지에 의해 문장의 뜻이 달라지는 것을 이해하는 정도를 측정한다. 조사나 어미와 같은 문법 표지는 짧고

강세가 없는 경우가 많아 청각적으로 처리하기 어려운 언어적 요소이므로, 문장의 이해에 있어서 청각적 처리 능력이 언어적 처리 능력에 영향을 주는 대표적인 예다. 즉, 주어와 서술어를 포함한 내용어는 동일하나 조사나 어미와 같은 기능어를 듣고 문장의 뜻이 달라지는 것을 이해하고 반응할 수 있는지 평가한다. 폐쇄형 형태로 개발되어 말 산출 능력에 영향을 받지 않고 문법적 표지를 듣고 알아듣는 능력을 측정할 수 있다.

(2) 검사의 구성

폐쇄형으로 총 20문항으로 구성되어 있다. 3~4어절 문장으로 구성된 네 개의 보기 중 들려주는 문장에 해당하는 그림을 찾도록 한다. 이때 그림 자극에 따라 능동형과 피동형의 두 가지 형태의 문장으로 산출될 수 있다. 예를 들어, 토끼가 돼지의 발을 밟고 있는 그림은 '토끼가 돼지의 발을 밟는다'고도 할 수 있고 '돼지가 토끼에게 발을 밟힌다'고도 할 수 있다. 따라서 검사 대상의 언어 수준과 검사 목적에 따라 탄력적으로 시행할 수 있다.

(3) 검사 시행 방법

4세 이상의 언어 능력을 가진 청각장애 아동에게 시행할 수 있다. AO 또는 AV 조건에서 시행할 수 있으며 능동형이나 피동형으로만 이루어진 검사 문항만 실시할 수도 있고, 능동형과 피동형을 혼합하여 검사 문항을 구성할 수 있다. 일반적으로 5세 이하의 언어 능력을 가진 경우 능동형만으로 검사하고 6세 이상의 언어 능력을 가진 경우 피동형을 추가한다.

(4) 검사의 예문

다음은 청각적 이해검사의 기록지(〈표 8-25〉 참조)와 그림판([그림 8-9] 참조)의 예다.

표 8-25 청각적 이해검사 기록지의 예

	3
①	돼지가 토끼에게 신발을 신겨요.
②	토끼가 신발을 신어요.
③	돼지가 신발을 신어요.
④	토끼가 돼지에게 신발을 신겨요.

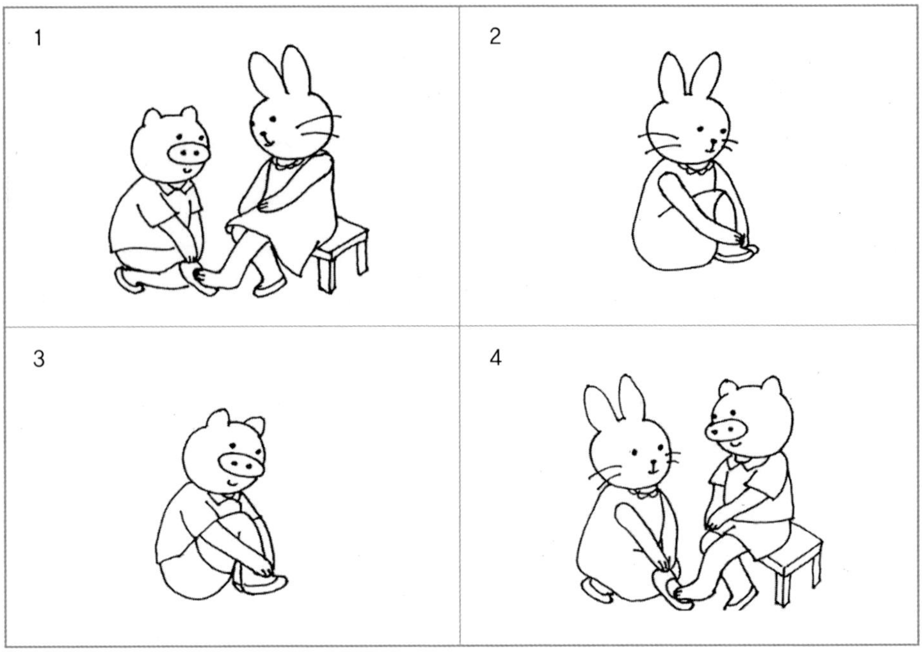

[그림 8-9] 청각적 이해검사 그림판의 예

(5) 검사 결과의 처리 및 해석

정반응을 1점, 오반응을 0점으로 하여 총 20점 만점으로 산출한다. 세 개의 문항에 대해 연속적으로 오반응할 경우 검사를 중단한다. 검사의 해석에 능동형과 피동형의 이해 정도를 구분하여 제시하도록 한다.

6. 맺음말

한 개인의 의사소통 능력을 가장 잘 반영하는 듣기검사는 문장 수준에서의 검사로 여겨져 왔다(Hirsh et al., 1952; Tye-Murray, 2014). 따라서 문장듣기검사는 청각장애인들의 의사소통 능력 평가를 위한 중요한 검사도구이며, 문장을 듣기검사로 사용하는 데 대한 충분한 이해를 바탕으로 대상자에 맞는 검사도구를 선택하고 정확한 검사 방법을 시행하는 것이 필수적이다.

문장 수준의 말소리를 검사에 이용한다는 것은 음성학적 · 언어적 · 문법적 · 인지적 요소가 검사에 포함된다는 것을 의미한다. 즉, 문장지각검사의 경우 문장을 듣고 그에 대한 언어적 정보처리를 거쳐 제시된 문장을 그대로 반복하는 것을 포함하여, 문장을 이해하고 해석하여 대답하는 언어 산출을 가지고 듣기 능력을 유추하여 파악한다. 따라서 본문에서 언급하였듯이 문장의 지각 이상의 말지각 능력은 언어 및 인지 능력이 복잡하게 상호작용을 하기 때문에 검사자는 피검자의 언어 수준에 적합한 문장수준검사를 선택할 뿐만 아니라, 문장검사가 피검자의 듣기 능력에 대해 제공하는 정보를 정확히 해석할 수 있는 능력을 갖추어야 한다.

현재 병원 및 기관에서 사용되고 있는 문장지각검사를 살펴보았을 때, 대부분의 검사는 듣기에 적절한 강도의 문장을 듣고 따라 말하기로 정확하게 확인하는 정도(%)를 측정한다. 문장검사는 일상생활에서의 듣기 능력에 대한 실질적인 정보를 제공하고 재활을 위한 평가와 계획, 또 재활 과정에 대한 평가 등의 여러 목적으로 이루어진다. 이에 비해 문장이해검사는 언어검사와의 중복성 문제 등으로 검사의 다양성과 활용도 면에서 널리 사용되지는 못하는 실정이다. 또한 문장지각검사는 검사 문항에 사용된 음소들이 한국어의 음소 사용 빈도에 맞추어 균형을 이루는 것이 바람직하며, 어휘 맥락 효과(lexical neighborhood effect)나 학습 효과(learning effect), 문맥 효과(context effect)를 최소화하도록 고안되어야 한다. 반복되는 측정이 이루어지는 임상에서 문장의 학습 효과를 최소화할 수 있도록 고안된 매트릭스 검사나, 문장 내의 단어 간 관계나 맥락을 제거하여 언어인지 능력의 영향을 최소화하도록 고안된 비문장검사 등 다양한 검사가 개발되는 것은 임상과 연구의 발전에 매우 고무적인 일이다. 더욱이 최근 양이검사가 증가하면서 한 환자에게 사용해야 할 검사 목록이 많이 요구되고 있는 점을 감안하면 각 검사마다 목록을 확충해야 할 필요가 생겼다. 뿐만 아니라 인공와우이식 수술을 받은 아동이 성장함에 따라 아동용 검사에서 청소년 혹은 성인용 검사로 옮겨 갈 때 검사들 간의 수행도의 차이를 설명할 수 있는 보완책이 마련되어야 할 것이다. 앞으로 이러한 문장검사의 문제점들을 인식하고 타당하고 신뢰할 수 있는 문장듣기검사의 개발과 표준화가 더 많이 이루어져야 할 것이다.

문장듣기검사의 중요성은 인공와우이식 수술의 보험급여 적용에 문장지각검사 결과를 반영하는 것으로 입증되었다. 현재 50%의 문장지각 능력이 인공와우 수술을 위한 기준으로 제시되고 있다. 그러나 인공와우와 최신 보청기의 발전으로 더 낮은 청력역치를 가진 난청인들이 보장구의 대상이 되며, 청각장애인들의 기능적 청력역치는 계속 낮아지고 있다. 따라서 현실적인 의사소통 기능을 확보하기 위해서 문장지각 능력의 검사와 적용에 대한 연구와 보완이 필요하다.

다른 모든 듣기 검사와 마찬가지로 문장검사를 실시할 때는 피검자의 연령과 언어 능력뿐만 아니라, 긴 문장을 사용하기 때문에 집중력 등 여러 검사 관련 요소를 잘 파악해야 하며, 현실적으로 검사 소요 시간과 각 기관의 사정을 고려하여 적절한 검사를 선택하여 사용하여야 할 것이다.

Summary box

- 문장검사는 크게 문장지각검사와 문장이해검사로 나뉠 수 있다.
- 문장지각검사는 일반 문장지각검사와 특수 문장지각검사로 나뉠 수 있다.
- 문장지각검사는 연령이나 언어 능력별로 적용되는 폭이 크게 달라질 수 있으므로 적절한 검사의 선택이 중요하다.
- 본문에서 현재 임상 현장에서 사용되고 있는 총 13개의 문장수준검사를 소개하고 있다. 일반 문장지각검사 6개, 특수 문장지각검사 4개, 문장이해검사 3개가 그것이다.
- 문장 수준의 검사는 언어 또는 인지검사와의 관련성을 파악하면서 실시해야 한다.

참고문헌

김경현, 이재희(2018). 한국어 Matrix 문장 검사 도구 평가: 목록 간 동질성과 단어 위치의 영향에 대한 검증. *Audiol Speech Res, 14*(2), 100-107.

김경현, 이재희(2020). 측정 절차가 건청인의 한국어 Matrix 소음하 문장인지에 미치는 영향. *Korean J Otorhinolaryngol-Head Neck Surg, 64*(1), 7-12.

김은연, 하효정(2000a). **청각장애 아동을 위한 청능선별검사: GASP를 중심으로. 언어장애 청각장애의 다학문적 접근**. 서울: 한국언어청각임상학회.

김은연, 하효정(2000b). 문장이해검사(GASP Sentence Test). **제7회 동아청각심포지엄**.

김은연(2002). 아동용 청능선별 검사 개발을 위한 기초연구. 연세대학교 대학원 석사학위논문.

김진숙, 임덕환, 홍하나, 신현욱, 이기도, 홍빛나, 이정학(2008). 한국표준 학령기용 및 학령전기용 문장검사표 개발. **청능재활, 4**, 141-160.

박민현, 강용석, 박현영, 조응경(2019). 정상인에서 시행한 서울대 문장언어검사의 유용성 검증. **2019년 대한청각학회**.

박현영(2010). 성인용 문장검사(K-CID). **제7회 동아청각심포지엄**.

박현영, 남아미, 장정훈, 이준호, 오승하, 장선오(2011). 성인용 문장검사에 따른 수행도 비교. **2011년 대한이비인후과 춘계학회**.

송영준, 이효자, 장현숙(2011). **국립특수교육원 말지각 발달 검사. KNISE-DASP 검사요강**. 서울: 교육과학사.

이상흔, 박미혜, 허명진(2003). **청각 언어재활을 위한 평가 가이드: EARS-K**. 대구: 경북대학교 이비인후과 교실 지음청각재활연구소.

이재희, 이동운(2017). 변동형 소음 하 문장인지 평가 도구의 비교. *Audiol Speech Res, 13*(1), 9-18.

장선아(2014). **우송 영유아 말지각검사**. 산학공동기술개발과제.

장선아, 이수연, 정다혜, 고형주(2016). 그림자극의 동작성에 따른 2~3세 아동들의 초기 문장 수용 및 표현 능력. **언어치료연구, 25**(1), 99-109.

장재진, 장선아(2018). 인공와우 또는 보청기 착용 학령기 아동의 작업기억능력 비교 연구. **특수교육저널: 이론과 실천, 19**(3), 211-233.

장진아(2004). 자발화에서 나타나는 구문구조 발달 양상. 나사렛대학교 재활복지대학원 석사학위논문.

장현숙, 이정학, 임덕환, 이경원, 전아름, 정은조(2008a). 문장인지검사를 위한 한국표준 문장표 개발. **청능재활, 4**(2), 161-177.

장현숙, 이정학, 임덕환, 이경원, 전아름, 현재환(2008b). 문장인지검사를 위한 한국표준 학령전 기용 문장표 개발. **청능재활, 4**(2), 178-187.

전재영(2006). 노인성 난청의 문장구조와 문장길이에 따른 문장재인능력에 관한 연구. 한림대 학교 보건대학원 석사학위논문.

조웅경(2010). 학령전 아동용 문장 검사. **제7회 동아청각심포지엄.**

Akeroyd, M. A., Arlinger, S., Bentler, R. A., Boothroyd, A., Dillier, N., Dreschler, W. A., et al. (2015). International Collegium of Rehabilitative Audiology (ICRA) recommendations for the construction of multilingual speech tests. ICRA working group on multilingual speech tests. *Int J Audiol, 54*(Suppl 2), 17-22.

American Speech-Language-Hearing Association. (1988). Guidelines for determining threshold level for speech. *ASHA, 30*(3), 85-89.

Bundgaard-Nielsen, R., Best, C., & Tyler, M. (2008). Vocabulary size matters: the assimilation of second-larguage Australian English vowels to first-language Japanese Vowel Categories. *Applied Psycholinguistics, 32*, 51-67.

Catts, H., & Kamhi, A. (Eds.) (2005). *The Connections between language and reading disabilities*. Mahwah, NJ: Erlbaum.

Chang, S. (2017). Comparison between Listening and Language Skills in Accuracy and Response Time in Toddlers. Paper presented at the 2017 AsiaPacific Conference on Speech, Language, and Hearing Proceedings, Narita, Japan.

Chang, S., Jeon J., Koo, J., Oh, S., & Ratnanather, T. (2017). Development of Listening Evaluation and Practice Tool in a Format of Mobile Application for the People with Hearing Impairment. Paper presented at the *2017 International Conference on Speech Sciences* (SICSS 2017). Proceedings, 20, Seoul, Korea.

Giolas, T. G., & Duffy, J. R. (1973). Equivalency of CID and revised CID sentence lists. *Journal of Speech and Hearing Research, 16*, 549-555.

Hirsh, I. J., Davis, H., Silverman, S. R., Eldert, E. G., & Benson, R. W. (1952). Development of materials for speech audiometry. *Journal of Speech and Hearing Disorders, 17*, 321-337.

Jang, J. H., Chang, H. K.,, Park, H. Y., Yoo, J. C., An, Y. H., Lee, J. H., Chang, S. O., & Oh, S. H. (2012). Comparison Analysis between Korean central Institute for the Deaf Sentence and Korean hearing in Noise Test Sentence. *Koean J. Otorhinolaryngo;-Head Neck Surg, 55*. 85-89.

Jerger, S., Lewis, S., Hawkins, J., & Jerger, J. (1980). Pediatric speech intelligibility test I: Generation of test materials. International *Journal of Pediatric Otorhinolaryngology, 2*, 217-230.

Kollmeier, B., Warzybok, A., Hochmuth, S., Zokoll, M. A., Uslar, V., Brand, T. et al. (2015). The multilingual matrix test: Principles, applications, and comparison across languages: A review. *Int J Audiol, 54*(Suppl 2), 3-16.

Ratnanather, J. T., Bhattacharya, R., Heston, M. B., Song, J., Fernandez, L. R., Lim, H. S., Lee, S. W., Tam, E., Yoo, S., Bae, S. H., Lam, I., Jeon, H. W., Chang, S. A., & Koo, J. W. (2021). *Speech Banana: design and development of an mHealthapplication for auditory training*. JMIR Mhealth Uhealth.

Tye-Murray, N. (2014). *Foundations of aural rehabilitation: Children, adults, and their family members.* (4th ed). Stamford: CT, Cengage Learning.

제3부

기타 말지각처리 기능 관련 검사

제9장 · 소음하 말지각검사

한우재 · 문인석 · 방정화

우리 주변에는 다양한 소음이 존재하며 일상생활에서 말소리를 듣는 것은 소음 사이에서 청자가 원하는 정보를 인식하는 복잡한 과정이다. 이는 조용한 환경에서 단순히 소리의 위치를 파악하는 것과는 다르며 양쪽 귀로 전달된 소리 신호가 말초청각기관을 거쳐 중추에 전달되어 해석될 때 가능해진다. 따라서 조용한 환경에서 측정하는 순음을 활용한 역치측정검사법이나 한 단어를 이용한 어음검사만으로는 일상생활 내 난청인의 청각 능력을 가늠하기 어렵다. 이러한 한계를 보완하고 실생활과 보다 유사하게 청자의 의사소통 능력을 평가할 수 있는 여러 검사가 개발되었다.

소음하 문장인지검사(Sentence Recognition Test in Noise)는 소음이 제시되는 방법에 따라 두 가지로 구분할 수 있다. 고정된 신호대잡음비(signal-to-noise ratio: SNR) 수준에서 목표 문장을 제시하여 검사하는 방법(fixed SNR)과 역치 개념에서 50%의 정반응률을 보이는 문장인지 수준을 가변적 신호대잡음비(adaptive SNR)로 검사하는 방법이 있다. 구체적으로, 고정된 신호대잡음비를 사용하는 대표적 국외 검사로는 Speech Perception In Noise(SPIN)(Bilger et al., 1984; Kalikow et al., 1977)와 Connected Speech Test(CST)(Cox et al., 1987) 등이 있다. 이러한 도구들은 백분율 이해도(%)로 평가되어 일반인도 검사 결과를 쉽게 이해할 수 있지만, 난청 정도에 따라 바닥 효과(floor effect) 또는 천정 효과(ceiling effect)가 나타날 수 있다(Boothroyd et al., 1988). 반면, 신호대잡음비를 지속적으로 변동시켜 문장역치의 SNR을 확인하는 검사는 난청인이 문장을 인지하는 데 요구되는 소음의 정도를 평가할 수 있는 반면, 80~90% 정도의 우수한 인지 수준을 보이는 편안한 SNR을 확인하기보다는 역치를 찾는 데 목적이 있다. 대표적인 국외 검사도구로는 Quick Sentences In Noise(Quick SIN)(Killion et al., 2004)와 Hearing In Noise Test(HINT)(Nilsson et al., 1994) 등이 있다.

국내에서는 SPIN과 HINT를 근간으로 한국어 문장으로 구성한 Korean Speech Intelligibility In Noise(KSPIN)(김진숙 외, 2000; 안리정 외, 2002)와 Korean Hearing In Noise Test(K-HINT)(문성균 외, 2005)가 개발되어 쓰이고 있다. 최근 들어, 한국어 매트릭스 문장인지검사(이재희 외, 2017)가 개발되어 소개되었다. 이 장에서는 한국어로 개발되어 사용되고 있는 세 가지의 소음하 문장인지검사를 구체적으로 살펴보고 임상적 유용성을 논의하고자 한다.

1. Korean Speech Intelligibility in Noise(KSPIN)

1) 개발 배경 및 검사 목적

1977년에 Kalikow 등이 영어로 개발한 SPIN(Speech Perception in Noise)을 근간으로 국내에서는 한국어를 사용하여 KSPIN(김진숙 외, 2000; 안리정 외, 2002)이 개발되었다. KSPIN은 일상생활과 유사한 상황으로 12명의 다화자로 이루어진 배경 소음(babble noise)을 사용한다. 일반적으로 소음하 문장인지검사가 음향-음성적 정보(acoustic-phonetic information)를 위주로 문장을 듣고 따라 말하는 방식이라면, KSPIN은 문장 전체를 따라 말하는 것이 아닌 목표 단어(target word)만을 응답한다. SPIN은 영어의 어순상 '주어-동사-목적어'로서 청자에게 목적어에 해당하는 목표 단어를 응답하도록 요구하지만, KSPIN은 '주어-목적어-동사'의 한국어 어순으로 인해 SPIN처럼 마지막 단어를 따라 말하는 방식이 가능치 않기에 검사 문장 바로 뒤에 "무엇에 대해 말했나요?" 혹은 "무엇을 사용했습니까?" 등의 부가의문문이 첨

가되었다.

2) 검사 문장

KSPIN은 6개의 검사 목록 내 40개의 문장으로 구성되어 총 240개의 문장이 개발되었다. 일반적으로 검사 문장은 피검자의 쾌적청취 수준(Most Comfortable Level: MCL)에서 제시하며, 검사 문장과 배경 소음의 제시 수준은 환자의 난청의 정도 및 연령 등에 맞게 조정하여 사용한다.

KSPIN의 가장 두드러진 특징 중 하나는 한 검사 목록 내 문맥적 단서가 높은(High Predictability: HP) 문장과 문맥적 단서가 낮은(Low Predictability: LP) 문장이 각각 20개씩 구성되어 환자(특히 노인성난청)의 어음 단서의 활용 능력을 평가할 수 있다. 하나의 HP 문장 내에는 목표 단어에 단서가 될 수 있는 1~2개의 단어를 포함하고 있다. 예를 들어, 목표 단어의 예측도가 높은 HP 문장은 '꼬마들은 둘리 같은 만화영화를 좋아한다'로 '꼬마', '둘리' 그리고 '영화'라는 문맥적 단서 단어로 목표 단어인 '만화'를 예측하는 것이 가능하다. 반면 LP 문장은 '정우는 운동에 대하여 이야기하고 있다'로 '정우', '이야기' 그리고 목표 단어인 '운동' 간 예측 관련성이 매우 낮다.

3) 검사 장비

KSPIN의 검사 수행을 위해서 요구되는 장비는 검사 문장과 다화자 소음을 각각의 채널로 제시할 2채널의 청력검사기, CD 재생기, 1~2개의 스피커(문장과 소음을 하나의 스피커에 제시 혹은 두 개의 스피커로 분리 가능) 혹은 헤드폰이 필요하다.

4) 검사 시행 적정 연령

개발 논문에서 검사의 해당 연령에 대한 명확한 언급은 없으나, 20대의 성인을 기준으로 문장 검증이 이루어졌으므로 만 18세 이상의 성인에게 사용이 가능하다.

5) 검사 결과의 해석

정상 청력을 가진 성인들은 +6dB SNR 상황에서 HP는 99%, LP는 97%의 정답률을 보였다(김진숙 외, 2000). 20명의 성인을 대상으로 진행한 한우재 등(2003)의 연구에서는 +5dB SNR, 0dB SNR, −5dB SNR로 신호대잡음비가 낮아질수록 HP는 98.5%, 90.8%, 50.4%였고, LP는 96.2%, 84.4%, 42.6%로 나타났다. 신호대잡음비가 낮아질수록 HP와 LP 간의 문장이해도에 차이가 더 크게 나타났다(안리정 외, 2002; 한우재 외, 2003). 한편, 정상 청력을 지닌 65세 이상의 노인에게 +5dB SNR, 0dB SNR, −5dB SNR에서 검사를 실시하였을 때, HP는 70.5%, 51.75%, 10.75%를 보였고, LP는 68%, 44.5%, 7.25%로 나타났다(한우재 외, 2003).

6) 검사의 장단점

KSPIN은 일상생활과 유사한 환경에서 평가하여 난청인의 어음인지 능력을 보다 종합적으로 이해할 수 있다. 또한 목표의 어음지각 능력을 측정함으로써 음향-음소적 정보만으로 피검자의 문장을 인지하는 능력을 평가할 수 있으며, 문맥적 단서가 있는 문장과 그렇지 않은 문장을 비교하여 언어-상황적 요소까지도 평가할 수 있다는 점에서 유용하다.

검사도구의 개발 과정에서 한국어 음운 분포를 고려하여 문장 간 및 문장 내의 음운 분포에 균형을 맞추었음에도 불구하고 아쉽게도 한국어 어순의 특성상 부가의문문이 문장 다음에 제시되어 임상 활용 측면에서 검사 시간이 오래 걸리는 단점이 있다. 게다가 부가의문문의 제시로 원치 않는 단서들이 추가되기에, 영어의 SPIN과 비교했을 때 KSPIN의 HP-LP 문장 간 이해도의 차이가 적어서 KSPIN에서는 SPIN 고유한 특성이 적게 드러난다(von Haspburg & Bahng, 2006).

2. Korean Hearing In Noise Test(K-HINT)

1) 개발 배경 및 검사 목적

1994년 Nillson 등은 고정된 신호대잡음비 검사의 단점 및 검사법이 복잡하여 언어이해도를 측정하기 어려운 기존의 방법을 개선하기 위해 임상에서 편리하게 사용할 수 있는 HINT를 고안하였다. 영어로 개발된 HINT 검사는 성인용 및 소아용으로 구분되어 5~7음절의 간단한 문장으로 구성되었고, 개발된 문장의 long-term spectrum을 이용하여 만든 음성소음(speech noise)이 함께 제시된다. HINT는 검사용 소프트웨어(또는 운영 프로그램)와 녹음된 검사 문장들이 저장된 하드웨어(Maico, USA)로 구성되어, 사운드 카드가 장착된 개인 컴퓨터만 있으면 손쉽게 시행할 수 있도록 다국어로 개발 및 상품화되었다. 소프트웨어상 문장 제시 크기와 신호대잡음비를 조절할 수 있으며 환자의 반응에 따라 결과값을 입력하면 난청인의 문장인지능력을 산술적으로 측정할 수 있다. 국내에서는 문성균 등(2005)이 미국의 House Ear Institute와 결연하여 한국어 문장으로 구성한 K-HINT(Korean Hearing In Noise Test)를 개발하였다.

2) 검사 문장

K-HINT는 12개의 검사 목록 내 20문장씩 총 240문장으로 구성되었다. 또한 피검자의 학습 효과(learning effect)를 배제하기 위하여 10개의 연습 문장이 추가되었다. 검사 문장의 예로는 “눈이 부셔서 눈이 떠졌다.”, “이 책이 제일 재미있다.”, “저는 다음 달에 이사해요.” 등과 같이 짧은 일상생활의 문장들이 사용된다.

3) 검사 장비 및 절차

K-HINT는 상용화된 기계인 HINT pro 7.2(Bio-logic®sys, USA)를 사용하여 음장(sound field)의 스피커 혹은 헤드폰을 통하여 검사 문장을 제시한다. 검사 환경은 두

대의 스피커를 피검자와의 거리가 1m가 되도록 정면에 설치하고 스피커 사이의 각도를 90°로 하여 녹음된 문장을 들려준다.

먼저 10개의 연습 문장으로 피검자가 충분히 검사법을 숙지한 후, 무소음(quiet condition)과 정면 소음(noise front), 우측 소음(noise right), 좌측 소음(noise left)의 네 가지 상황에서 검사를 진행한다. 무소음 환경에서는 소리 강도를 20dB에서 시작하여 4dB씩 증가시키면서, 환자가 문장을 완전히 반복하면 다른 문장으로 바꿔 가면서 2dB씩 간격으로 문장을 완전히 반복할 수 있는 최소역치 수준을 측정한다. 한편, 소음 환경에서는 소음 강도를 65dBA로 고정하고 문장 제시 강도는 65dBA에서 시작하여 환자의 반응에 따라 강도를 올리거나 낮추며 무소음 환경과 동일한 방법으로 측정한다. 네 가지 측정값을 [(2×noise front+noise right+noise left)/4]의 공식에 대입하여 복합 신호대잡음비(Composite SNR)를 계산한다.

4) 검사 시행 적정 연령

현재 사용하고 있는 K-HINT 문장은 만 11세 이상을 대상으로 개발되었고 주로 16세 이상의 성인 환자에게서 임상적 유용성이 알려졌다. 7세 이상의 소아에서도 성인용 K-HINT 문장의 적용이 가능하다는 연구가 보고되어 있으나(Lim et al., 2011), 검사의 정확성과 타당성을 높이기 위해서 추후 소아에게 친숙한 문장들을 따로 추출하거나 기존의 문장으로 측정된 SNR 값에 보정값(correction factor)을 추가하여 성인의 정상 범위에 대입하여 결과를 분석하는 것이 보다 정확하다.

5) 검사 결과의 해석

무소음 환경에서는 제시 문장을 정확하게 50% 반복할 수 있는 문장수용역치(reception threshold for sentences: RTS)를 표기하며, 소음 환경에서는 65dBA의 소음을 세 가지 방향에서 제시하면서 RTS를 측정하고, 이를 SNR로 기록한다. 즉, 피검자에게 65dBA의 소음 환경에서 68dBA의 검사 문장을 들려주었을 때 RTS가 측정되면, SNR은 3dB SNR [68dBA(signal)-65dBA(noise)]이다. 이러한 SNR 값의 해석을 보다 용이하게 하기 위해서 K-HINT의 문장 개발 시 performance-intensity function

검사를 시행하여 SNR이 1dB 변할 때 문장이해도가 약 10% 변할 수 있는 문장들을 검사에 적합한 문장으로 선정하였다(문성균 외, 2005). 예를 들어, 정면 소음에서 SNR이 3dB이고 보청기 착용 후 1dB, 즉 2dB가 변화하였다면 난청인은 보청기 착용 전에는 68dBA의 소리 강도로 문장을 제시하였을 때 50%의 문장을 맞출 수 있었으나, 보청기 착용 후에는 66dBA의 소리 강도로 들려주어도 50%의 문장을 맞출 수 있었다. 이는 보청기 착용 후 문장이해도가 이전보다 약 18%(9%/1dB SNR) 정도로 좋아졌다고 평가할 수 있다.

정면과 좌측(혹은 우측)에 문장 및 소음을 제시하면서, 좌측과 우측 소음검사 결과를 비교하여 양측 귀 중 청능이 양호한 쪽을 판별할 수 있다.

6) 검사의 장단점

K-HINT는 무소음과 정면, 좌측, 우측에 있는 경우 등 네 가지 경우를 모두 검사하기 때문에 소음이 미치는 영향을 여러 방향에서 측정할 수 있어, 청자의 우성 귀(dominant ear)를 평가할 수 있는 장점이 있다. 특히 인공와우나 보청기가 착용 전·후를 비교하여 환자의 실생활에서 얼마만큼 청각 보조기기가 도움이 되는지 평가할 수 있다. 또한 HINT는 현재 영어뿐만 아니라 중국어나 불어, 일어 등의 다양한 언어 버전이 제작되어서 다언어 간 비교 및 공동연구에 사용할 수 있다(문성균, 2004). K-HINT의 검사를 위해서는 별도의 상용화된 장비의 구입 및 설치가 필수지만 아쉽게도 현재 국내에서는 장비의 시판이 중단된 상태다.

3. 한국어 매트릭스 문장인지검사

1) 개발 배경 및 검사 목적

1982년 Hagerman에 의해 5개 단어로 이루어진 스웨덴어 문장 목록의 개발을 시작으로, 1999년 Wagener 등은 단어 간 동시조음(coarticulation)을 고려하여 음원의 자연성을 개선시킨 독일어 매트릭스 문장 목록을 개발하였다. 이후 17개 이상의 언어로 다국어 버전 매트릭스 소음하 문장인지 검사도구가 개발되었다(네덜란드어, 노르웨이어, 덴마크어, 독일어, 러시아어, 중국어, 미국 영어, 스웨덴어, 스페인어, 영국 영어, 이탈리아어, 폴란드어, 프랑스어, 핀란드어, 터키어, 호주 영어, 한국어 등). 다국어 버전으로 개발 시 검사 문장의 구성부터 최적화 과정, 타당도 평가 등 개발 과정을 최대한 동일하게 하여 상이한 언어적 특성에도 문장인지역치 및 기울기의 범위가 유사한 특징을 갖추었다. 국내에서는 2017년에 이재희 등이 한국어 매트릭스 문장인지검사를 개발하여 표준화 과정을 거쳤다.

매트릭스 소음하 문장인지검사는 10개의 행과 5개의 열로 이루어진 10×5 행렬(matrix)에 포함된 50개의 단어 중 각 열에서 한 개의 단어씩 무작위 선택 후 조합하여 문장을 구성한다. 따라서 모든 문장은 일정하게 5개 단어, 즉 '주어+형용사+명사+수사+동사'로 구성된다. 각 품사(열)에서 10개의 단어 중 각각 하나씩 단어가 임의 선택되어 총 10^5개의 서로 다른 문장이 사용 가능하므로 학습 효과에 대한 우려를 최소화하고 반복적으로 검사를 시행하는 데 유리하다.

2) 검사 문장

한국어 매트릭스 문장인지검사는 10개의 문장이 한 개의 문장 목록을 구성하며, 10개의 문장 내에는 50개 단어(10×5 행렬)가 각각 한 번씩 포함된다. 검사의 신뢰도 등을 고려하여 임상에서 한 가지 조건당 20개 문장, 즉 두 개의 검사 목록을 사용할 것을 권장한다. 제시 소음은 목표 문장의 장기 평균 스펙트럼을 갖도록 한국어 매트릭스 문장 음원들을 중첩하여 제작되었다. 검사 문장의 예로는 "건우는 새로운 책상 한 개를 본다", "철수는 작은 의자 두 개를 받았다" 등이 있다.

3) 검사 장비 및 절차

한국어 매트릭스 문장인지검사는 상용화된 Oldenburg Measurement Applications (OMA) 소프트웨어(HörTech GmbH, Olderburg, Germany)를 사용한다. 검사자는 OMA 소프트웨어를 통해 신호대잡음비를 변동할 것인지(adaptive) 혹은 고정할 것인지(fixed), 몇 %의 인지도에 해당하는 어음인지역치(Speech Recognition Threshold:

SRT)를 산출할 것인지 등 다양한 절차를 직접 결정할 수 있다. 예를 들어, 보통 대화 강도 정도의 소음이 있는 상황에서 소음하 어음인지역치를 구하고 싶다면 소음 레벨을 평균 대화음 레벨인 65dB SPL에 고정한 채 대상자의 반응에 따라 문장 레벨을 조절하여 SRT를 찾는다. 그러나 65dB SPL에서 제시된 어음이나 소음을 듣기 어려운 난청인에게는 제시 강도를 변경하여 소음하 어음청각검사를 시행할 수 있다. 소음하 검사가 어려운 환자의 경우 소프트웨어 내에서 소음 없이 매트릭스 문장검사를 시행하는 것을 선택할 수도 있다.

동일한 구조의 문장을 여러 번 듣고 답해야 하는 검사이므로 친숙화 과정을 거친 후 실제 검사를 시작해야 한다(Kollmeier et al., 2015). 일반적으로 0dB SNR에서 검사를 시작하고, 대상자가 정반응을 보이면 SNR이 낮아지고 오반응을 보이면 SNR을 높아지며, 약 50% 가량의 문장인지도를 보이는 SRT와 해당 지점 기울기 등을 산출한다. 문장을 듣고 따라 말하는 개방형 검사 방법을 주로 사용하나, 검사 대상자에 따라 개방형 검사가 어려운 경우 50개의 단어 행렬을 보기로 보여 주고 폐쇄형 검사로 시행할 수도 있다.

4) 검사 시행 적정 연령

대부분의 다국어 버전 매트릭스 문장인지검사 개발 시 주로 성인 및 노인을 대상으로 하였으므로 만 18세 이상의 성인에게 시행하는 것이 적절하다.

5) 검사 결과의 해석

정상 청력의 성인들을 대상으로 실시한 연구 결과, 평균 −6.46∼−8.27dB SNR에서 소음하 문장인지도가 측정되었다(김경현, 이재희, 2021). 보청기 착용 후 중・고도의 감각신경성 난청인의 평균은 −6∼14.6dB SNR로 기록되었다(Kim & Lee, 2020).

6) 검사의 장단점

한국어 매트릭스 문장인지검사는 헤드폰과 스피커를 통한 음장검사 모두 가능하며, 목적에 따라 K-HINT와 같이 문장과 소음의 위치를 분리하여 검사에 적용 가능하다. 따라서 방향 분리가 없는 소음하 어음인지 능력뿐만 아니라 방향 분리가 이루어진 조건에서의 의사소통 능력, 보청기나 인공와우의 착용 전과 후 비교, 편측과 양측 보조기기 착용 비교 등 다양한 임상적 목적으로 적용 가능하다는 장점이 있다.

매트릭스 소음하 문장인지검사의 경우, 소음 상황에서 문장 목록 간 동질성 확보 및 단어 각각의 음향적 특성을 중요시하기 때문에 문장 내 50개 단어 각각의 심리특정 기능(psychometric function)을 확인하고 그 결과에 따라 녹음된 어휘의 강도를 조절, 재녹음하고 재평가하는 세심한 과정을 거친다(Kollmeier et al., 2015). 따라서 개발된 음원 외에 임의로 음원을 녹음하여 사용하거나 검사자의 육성으로 문장을 제시하여 검사하지 않아야 한다. 매트릭스 검사는 청력 검사부스 안에서 검사를 진행하여야 하며, OMA 소프트웨어를 통해서 검사를 하기 위해서는 소프트웨어 내에서 검사에 사용할 청력검사용 변환기(transducer)를 지정하고 변환기마다 전기음향학적 보정(calibration)을 각각 시행해야 해당 변환기로 검사가 가능하다. 소음하 어음인지검사 자체가 음향적 요소에 의해 영향을 많이 받는 검사이므로 전기음향학적 보정이 적절히 이루어지지 않은 검사 환경에서는 소프트웨어를 사용한 변동형 매트릭스 소음하 문장인지검사가 어렵다는 제한점이 있다.

주로 성인 및 노인을 대상으로 하였으므로 매트릭스 검사의 적정 소아 연령을 보고한 데이터가 제한적이지만, 최근 연구에서는 매트릭스 검사 시 문장 내 5개 단어를 모두 기억하고 반복하는 것이 어려운 소아 혹은 노인의 경우 5개 단어 중 주어와 동사를 제외하고 '수사+형용사+명사'의 세 개 단어 조합을 이용하는 간략형 매트릭스 검사가 소개되었다(Wagener & Kollmeier, 2005; Willberg et al., 2020). 이를 국내 임상에서 사용하기 위해서는 한국어 간략형 매트릭스 검사를 위한 신뢰도, 타당도 등을 검증하는 과정이 필요하다.

4. 맺음말

일상생활 속에서 난청인의 의사소통의 능력을 평가하기 위해서는 소음하 문장인지검사는 필수적이다. 임상에서 다양한 말지각 검사도구를 고유의 목적에 맞게 적절히 사용한다면 난청 환자의 의사소통 능력을 효과적으로 측정하고 청각 보조기기의 적합 및 청능재활 계획 수립에 도움을 줄 수 있다. 그러나 바쁜 임상 현장에서 다수의 환자에게 소음하 문장인지검사를 실시하기에는 현실적으로 어려움이 따를 수 있다. 그럼에도 소음하 문장인지검사의 중요성을 인식하는 것은 필요하며, 검사의 결과로 정량화된 피검자의 의사소통 능력의 측정을 위해서는 표준화된 다양한 검사 문장과 최신화된 검사법의 개발이 앞으로도 지속적으로 필요하다.

더불어, 소음하 말지각의 관점에서 최근 제안되는 청취노력(listening effort)의 개념도 인식해야 한다. 청력 손실이나 큰 배경 소음으로 인해 청취가 어려운 상황에서는 어음을 인지하기 위해 청자에게 더 많은 집중과 노력이 요구된다. 이때, 집중과 노력을 위해 상당량의 인지적 자원이 요구되며 더욱이 어음을 문맥적으로 인지하기 위해서 인지적 자원이 과하게 사용될 수 있다. 이로 인하여 전체 인지적 자원 중 어음 정보를 해석하고 저장하기 위한 잔존 자원이 부족하게 될 경우, 청자는 집중과 노력이 필요한 청취 환경에서 쉽게 피로감을 느끼고 집중하기를 포기할 수 있다(Kwak & Han, 2021). 그러므로 임상에서의 정확한 소음하 문장인지검사의 평가, 올바른 결과 해석과 더불어 상담 시에 이러한 요소들을 적절히 고려하는 것이 중요하다.

Summary box

- 일상생활 속에서 난청인의 의사소통의 능력을 종합적으로 평가하기 위해서는 소음하 문장인지검사는 필수적이다.
- 고정된 신호대잡음비에서 문장인지도를 평가하는 KSPIN 검사는 문장의 예측도 차이의 비교를 통하여 노인 혹은 난청 환자들의 임상적 적용에서 효율적이다.
- 가변적 신호대잡음비를 활용하여 평가하는 K-HINT는 제시되는 소음의 방향에 따라 양이의 능력 및 보장구의 이득을 비교할 수 있다.
- 최신화와 표준화를 갖춘 한국어 매트릭스 문장인지검사는 10×5 행렬(matrix)에 포함된 50개의 단어 중 각 열에서 한 개의 단어씩 무작위 선택 후 조합하여 문장을 구성하기에 피검자의 학습 효과를 최소화하면서 소음하 어음인지 능력을 효율적으로 평가할 수 있다.

참고문헌

김경현, 이재희(2021). 측정 절차가 건청인의 한국어 Matrix 소음하 문장인지에 미치는 영향. **대한이비인후과학회지, 64**(1), 7-12.

김진숙, 배소영, 이정학(2000). 소음환경에서 표적단어의 예상도가 조절된 한국어 문장검사목록개발 시안. **음성과학, 7**(2), 37-45.

문성균(2004). Hearing in Noise Test(HINT)의 유용성. **대한청각학회지, 8**(1), 7-9.

문성균, 문형아, 정형경, Sigfird, D. S., 이준호, 박기현(2005). 한국어 Hearing in Noise test(HINT) 문장의 개발. **대한이비인후과학회지, 48**(6), 724-728.

안리정, 김진숙, 배소영(2002). 소음 환경 속에서 어음인지 검사도구의 개발에 대한 연구. **대한청각학회지, 6**(2), 118-127.

이재희, 이동운(2017). 변동형 소음 하 문장인지 평가 도구의 비교. *Audiol Speech Res, 13*(1), 9-18.

한우재, 김진숙, 이정학, 김형종(2003). 연령이 일상생활에서 어음지각능력에 미치는 영향. **대한청각학회지, 7**(1), 63-69.

Bilger, R. C., Nuetzel, J. M., Rabinowitz, W. M., & Rzeczkowski, C. (1984). Standardization of a test of speech perception in noise. *J Speech Hear Res, 27*(1), 32-48.

Cox, R. M., Alexander, G. C., & Gilmore, C. (1987). Development of the Connected Speech Test (CST). *Ear Hear, 8*(5 Suppl), 119S-126S.

Boothroyd, A., Hnath-Chisolm, T., Hanin, L., & Kishon-Rabin, L. (1988). Voice fundamental frequency as an auditory supplement to the speechreading of sentences. *Ear Hear, 9*(6), 306-312.

Hagerman, B. (1982). Sentences for testing speech intelligibility in noise. *Scand Audiol, 11*(2), 79-87.

Kwak, C., & Han, W. (2021). A systematic review and meta-analysis for better measurement of listening effort in adults with hearing loss. *Audiol Speech Res, 17*(1), 1-14.

Kalikow, D. N., Stevens, K. N., & Elliott, L. L. (1977). Development of a test of speech intelligibility in noise using sentence materials with controlled word predictability. *J Acoust Soc Am, 61*(5), 1337-1351.

Killion, M. C., Niquette, P. A., Gudmundsen, G. I., Revit, L. J., & Banerjee, S. (2004). Development of a quick speech-in-noise test for measuring signal-to-noise ratio loss in normal-hearing and hearing-impaired listeners. *J Acous Soc Am, 116*(3), 2395-2405.

Kim, G. M., & Lee, J. H. (2020). Prediction of software-based sentence-in-noise recognition thresholds of hearing-impaired listeners. *Audiol Speech Res, 16*(2), 140-146.

Kollmeier, B., Warzybok, A., Hochmuth, S., Zokoll, M. A., Uslar, V., Brand, T., et al. (2015). The multilingual matrix test: Principles, applications, and comparison across languages: A review. *Int J Audiol, 54*(Suppl 2), 3-16.

Lim, H. W., Hong, S. M., Choi, S. W., Jung, J. W., Shin, J., & Chae, S. W. (2011). Availability of Korean Hearing in Noise Test (K-HINT) in Children. *Korean J Otolaryngol-Head Neck Sug, 54*, 462-466.

Nilsson, M., Soli, S. D., & Sullivan, J. A. (1994). Development of the Hearing in Noise Test for the measurement of speech reception thresholds in quiet and in noise. *J Acoust Soc Am, 95*(2), 1085-1099.

Von Hapsburg, D., & Bahng, J. (2006). Effects of noise on bilingual listeners' first language (L1) speech perception. *SIG6 perspectives, 13*(1), 21-26.

Wagener, K., Kühnel, V., & Kollmeier, B. (1999). Entwicklung und Evaluation eines Satztests in deutscher Sprache Ⅰ: Design, des Oldenburger Satztests (in German). (Development and evaluation of a German sentence test-Part Ⅰ: Design of the Oldenburg sentence test). *Z Audiol, 38*, 4-15.

Wagener, K. C., & Kollmeier, B. (2005). Evaluation of the Oldenburg Sentence Test with Children and the Oldenburg Children's Sentence Test. *Zeitschrift Fur Audiologie, 44*, 134-143.

Willberg, T., Kärtevä, K., Zokoll, M., Buschermöhle, M., Sivonen, V., Aarnisalo, A., et al. (2020). The Finnish simplified matrix sentence test for the assessment of speech intelligibility in the elderly. *Int J Audiol, 59*(10), 763-771.

제10장 • 소리방향성검사

이효정 · 박경호

공간 속에서 음원의 위치를 파악하는 능력은 양이청의 큰 장점으로, 특히 좌우의 청각역치가 다른 비대칭적 난청의 경우 소리방향성 분별력 저하가 대표적인 장해로 꼽힌다. 따라서 일측성 혹은 양측성 난청 환자에서 보청기나 인공와우이식으로 청각재활을 시도할 때 효과를 평가하기 위해 흔히 소리방향성검사를 시행한다. 소리방향성검사법은 두 가지로 대별되는데, 음원의 위치를 얼마나 정확히 파악하는지 측정하는 소리위치 분별의 정확도(localization accuracy)와, 음원의 위치변화를 얼마나 예민하게 감지하는가를 측정하는 공간적 분별능(spatial discrimination)을 측정하는 것이다(Moore, 2007). 그동안 통일된 검사법이 없이 연구자마다 각자의 방법을 개발하여 사용해 왔는데, 2016년 일측성 난청 환자의 청각재활을 평가하는 측면에서 연구자들 간에 합의된 검사법이 제시된 바 있다(Van de Heyning et al., 2016). 실제로 임상 현장에서는 소리방향성 분별능을 검사하기 위해 필요한 여러 개의 스피커 장비와 넓은 방음공간 확보가 어려워 연구기관마다 각자의 사정에 맞는 방법으로 변형하여 적용하는 경우가 많다.

1. 소리방향성검사의 기초

1) 음원을 표시하는 좌표체계

음원의 위치는 머리의 위치를 기준으로 하여 3차원 공간 안에서 3개의 평면을 기준으로 정의하는데([그림 10-1]), 수평면(horizontal plane)은 외이도 상단과 안구의 하단을 통과하는 수평면으로 이 평면에서의 소리방향성 분별에 대한 검사가 가장 많이 사용된다. 전두면(frontal plane)은 양이의 외이도 상단을 통과하면서 수평면에 수직인 평면이며, 정중면(median plane)은 다른 두 평면에 수직인 평면으로 양이에서 같은 거리에 있는 평면이다. 소리의 위치는 새 평면이 만나는 머리의 중앙에서 방위각(azimuth)과 상승각(elevation)으로 정해지는데, 정중면 위의 모든 점은 방위각이 0도 혹은 180도이며, 수평면의 모든 점은 상승각이 0도다(Moore, 2007).

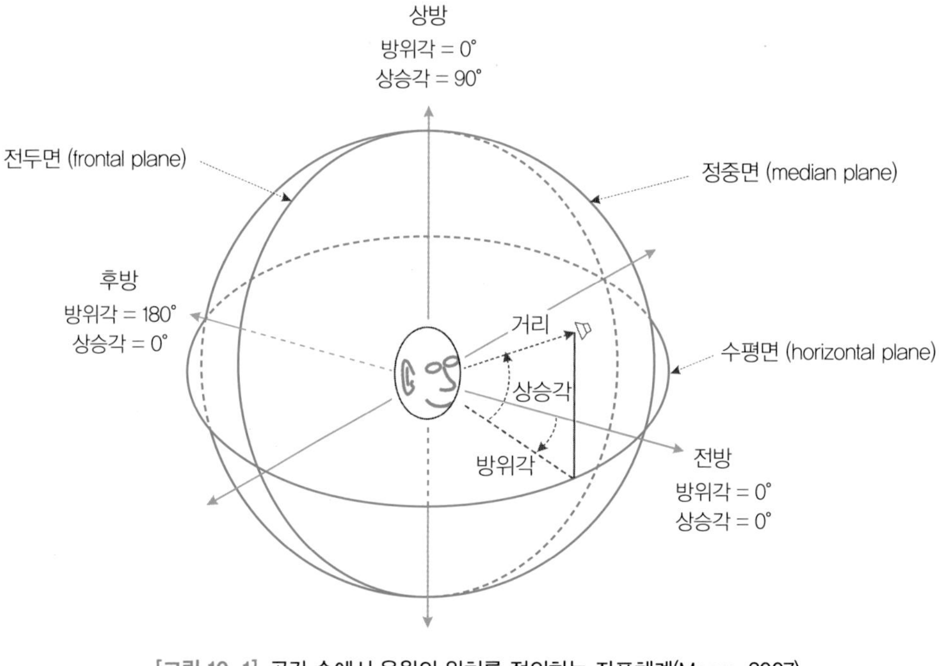

[그림 10-1] 공간 속에서 음원의 위치를 정의하는 좌표체계(Moore, 2007)

2) 소리방향성 분별에 필요한 음향학적 신호

소리의 방향성 분별에 필요한 음향학적 신호는 이간시간차(interaurual time difference, 혹은 이간위상차, interaural phase difference), 이간강도차(interaural intensity difference, interaural loudness difference, head-shadow effect), 이개 효과(pinna effect, spectral cue), 머리와 음원의 움직임(movement of head or sound source) 등이 있으며, 소리의 물리적 특성에 따라 각 요소가 기여하는 정도가 달라진다. 실제 생활에서 말소리나 음악과 같이 복합음을 들을 때는 다양한 주파수와 강도의 소리가 복합되어 있으므로 이러한 모든 소리방향성 신호를 동시에 사용한다. 따라서 소리방향성 분별능을 검사할 때에도 순음을 사용하는 것보다 광대역 소음 등 복합음을 사용할 때 여러 가지 방향성 신호를 함께 사용할 수 있으므로 소리방향성 분별능에 유리하다.

(1) 이간시간차

이간시간차(interaural time difference: ITD)는 1.5kHz 미만의 저주파수 음원의 소리 방향 분별에 가장 중요한 역할을 한다(Risoud et al., 2018; Van Wanrooij & Van Opstal, 2007). 이간시간차는 양이에 도달하는 소리의 시간차로 약 650μs의 차이가 나는데, 이상적인 조건에서 사람은 10μs 정도의 이간시간차를 구별할 수 있다. 이간시간차로 인해 양이에 도달하는 소리의 위상이 달라지게 하는데, 짧은 파장의 1.5kHz 이상 고주파음에서는 양이에 도달하는 소리의 위상이 일부 겹치게 되어 방향성 정보를 주기 어려우나, 긴 파장을 가진 저주파음에서는 양이 간의 시간차가 위상차를 반영하면서 방향성 정보를 제공한다. 복합음(complex tone)의 경우에는 1.5kHz 이상의 주파수만 포함되더라도 포락선(envelope)의 시간차를 분석함으로써 이간시간차를 이용한 소리방향성 분별이 가능하다.

(2) 이간강도차

이간강도차(interaural intensity difference, Interaural level difference: ILD)는 하나의 음원이 양이에 도달할 때 발생하는 소리 강도의 차이로 파장이 머리의 지름보다 짧은 1.5kHz 이상의 고주파 음의 소리방향성 분별에 중요하다. 하나의 음원이 양이에 도달할 때 두영 효과(head shadow effect)로 머리로 가려지는 쪽의 귀는 음량의 크기가 상대적으로 작아진다. 이간강도차는 이렇게 양이에 도달하는 소리의 음량 차이에 의한 신호로서, 3kHz 이상의 고주파음에서는 두영 효과로 인하여 좌우 귀에서 20dB 이상의 이간강도차를 나타낼 수 있다. 이상적인 상황에서 사람은 0.5dB의 이간강도차를 감지할 수 있다(Risoud et al., 2018). 저주파대역은 이간시간차, 고주파대역은 이간강도차를 이용하여 소리방향성을 분별한다는 이론을 듀플렉스 이론(duplex theory)이라 한다.

(3) 주파수 단서

소리 자극은 외이도로 바로 진입할 수도 있지만 일부는 굴곡진 외이개에 한 번 혹은 여러 번 반사를 한 후 외이도로 전달되며 일부 소리는 어깨와 상체에 반사되어 추가적으로 변형되는데, 이 정보를 소리의 주파수 단서(spectral cue) 혹은 이개 효과(pinna effect)로 부른다. 소리가 반사되는 이개, 머리, 상체의 형태가 개인별로 다르기 때문에, 이 정보는 개인별로 모두 다르다(Risoud et al., 2018). 복합음의 경우 외이개에 반사되어 들어가는 시간차에 의해 주파수별로 다른 영향을 받으며 여러 주파수를 포함한 소리의 경우 이개 효과에 의한 소리방향성 정보가 증가한다. 특히 6kHz 이상의 고주파음이 영향을 많이 받는데, 소리의 파장이 짧아 이개에 반사되는 시간에 의해 파장의 스펙트럼 구조가 영향을 많이 받기 때문이다. 수직평면(vertical plane)에서 소리의 상하위치 구별(elevation의 크기)과 소리의 전후위치 구별(front-back discrimination)에 주된 정보를 제공한다. 수평면(horizontal plane)에서의 방위각 구별에 있어서 정상 청력인에서 이 정보는 주된 역할을 하지 않는데, 이간시간차와 이간강도차 정보가 부족한 일측성 난청에서는 방위각 구별에도 주된 역할을 한다(Macpherson & Sabin, 2013; Van Wanrooij, 2004).

(4) 머리와 음원의 움직임 및 시각 정보

이개의 효과를 무시한 상태에서 보면 외이도에 중심을 둔 원뿔 모양의 곡면([그림 10-2])에서 발생하는 소리는 동일한 이간시간차를 가지고 있으므로 수평면에서 소리위치에 대한 좌우 방향성 정보는 동일하고 전후나 상하의 위치 정보는 제공하지 않는다. 좌우의 외이도에 중심을 둔 원뿔이 확장되면 정중면에서 만나게 되는데, 이 평면(정중면) 위에 위치하는 음원은 이간시간차와 이간강도차가 동일하므로 다른

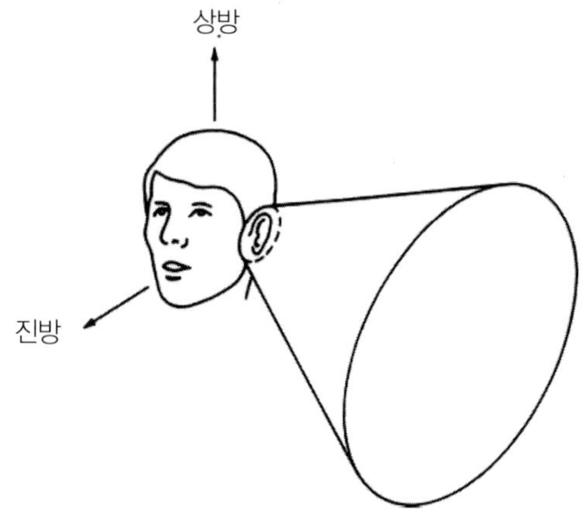

[그림 10-2] 원추성 혼동 영역(cone of confusion)
외이도를 꼭지점으로 한 원뿔 형태의 곡면상의 모든 위치에 있는 음원은
모두 같은 이간시간차 정보를 가진다(Moore, 2007).

음향학적 신호를 사용해야만 음원의 위치를 정확히 파악할 수 있다. 이때, 머리를 움직이거나 음원의 위치가 움직이면 소리방향성의 기준이 되는 평면이나 평면에서 음원의 상대적 위치가 달라져 음원의 위치를 파악할 수 있다. 또 현실에서는 시각 등 다른 감각 정보를 이용하여 모호한 소리방향성 정보를 명확하게 하는데, 복화술 효과(ventriloquism effect)에서 볼 수 있듯이 음원의 위치를 시각 자극의 위치로 잘못 인식하게 할 수도 있다(Hendrickx et al., 2015).

3) 소리방향성 분별에 영향을 미치는 요인

(1) 연령

연령이 증가함에 따라 소리방향성 분별능이 저하된다고 보고되고 있는데, 특히 음원의 상하위치 구별과 전후위치 구별(front-back discrimination) 능력이 감퇴한다. 이는 소리의 주파수 단서(spectral cue) 처리에 필요한 고주파음 성분이 노인에서 흔히 동반되는 고주파 음역의 난청에 의해 감소되기 때문이며, 이에 중추청각처리 기능의 저하가 더해지는 것으로 알려져 있다(Dobreva et al., 2011).

(2) 소리의 감각 수준

자극음의 감각 수준(sensation level)이 낮으면 수행도가 떨어진다. 정상인에서 20dB SL 이하에서는 이간시간차 및 이간음압차를 이용한 소리방향성 분별능이 저하된다. 난청 환자에서는 난청과 동반된 음량누가 현상(loudness recruitment)으로 인해 충분한 감각 수준으로 자극음을 제시할 수 없는 경우가 있어 자극음의 크기가 불충분할 수 있다.

(3) 감각신경성 난청

난청 환자에서의 소리방향성 검사 결과는 다양하게 보고되는데, 충분한 강도의 자극을 이용하여 광대역잡음(broad-band noise)을 사용한 경우에는, 특히 양귀에 난청의 정도가 대칭적인 경우 거의 정상적인 수행도를 보인다. 그러나 헤드폰을 사용하여 소리방향성 분별에 필요한 여러 가지 신호 중 일부만 제한적으로 제시하거나, 협대역잡음(narrow-band noise)을 사용하는 경우 수행도가 낮게 보고된다. 비대칭적인 감각신경성 난청의 경우에는 이간시간차와 이간음압차를 이용할 수 없어 소리방향성 분별능이 크게 저하되는데(Slattery & Middlebrooks, 1994; Van Wanrooij & Van Opstal, 2007), 상대적으로 주파수 단서와 두영 효과를 활용하는 소리방향성 분별능이 발달한다(Agterberg et al., 2014; Kumpik & King, 2019).

고음역 난청이 있을 경우 고주파 음역의 신호가 중요한 역할을 하는 상하위치 구별과 전후위치 구별 능력이 저하된다. 이는 고주파음에 대한 역치가 상승하여 상대적으로 자극음의 크기(감각 수준)가 저하되기 때문이며 고주파음에 대한 주파수 특이성이 감소하여 이개 효과로 발생된 소리의 스펙트럼 구조 변화를 정확히 감지하지 못하기 때문이다. 또 감각신경성 난청의 원인에 따라서는 와우의 기저막(basilar membrane)에서 진행파(traveling wave)의 전달이 원활하지 않을 수 있으며, 그에 따라 이간시간차 혹은 이간음압차 정보의 전달이 저하될 수 있다.

(4) 보청기

보청기를 사용하는 경우, 보청기에 의해 소리의 시간 정보 전달이 지연될 수 있으며 송화기의 위치에 따라 소리방향성 정보가 왜곡될 수 있다(Denk et al., 2019). 또 한쪽에 보청기를 오래 사용하여 지연된 소리 정보에 적응한 경우 보청기를 뺀 상태에서 이간시간차를 측정하는 소리방향성 검사를 하면 이간시간차를 잘못 해석하여 소리방향성 수행도가 저하될 수 있다.

2. 검사 방법

소리방향성검사는 임상에서 통일된 방법이 없으며, 연구논문마다 각자의 방법을 개발하여 사용하고 있어 제공되는 자극음의 종류와 크기, 제시 방법, 지시문의 종류, 측정변수 등이 모두 각각 달라 여러 연구 간에 비교가 어렵다. 2016년 일측농(single-sided deafness)이나 일측성 난청(unilateral hearing loss) 등 비대칭 난청 환자의 청각재활 전후 수행도 평가를 위해 양이청 기능을 평가하는 방법에 대해 국제적 합의안이 발표된 바 있는데, 소음하 어음인지검사, 설문지검사와 함께 소리방향성 분별능검사 방법을 제시하였다(Van de Heyning et al., 2016). 인공와우나 골전도보청기 등을 활용한 비대칭 난청을 위한 청각재활의 효과를 평가하는 측면에서 유용하게 사용될 수 있을 것이다.

소리방향성 분별능을 측정하는 방법은 크게 두 가지로 대별된다. 하나는 여러 개의 음원에서 소리 자극을 제시하면서 음원의 위치를 얼마나 정확히 찾아내는가(absolute localization)를 알아보는 소리위치 분별의 정확도(localization accuracy)로서, 음원의 절대적 위치 정보를 파악하는 능력이다. 보통 여러 개의 음원 스피커를 배치하고 자극을 제시한 후 음원의 위치를 지적하게 하는 방법으로 실제 음원과 반응을 보인 위치 간의 각도 차를 수행도의 지표로 삼는다. 다른 하나는 음원의 상대적 위치를 파악하는 능력(relative localization), 즉 두 개의 다른 음원을 얼마나 잘 구별해 내는지 공간적 분별능(spatial discrimination ability)을 측정하는 것으로 소리위치 분별의 정확도를 검사하는 것보다 촘촘하게 음원을 배치하고 최소가청각(Minimun Audible Angle: MAA)을 측정한다.

연구자에 따라서는 소리의 상하위치 구별 능력을 함께 측정하기 위해 여러 스피커를 반구 형태로 배치하거나 반구 형태의 곡면에서 동력설비를 이용해 스피커의 위치를 움직여 수평면에서의 방위각뿐 아니라 상승각을 함께 변화시키면서 수행도를 측정하기도 하는데, 이를 위해서는 넓은 검사 공간과 복잡한 장비가 필요하기 때문에 임상연구에서는 주로 수평면에서의 검사가 사용되고 있다(Nelson et al., 2019; Slattery & Middlebrooks, 1994; Van Wanrooij, 2004).

소리방향성검사를 위한 자극음으로는 일반적으로는 광대역잡음을 사용하는 경우가 많다. 이는 음원과 청자의 위치가 정해진 상태에서 소리방향성을 파악하기 위한 세 가지 청각학적 정보인 이간시간차, 이간음압차, 주파수 단서(spectral cue)가 모두 포함되어 일상적인 상황에서의 소리방향성 수행도와 유사한 상황을 제공하기 위해서다. 이 세 가지 청각학적 정보를 이용하는 능력을 각각 따로 검사하기 위해서는 협대역잡음을 사용하기도 한다. 협대역잡음을 이용하는 경우 주파수 대역에 따라 이간시간차 혹은 이간음압차의 소리방향성 분별능에 대한 기여 정도가 달라지고, 특히 음원의 상하위치 구별과 전후위치 구별(front-back discrimination)이 저하되는데, 이 기능에 중요한 소리의 주파수 단서를 제공하는 고주파음인 6~12kHz 부분의 정보가 제한됨에 따른 것이다.

다른 심리음향학적 검사와 마찬가지로 과제를 제시하는 방법에 따라 다른 결과가 나타난다. 예를 들어, 검사 중에 음원을 향해 고개를 돌려도 되는지, 소리의 위치를 구두로 보고할 것인지 소리의 방향을 쳐다볼 것인지 등에 따라서 수행도가 달라질 수 있다. 과제를 제시하기 전에 훈련을 얼마나 할 것인지, 각 시도(trial) 후 답을 알려 줄 것인지(feedback) 등도 미리 정하여 모든 피검자에게 일정하게 적용되도록 한다.

1) 소리위치 분별의 정확도검사

(1) 장비

방음실 중앙에 피험자가 앉고, 실험 목적에 따라 전방 혹은 피험자를 중심으로 좌우에 혹은 원형으로 스피커를 배치하며, 피험자와 스피커의 거리는 1미터 정도가 일반적으로 사용된다. 연구실에 따라 다양한 방법이 사용되는데, 컴퓨터로 조작하는 동력 장비로 음원의 위치를 변화시키거나(Agterberg et al., 2011; Slattery & Middlebrooks, 1994) 반구형의 공간에 스피커를 배치하는 방법(Van Wanrooij, 2005)은 수평면뿐 아니라 음원의 상승 정도에 대한 평가가 가능하나 검사를 위한 공간이 넓게 확보되어야 하고 장비가 비교적 복잡하다. 양측 인공와우이식이나 유일청의 재활 등 임상 현장에서 이루어진 연구는 수평면에 스피커를 배치하여 수평면에서의 소리방향성 분별능을 평가하는 것이 대부분이다. 2016년 발표된 국제 합의안에서는 피험자의 전방 180도(−90~90도)에 30도 간격으로 7개의 스피커를 설치하는 방식을 제안하였으며, 스피커는 피험자의 귀와 같은 높이에 피험자로부터 1~1.5m 거리를 두도록 하였다(Van de Heyning et al., 2016). 그동안 발표된 선행연구에서는 연구자에 따라 스피커 간의 간격(각도)이 상이한데, 예를 들어 피험자의 전방 180도(−90~90도)에 45도 간격으로 5개를 배치하거나(Asp et al., 2012; Strøm-Roum et al., 2012), 전방 140도(−70~70도)에 10도 간격으로 배치하기도 한다(Firszt et al., 2018; Grieco-Calub & Litovsky, 2010). 어린 아동이나 소리방향성 구별에 큰 어려움이 있는 피험자를 대상으로 하는 경우 여러 스피커를 사용하지 않고 좌우 구별 과제를 사용하기도 하는데, 이때는 좌우 90도, 45도, 혹은 30도에 각각 위치시킨 2개의 스피커에서 소리를 제시하기도 하였다(Tyler et al., 2002; Vincent et al., 2012). 상용화된 검사인 DHA8(Directional Hearing Evaluator, Internal Acoustics) 장비는 8개의 스피커를 45도 간격으로 원형으로 배치하고 방음실 중앙에 위치한 피검자와 스피커의 거리는 약 1미터가 되도록 한다(Heo et al., 2013).

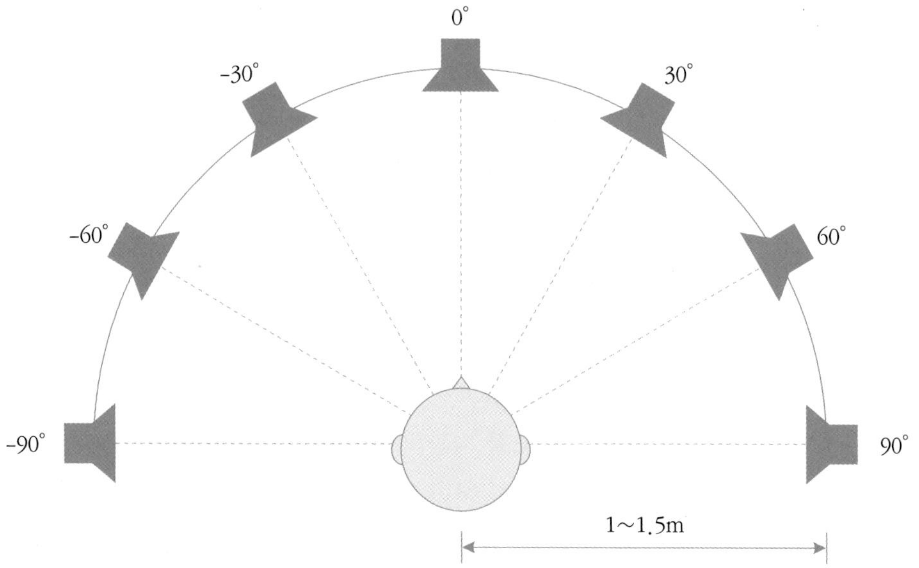

[그림 10-3] 2016년 국제 합의안에서 제시한 스피커 배치(Van de Heyning et al., 2016)

(2) 자극음

자극음은 주로 광대역잡음으로 핑크잡음(pink noise)이나 어음잡음(speech noise)이 주로 사용되고, 특히 아동을 대상으로 하는 경우 친숙한 강강격 이음절어(spondaic word)나 개 짖는 소리 등 환경음을 사용하기도 한다(Asp et al., 2012; Grieco-Calub & Litovsky, 2010; Strøm-Roum et al., 2012). 2016년 발표된 국제 합의안에서는 각각 20ms의 상승 및 하강 시간을 포함하여 1초의 지속시간을 가진 소음을 사용하도록 하였다(Van de Heyning et al., 2016). 이 국제 합의안에서는 2개의 다른 스펙트럼 정보를 가진 소음을 사용하고 자극음 제시 강도 또한 세 가지 수준(65dBA, 70dBA, 75dBA)으로 무작위로 제시하도록 하였는데, 이는 스펙트럼 정보와 두영 효과를 이용한 일측귀의 소리방향성 분별능을 사용하지 못하게 함으로써 양이청 기능을 효과적으로 측정하기 위한 것이다. 이 방법에서는 7개의 방향에 대해 두 가지 자극음을 세 가지 수준으로 제시하므로 총 42회의 과제가 주어진다. 이간시간차와 이간강도차에 의한 요소를 따로 측정하고자 할 때는 0.5kHz와 3~4kHz 중심의 협대역잡음 혹은 순음을 사용한 경우가 보고된 바 있다(Agterberg et al., 2011; Kühnle et al., 2013). 자극음의 크기는 쾌적역치 부근으로 감각 수준(dB SL) 혹은 음압 수준(dB SPL)을 사용하여 정해진 기준 음압에서 5dB 정도 상승 혹은 하강하며 무작위로 변동하며 제시하기도 한다.

(3) 수행도 평가

수행도 평가 방법 또한 연구논문에 따라 다르게 적용되고 있는데, 다음 지표 중 한 가지 또는 여러 가지를 함께 적용하기도 한다.

- 이차원 그래프로 표기([그림 10-4]): 가로축에 음원스피커(source speaker), 세로축에 피험자가 반응한 스피커(response speaker)를 표시한 이차원 그래프에 결과를 표시하는 것으로 검사 결과를 직관적으로 도해할 수 있다는 장점이 있다. 하나의 음원에서 자극 제시 횟수가 여러 번인 경우 각 칸의 음영이나 점의 크기 등으로 각 위치에 대한 반응 횟수를 구분하여 표현할 수 있다(Agterberg et al., 2019).
- 정반응률(percent correct trial): 좌우 2개의 스피커를 사용하여 좌우 방향성 구별

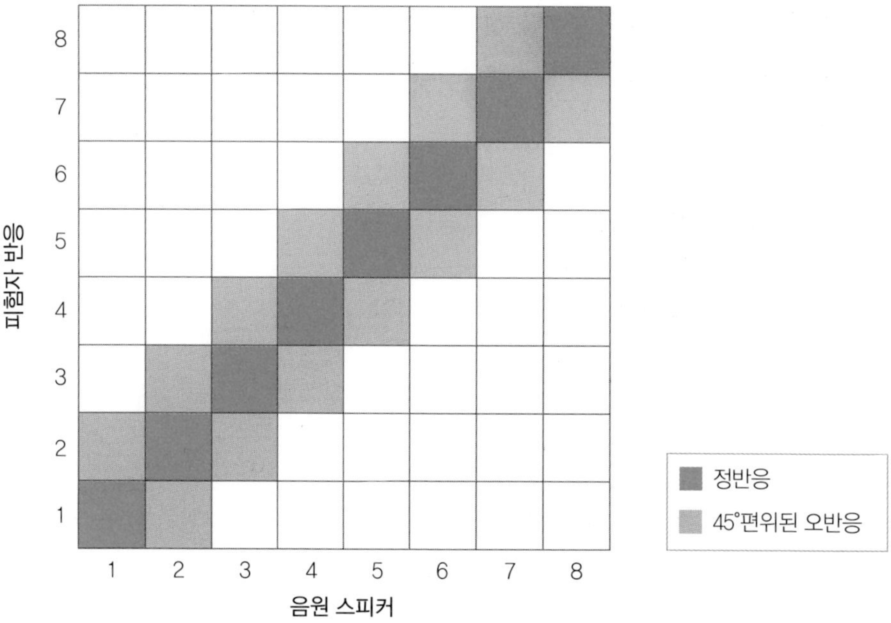

[그림 10-4] DHA8에서 제시된 방향분별성검사 결과 표기 그래프

DHA8은 8개의 스피커를 45도 간격으로 원형으로 배치한다.

을 과제로 제시하는 경우 주로 사용된다(Battista et al., 2013; Vincent et al., 2012). 여러 스피커를 사용하는 검사의 경우에는 다음의 다른 지표가 주로 사용된다.

- 각도오류 제곱평균의 근(root mean square error: RMS error): RMS error는 측정된 각도오류값의 자승을 평균한 값의 제곱근으로 정규분포를 이루는 오류값에 대해 통계적으로 표준편차와 같은 의미를 가지게 되어 자주 사용된다. 이 방법은 2016년 발표된 국제 합의안에서 권고한 검사법에 대한 결과지표로 추천되었다(Nelson et al., 2019; Van de Heyning et al., 2016).

$$\text{RMS error}(^\circ) = \sqrt{\frac{\sum_{i=1}^{n} (stimulus_i - response_i)^2}{n}} \quad \langle 식\ 1 \rangle$$

n: the number of presented stimuli

- 각도오류 절대값 평균(mean absolute error: MAE): MAE는 각도오류의 절대값을 평균한 것으로 소아에서와 같이 과제에 대한 집중도에 변이가 많아 수행도의

이상치(outlier)가 많이 발생할 수 있는 경우 큰 오류에 가중치를 두게 되는 RMS error보다 장점이 있다(Agterberg et al., 2019; Deun et al., 2009; Johnstone et al., 2010).

$$\mathrm{MAE}(^{\circ}) = \frac{\sum_{i=1}^{n} |stimulus_i - response_i|}{\mathrm{n}} \qquad \langle 식\ 2 \rangle$$

n: the number of presented stimuli

- 오류지수(error index): 1973년에 소개된 방법으로, 수평면에서의 소리방향성 정확도를 나타내는 지표다(Gardner & Gardner, 1973). 음원스피커로부터 반응을 보인 스피커까지 스피커의 갯수를 오류값(azimuth error)으로 하여, 검사 중에 발생한 모든 오류값(sum of all azimuth error)을 무작위로 반응했을 때의 평균오류값의 총합(average random error x trial number)으로 나눈 값으로 모두 정확히 반응하였을 때 0이 되고, 모두 무작위로 반응하였을 때 1이 되며 방향성 오류가 큰 경우 1보다 큰 값을 보이기도 한다(Asp et al., 2011; Johnstone et al., 2010).

2) 공간적 분별능검사

공간적 분별능(spatial discrimination)은 최소가청각을 구하여 평가하는데, 이는 두 개의 소리를 다른 음원에서 연속하여 들려주고 처음 들려준 소리에 비해 두 번째 소리가 우측인지 좌측인지 판단하는 방법으로 검사한다. 두 개의 다른 스피커에서 자극을 연속하여 제시하고 얼마나 가까운 각도차에서 음원을 구별하는지를 측정하는데, 헤드폰을 이용하는 경우에는 이간시간차와 이간음압차를 이용한 공간적 분별능을 구분하여 각각 검사할 수 있다. 소리위치 분별의 정확도를 검사할 때보다 촘촘하게 스피커를 위치시켜야만 작은 각도에서의 역치를 측정할 수 있다. 기준소리가 방위각 0에 있을 때 가장 작은 최소가청각을 보이며, 이는 이간시간차와 이간강도차를 따로 검사할 때에도 마찬가지다(Godar & Litovsky, 2010; Grieco-Calub & Litovsky, 2010; Kühnle et al., 2013).

3. 맺음말

소리방향성 분별능은 양이청의 중요한 이득 중 하나다. 양측 혹은 일측성 난청 환자가 인공와우이식 혹은 보청기를 사용했을 때, 양이청 재활의 효과를 판별하는 중요한 기준으로 이러한 목적의 검사 방법에 대하여 국제적 합의가 발표된 바 있으나, 현실에서는 장비와 공간의 문제로 적용하기 쉽지 않다. 소리방향성 분별능을 검사하고자 할 때는 검사의 목적과 피험자의 특성에 따라 장비 설정과 자극음을 선택하고, 일정한 지표를 사용하면 한 피험자에서 혹은 피험자 간에 비교가 가능하다.

Summary box

- 소리방향성 정보를 제공하는 청각학적 신호는 이간시간차, 이간음압차, 이개 효과이고 실생활에서는 변화하는 음원과 머리의 위치 또한 중요한 정보가 된다.
- 소리방향성검사는 크게 소리위치 분별의 정확도(localization accuracy)와 공간적 분별능(spatial discrimination)검사로 나뉜다.
- 소리위치 분별의 정확도는 여러 음원의 위치를 얼마나 잘 파악하는가를 평가하며 정반응율이나 각도오류를 이용한 지표를 사용하고, 이차원 그래프로 직관적으로 표기하기도 한다.
- 공간적 분별능은 두 음원의 상대적 위치를 파악하는 능력으로 최소가청각을 지표로 사용한다.

참고문헌

Agterberg, M. J. H., Hol, M. K. S., Van Wanrooij, M. M., Van Opstal, A. J., & Snik, A. F. M. (2014). Single-sided deafness and directional hearing: contribution of spectral cues and high-frequency hearing loss in the hearing ear. *Front Neurosci, 8*.

Agterberg, M. J. H., Snik, A. F. M., Hol, M. K. S., van Esch, T. E. M., Cremers, C. W. R. J., Van Wanrooij, M. M., et al. (2011). Improved Horizontal Directional Hearing in Bone Conduction Device Users with Acquired Unilateral Conductive Hearing Loss. *JARO, 12*,

1-11.

Agterberg, M. J. H., Snik, A. F. M., Van de Goor, R. M. G., Hol, M. K. S., & Van Opstal, A. J. (2019). Sound-localization performance of patients with single-sided deafness is not improved when listening with a bone-conduction device. *Hear Res, 372*, 62-68.

Asp, F., Eskilsson, G., & Berninger, E. (2011). Horizontal Sound Localization in Children With Bilateral Cochlear Implants: Effects of Auditory Experience and Age at Implantation. *Othlogy & Neurotology, 32*(4), 558-564.

Asp, F., Mäki-Torkko, E., Karltorp, E., Harder, H., Hergils, L., Eskilsson, G., et al. (2012). Bilateral versus unilateral cochlear implants in children: Speech recognition, sound localization, and parental reports. *Int J Audiol, 51*, 817-832.

Battista, R. A., Mullins, K., Wiet, R. M., Sabin, A., Kim, J., & Rauch, V. (2013). Sound localization in unilateral deafness with the Baha or TransEar device. *JAMA Otolaryngol Head Neck Surg, 139*, 64-70.

Denk, F., Ewert, S. D., & Kollmeier, B. (2019). On the limitations of sound localization with hearing devices. *J Acoust Soc Am, 146*, 1732.

Deun, L. V., van Wieringen, A., Van den Bogaert, T., Scherf, F., Offeciers, F. E., Van de Heyning, P. H., et al. (2009). Sound Localization, Sound Lateralization, and Binaural Masking Level Differences in Young Children with Normal Hearing. *Ear Hear, 30*, 178-190.

Dobreva, M. S., O'Neill, W. E., & Paige, G. D. (2011). Influence of aging on human sound localization. *J Neurophysiol, 105*, 2471-2486.

Firszt, J. B., Reeder, R. M., Holden, L. K., & Dwyer, N. Y. (2018). Results in Adult Cochlear Implant Recipients With Varied Asymmetric Hearing: A Prospective Longitudinal Study of Speech Recognition, Localization, and Participant Report. *Ear Hear, 39*(5), 845-862.

Gardner, M. B., & Gardner, R. S. (1973). Problem of localization in the median plane: effect of pinnae cavity occlusion. *J Acoust Soc Am, 53*, 400-408.

Godar, S. P., & Litovsky, R. Y. (2010). Experience With Bilateral Cochlear Implants Improves Sound Localization Acuity in Children. *Otol Neurotol, 31*, 1287-1292.

Grieco-Calub, T. M., & Litovsky, R. Y. (2010). Sound Localization Skills in Children Who Use Bilateral Cochlear Implants and in Children with Normal Acoustic Hearing. *Ear Hear, 31*(5), 645-656.

Hendrickx, E., Paquier, M., Koehl, V., & Palacino, J. (2015). Ventriloquism effect with sound stimuli varying in both azimuth and elevation. *J Acoust Soc Am, 138*, 3686-3697.

Heo, J. -H., Lee, J. -H., & Lee, W. -S. (2013). Bimodal Benefits on Objective and Subjective Outcomes for Adult Cochlear Implant Users. *Korean J Audiol, 17*, 65-73.

Johnstone, P. M., Nábĺek, A. K., & Robertson, V. S. (2010). Sound Localization Acuity in Children with Unilateral Hearing Loss Who Wear a Hearing Aid in the Impaired Ear. *J Am Acad Audiol, 21*, 522-534.

Kühnle, S., Ludwig, A. A., Meuret, S., Küttner, C., Witte, C., Scholbach, J., et al. (2013). Development of Auditory Localization Accuracy and Auditory Spatial Discrimination in Children and Adolescents. *Audiol Neurotol, 18*, 48-62.

Kumpik, D. P., & King, A. J. (2019). A review of the effects of unilateral hearing loss on spatial hearing. *Hear Res, 372*, 17-28.

Macpherson, E. A., & Sabin, A. T. (2013). Vertical-plane sound localization with distorted spectral cues. *Hearing Research, 306*, 76-92.

Moore, B. C. J. (Ed.) (2007). *Spatial Hearing and Advantages of Binaural Hearing. In: Cochlear Hearing Loss*. West Sussex, England: John Wiley & Sons, Ltd.

Nelson, E., Reeder, R. M., Holden, L. K., & Firszt, J. B. (2019). Front- and rear-facing horizontal sound localization results in adults with unilateral hearing loss and normal hearing. *Hear Res, 372*, 3-9.

Risoud, M., Hanson, J. -N., Gauvrit, F., Renard, C., Lemesre, P. -E., Bonne, N. -X., et al. (2018). Sound source localization. European Annals of Otorhinolaryngology. *Head and Neck Diseases, 135*, 259-264.

Slattery, W. H., & Middlebrooks, J. C. (1994). Monaural sound localization: acute versus chronic unilateral impairment. *Hear Res, 75*, 38-46.

Strøm-Roum, H., Rødvik, A. K., Osnes, T. A., Fagerland, M. W., & Wie, O. B. (2012). Sound localising ability in children with bilateral sequential cochlear implants. *Int J Pediatr Otorhinolaryngol, 76*, 1245-1248.

Tyler, R. S, Parkinson, A. J., Wilson, B. S., Witt, S., Preece, J. P., & Noble, W. (2002). Patients utilizing a hearing aid and a cochlear implant: speech perception and localization. *Ear Hear, 23*, 98-105.

Van de Heyning, P., Távora-Vieira, D., Mertens, G., Van Rompaey, V., Rajan, G. P., Müller, J., et al. (2016). Towards a Unified Testing Framework for Single-Sided Deafness Studies: A Consensus Paper. *Audiol Neurotol, 21*, 391-398.

Van Wanrooij, M. M. (2004). Contribution of Head Shadow and Pinna Cues to Chronic

Monaural Sound Localization. *J Neurosci, 24*, 4163-4171.

Van Wanrooij, M. M. (2005). Relearning Sound Localization with a New Ear. *J Neurosci, 25*, 5413-5424.

Van Wanrooij, M. M., & Van Opstal, A. J. (2007). Sound Localization Under Perturbed Binaural Hearing. *J Neurophysiol, 97*, 715-726.

Vincent, C., Bébéar, J. -P., Radafy, E., Vaneecloo, F. -M., Ruzza, I., Lautissier, S., et al. (2012). Bilateral cochlear implantation in children: Localization and hearing in noise benefits. *International Journal of Pediatric Otorhinolaryngology, 76*, 858-64.

제11장 • 중추청각처리검사

정종우 · 장현숙

1. 중추청각처리장애

중추청각처리란, 중추청각신경계(central auditory nerve system)가 청각정보를 이용할 때의 효율성(efficiency)과 유효성(effectiveness)으로 소리위치와 측분별(sound localization and lateralization), 청각변별(auditory discrimination), 청각패턴인지(auditory pattern recognition), 시간처리 능력(temporal aspect of audition), 경쟁하는 음향 신호에 대한 청각적 수행력(Auditory performance with competing acoustic signals), 불완전한 음향 신호에 대한 청각적 수행력(Auditory performance with degraded acoustic signals)과 관련된 특성에 관여한다(American Speech-Language-Hearing Association: ASHA, 1996, 2005).

중추청각처리장애(Central Auditory Processing Disorder: CAPD) 또는 청각처리장애(Auditory Processing Disorder: APD)는 1954년 Myklebust의 연구에서 처음으로 보고된 이후로 반세기가 넘는 기간 동안 그 정의부터 꾸준히 논쟁이 되어 왔다. ASHA는 1993년 중추청각처리장애에 대한 전문가들의 논의를 통해 1996년 합의문을 발표하였으며, 앞서 제시한 중추청각처리의 행동특성 중 한 개 이상의 문제를 보이고,

청각뿐만 아니라 상위 수준의 언어, 인지, 주의집중, 기억 등의 처리 능력과도 관련되지만, 다른 감각과는 상관이 없는 청각 특이성(modality specificity)을 보이는 경우로 정의하였다(American Speech-Language-Hearing Association, 1996, 2005). 그 후 ASHA 정의는 미국청각협회(American Academy of Audiology: AAA, 2010)에서도 동일하게 채택되었으며, 중추청각처리장애는 아동에서 성인까지 발견되고 중추청각신경계의 기능장애와 관련된 무수한 병인 요소의 결과로 퇴행성 질병에서부터 신경독소에의 노출에 이르는 신경학적 문제가 중추청각처리장애를 야기할 수 있다고 하였다. 최근 영국청각협회(British Society of Audiology: BSA, 2011, 2018)에서는 중추청각처리장애는 손상된 신경 기능에 기원을 둔 구어와 비구어에 대한 저조한 인지로 특정하였다. 즉, 기본 메커니즘으로 청각 시스템의 구심성 및 원심성 청각 경로와 그런 경로에 관여하는 하향식(top-down) 변조를 제공하는 상위 수준의 처리를 포함하는데, 이러한 시스템은 말, 언어, 주의력, 실행 기능, 추론, 기억 및 인지 기능과 관련된 주요 장애에 기여할 수 있으므로 중추청각처리장애는 청각적 요소와 인지적 요소를 모두 포함할 수 있다고 하였다. 또한 중추청각처리장애를 발달적(developmental)·후천적(acquired)·이차적(secondary) 청각처리장애의 세 가지 범주로 나누어 영향을 받은 정도에 따라 아동과 성인 간의 임상적 중재를 구분하였다(〈표 11-1〉).

최근에는 노화성 난청(age-related hearing loss) 환자나(Sardone et al., 2019), 소음에 많이 노출되는 군인들에게서 발견되는 중추청각처리장애(Tepe et al., 2020)가 보고되고 있고, 또한 중추청각처리장애 정도를 통해 치매 악화 위험도를 평가하는 보고도 있다(Häggström et al., 2020).

표 11-1 청각처리장애의 범주(BSA, 2011, 2018)

범주	설명
발달적(developmental) 청각처리장애	정상 청력과 다른 병인적 문제가 없고 아동기에 발생하는 경우
후천적(acquired) 청각처리장애	중추청각처리장애를 설명하기에 타당한 출산 후의 원인(외상성 뇌손상, 감염, 신경학적 문제 등)으로 발생하는 경우
이차적(secondary) 청각처리장애	말초청각장애로 인해 청각 정보를 상위 단계로 전달하지 못해 발생하는 경우

중추청각처리장애는 기능적 장애를 지칭하는 용어이기 때문에 다양한 중추신경계의 질환에서 관찰할 수 있으며, 의심되지만 확진할 수 없는 중추신경계의 여러 가지 이상에 의하여 발생할 수 있다. 이렇게 넓고 모호한 개념의 환자를 대상으로 하기 때문에 진단과 치료에 대한 완전한 통일된 방법은 없다. 그러나 많은 연구자의 노력으로 개발된 몇 가지 진단 방법이 널리 쓰이며, 또한 치료 지침도 어느 정도 알려져 있다.

1) 중추청각처리장애의 특성

소리 자극이 중추청각경로로 전달되는 과정에서 병변으로 인하여 소리에 대한 반응이 비정상적으로 나타날 수 있다. 와우나 외이가 정상인 상태에서 이러한 반응은 말초청각장애와 분별이 어려울 수 있다. 아동기의 언어습득 과정에서 이러한 반응이 발생하면 이후 성인이 되었을 때까지 지속될 수 있고, 이에 따라 언어습득이나 학습 능력의 저하를 유발할 수도 있다.

중추청각처리장애 진단 대상자들이 주로 호소하는 어려움은 소음에서의 듣기 어려움, 잦은 반복 요청, 청각 지시에 대한 저조한 주의력이나 기억력이며, 여기에 추가로 말, 언어, 읽기, 주의력, 학업성취에서의 저조한 수행력을 보인다. 주의력과 기억력의 어려움은 청지각 손상에 따른 일차적인 양상일 수도 있지만 듣기 요구에 따른 피로감에서 오는 이차적인 양상으로 야기될 수 있다. 미국말언어청각협회에서 제시한 중추청각처리장애의 행동특성은 다음과 같다(American Speech-Language-Hearing Association, 2005).

- 방해하는 다른 말소리가 있거나 소음 상황 또는 반향이 많은 환경에서 말소리를 이해하기 어려워한다.
- 말의 의미를 잘못 이해한다.
- 일관성이 없거나 부적절한 반응을 보인다.
- 자주 다시 말해 줄 것을 요청한다.
- (다른 의사소통 방식에 비해) 말로 의사소통할 경우 반응하는 데 더 오랜 시간이 걸린다.

- 금방 주의가 산만해지며 (소리에) 주의를 기울이기 어려워한다.
- 노래나 간단한 리듬을 배우는 것을 어려워한다.
- 복잡한 청각적 지시사항이나 명령을 어려워한다.
- 소리의 방향 찾기를 어려워한다.
- 음악과 노래 부르는 기술이 부족하다.
- 읽기, 철자, 학습 문제를 동반할 수 있다.

2) 중추청각처리장애의 청각학적 진단

중추청각처리장애가 의심되는 환자는 다양한 검사를 통해 진단받는데(Ahn et al., 2005), 이를 통해 음향의 왜곡 또는 경쟁에 의한 여러 다른 조건에서의 반응을 알아보는 행동적(behavioral) 및 전기생리학적(electrophysiological) 검사 방법으로 청각기관을 검사한다. 이러한 검사들은 정상적인 청각기관을 가지고 있는 사람이 왜곡된 소리를 이해하거나 반응할 수 있다는 가정하에서 출발한다. 중추청각처리장애가 있는 환자는 왜곡된 소리를 이해하거나 반응하는 데 어려움을 겪는데 이를 '내부적 왜곡(internal distortion)'이라 한다(Jerger & Jerger, 1983).

왜곡된 소리 검사의 결과는 환자의 중추청각신경기관의 발달 정도를 가늠하거나 중추청각처리장애가 말하기 혹은 읽기 등의 문제의 근본이 될지의 여부를 판단하는 데 도움을 준다. 비록 청각기관의 인지력과 언어적 능력의 정확한 인과관계는 밝혀지지 않았지만 언어적 능력의 발달은 뇌량과 대뇌피질을 포함하는 청각 신경기관의 점진적인 성숙과 관련이 있는 것으로 믿어진다. 중추청각처리장애는 전 생애주기에 걸쳐 나타날 수 있으며, 아동기에는 언어와 학습 발달에 영향을 주고 노인기에는 말초 청력 손실과 결합하여 재활 등에 영향을 미치므로 이에 대한 진단 평가와 재활이 적절히 이루어져야 한다.

중추청각처리장애의 진단 목적은 중추청각처리장애의 존재 여부를 결정하고, 그 변수를 기술하며, 청각 기능의 소실로 인한 기능적인 장애의 정도를 측정하는 데 있다. 이를 위해 진단은 ① 주요 어려움 확인을 위한 개인사 기록, ② 청각행동특성 파악을 위한 질문지 및 체크리스트 사용, ③ 정상적인 말초청각기능 파악을 위한 순음청력검사, 이미턴스 검사, 전기음향학적 검사, ④ 중추청각처리 특성을 파악을 위

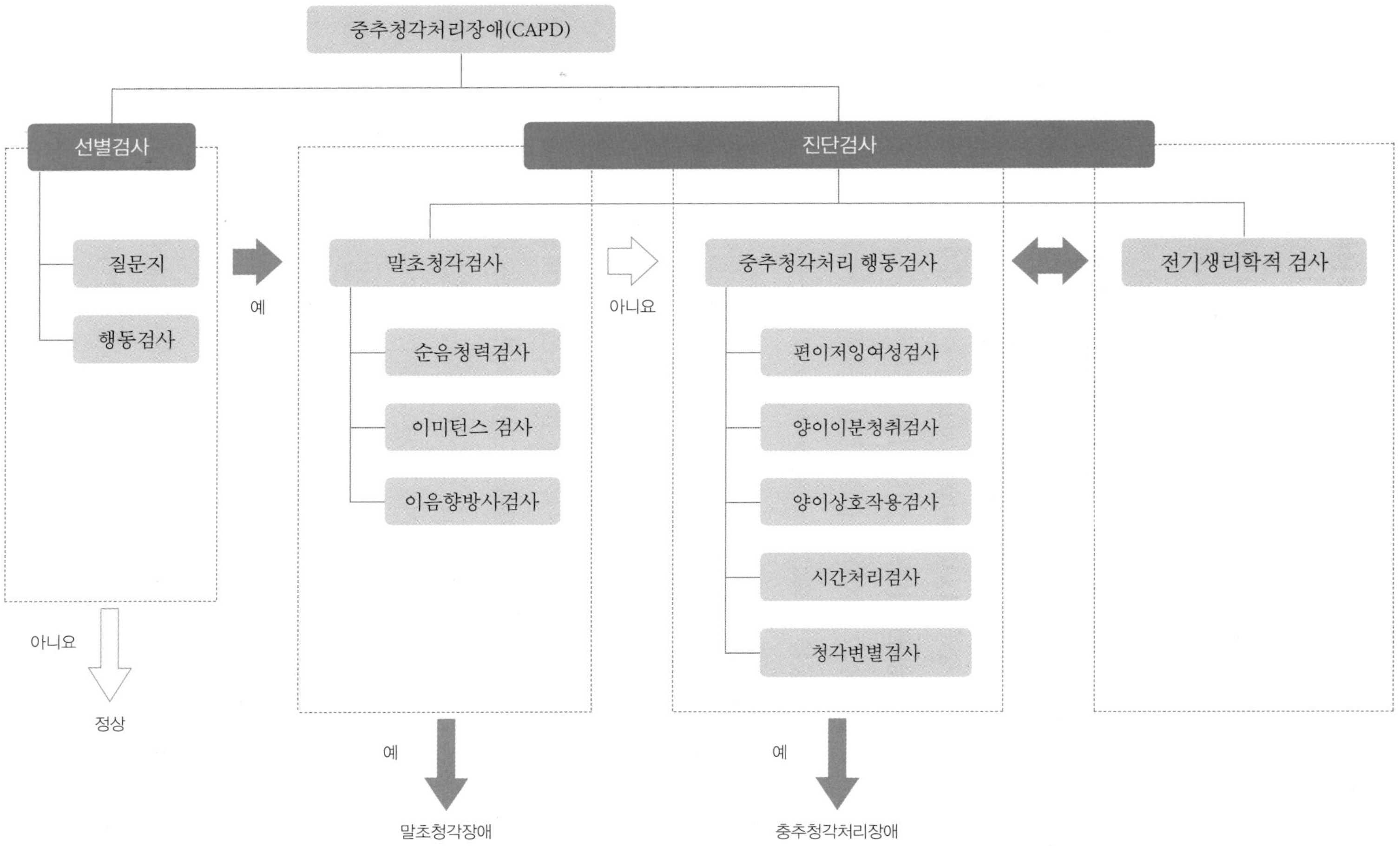

[그림 11-1] 중추청각처리장애의 선별 및 진단 평가 절차

한 행동적 및 전기생리학적인 검사 방법을 포함한다. 중추청각처리장애 진단검사에 선행하여 선별검사를 실시하며, 선별검사와 진단검사의 진행 절차를 도식화하여 나타내면 [그림 11-1]과 같다.

중추청각처리장애의 진단검사를 위해 대상자 선정에서 고려해야 할 사항으로는, 첫째, 대상자의 연령으로 행동검사의 난이도로 수행에 어려움이 있으므로 만 7세 이전 아동에게 진단을 내리는 것은 적절치 않다. 둘째, 대상자의 인지 및 언어 발달 수준이 행동검사를 진행할 때 검사자의 지시사항을 이해하고 지시 내용을 수행할 수 있어야 하며, 또한 대부분의 행동검사에서 아동이 말로 반응해야 하기 때문에 말 명료도와 조음 능력이 적절해야 한다. 셋째, 정상 청력을 대상으로 하되 최소한 중도 수준의 말초청각장애를 대상으로 검사를 진행하는 경우 신뢰성과 타당성이 있는 검사도구를 사용해야 한다.

2. 평가 방법

1) 선별검사

중추청각처리장애의 선별검사는 청각 관련 질문지나 체크리스트를 사용하는 설문검사와 청각적 기능에 대한 행동검사로 구분된다.

(1) 설문검사

청각행동 질문지나 체크리스트는 개인의 의사소통 장애 및 영향에 대한 정보를 제공하는 데 도움을 주는 도구로 중추청각처리장애 위험군에 있는 개인을 확인하는 선별 척도로 사용될 수 있다. 또한 진단검사와 더불어 환자의 청각행동 특성을 살펴볼 수 있으며, 향후 재활에 대한 정보를 제공할 수 있다. 현재 개발되어 널리 사용되는 질문지나 체크리스트는 직접적인 듣기 기술뿐만 아니라 학업성취 및 의사소통과 관련된 청각행동을 측정하도록 고안되었으며, 교사용 또는 부모용으로 개발되어 있다. Scale of Auditory Behaviors(SAB)(Schow et al., 2000)는 중추청각처리장애를 선별하기 위한 목적으로 개발된 검사이며, Fisher's Auditory

Problems Checklist(Fisher, 1976)와 Children's Auditory Processing Performance Scale(CHAPPS)(Smoski et al., 1992)은 다양한 조건에서 청각행동특성을 관찰할 수 있도록 개발되어 중추청각처리장애 선별을 위해 널리 사용되고 있는 검사다. 또한 Screening Instrument for Targeting Education Risk(SIFTER)(Anderson, 1989)와 Evaluation of Classroom Listening Behavior(ECLB)(VanDyke, 1985)는 학습 또는 교실 환경에서 청각처리 능력이 교육에 미치는 정도를 측정하도록 고안된 검사로, 중추청각처리 문제와 더불어 나타날 수 있는 학업, 의사소통, 주의집중, 행동특성 등을 평가하도록 구성되어 있다. 이 중, 국내 아동을 대상으로 SAB과 Fisher's의 상관관계 분석(Yoon, 2013), CHAPPS(Won & Jang, 2010)의 적용 연구가 진행되었다.

국내에서 중추청각처리장애 위험군을 선별하고 이와 관련된 장애군의 전반적인 청각행동특성 지표를 통한 진단, 재활 및 교육 계획 수립을 위한 목적으로 개발 및 표준화된 질문지는 청각행동특성검사(Korea National Institute for Special Education-Auditory Behavioral Checklist: KNISE-ABC)(Jang et al., 2012)다. 이 검사는 만 7~12세 아동의 부모나 교사가 아동의 중추청각처리 문제로 나타날 수 있는 듣기, 배경소음 속 듣기, 학습 능력, 의사소통, 주의집중, 청각기억, 관련 행동의 7개 영역을 평가하도록 구분하고 각 영역마다 3~7문항으로 총 36문항으로 구성된 5점 척도의 질문지다(〈표 11-2〉). 이러한 평가 영역의 구분은 중추청각처리장애의 선별과 더불어 동반되어 나타날 수 있는 말초청각장애, 학습장애, 언어장애, 주의집중장애, 기억 등의 다른 장애와 구별할 수 있는 정보를 제공한다. 아동의 청각행동특성을 또래 아동들과 비교하여 평정한 표준화 검사 결과, 연령별 유의한 차이가 없었으며 각 영역별 준거에 따라 위험군 여부를 평가하도록 되어 있다.

이와 같은 설문검사지는 국내에서 청소년을 대상으로 시행하여 위험도를 보고한 것(Ahn et al., 2020)과 같이 대규모의 학생을 대상으로 위험도를 스크리닝하기에 적합하다.

표 11-2 청각행동특성검사(KNISE-ABC)의 영역 및 문항

영역	문항
듣기 문제	• 아동의 듣기에 문제가 있다고 느낀 적이 있다. • 아동은 가까운 거리에서 보통 크기의 목소리로 이름을 불렀을 때 잘 반응하지 못한다. • 아동은 먼 거리(3~10m)에서 보통 크기의 목소리로 이름을 불렀을 때 잘 반응하지 못한다. • 아동은 평소 TV나 라디오 소리를 크게 틀어 놓고 듣는 편이다. • 아동은 소리가 나는 방향을 찾는 데 어려움이 있다.
배경 소음 속 듣기	• 배경소음이 있는 상황에서 아동은 구어(말로 하는) 질문이나 지시를 잘 이해하지 못한다. • 배경소음이 있는 상황에서 아동은 다른 놀이 활동(그림 그리기, 책 읽기 등)을 할 때 구어(말로 하는) 질문이나 지시를 잘 이해하지 못한다. • 배경소음이 있는 상황에서 아동은 친구 또는 가족과의 대화에 참여하기 어렵다.
의사소통	• 아동은 유머나 농담을 듣고 잘 이해하지 못한다. • 아동은 또래 수준의 낱말이나 언어 표현들을 잘 이해하지 못한다. • 아동은 빠르거나 웅얼거리는 말소리를 잘 이해하지 못한다. • 아동은 구어(말로 하는) 질문이나 지시에 적절하게 반응하지 못한다. • 아동은 발음(조음)에 오류를 자주 범한다. • 아동은 반복해서 말해 주기를 자주 요구한다. • 아동은 상대방의 말을 잘 알아듣지 못했음을 나타내는 "응?" 또는 "뭐라고?" 등을 자주 말한다.
청각 주의집중	• 아동의 주의집중 시간은 짧은 편이다. • 아동은 복잡한 구어(말로 하는) 지시에 주저하거나 혼란스러워한다. • 아동은 조용한 상황에서 주의집중하기 어렵다. • 아동은 시끄러운 상황에서 주의집중하기 어렵다. • 아동은 집중하지 않고 멍하니 있거나 딴 생각을 많이 한다. • 아동은 쉽게 산만해진다.
청각기억	• 아동은 구어(말로 하는) 지시를 듣고 한 번에 기억하기 어렵다. • 아동은 단어나 숫자와 같은 정보(예: 전화번호, 이름 등)를 듣고 한 번에 기억하기 어렵다. • 아동은 구어(말로 하는) 정보를 듣고 순서대로 기억하기 어렵다. • 아동은 구어(말로 하는) 지시를 듣고 1시간 이상 지난 후 잘 기억하지 못한다. • 아동은 단어나 숫자 등을 듣고 1시간 이상 지난 후에 잘 기억하지 못한다.

학업성취	• 아동의 학업 능력이 전반적으로 부족하다. • 아동은 읽기에 어려움이 있다. • 아동은 받아쓰기와 맞춤법에 어려움이 있다. • 아동은 노래나 리듬 배우기에 어려움이 있다. • 아동은 외국어나 새로운 용어 학습에 어려움이 있다.
관련행동	• 아동은 구어(말로 하는) 질문이나 지시에 대한 반응이 느리다. • 아동은 정해진 시간 내에 과제를 끝내지 못한다. • 아동은 친구들과 경쟁하는 과제를 수행하는 것에 어려움이 있다. • 아동은 정리정돈을 잘 하지 못한다. • 아동은 쉽게 피로함을 느낀다.

(2) 행동검사

일반적으로 질문지는 타당도와 특이성이 낮고, 과다 의뢰되는 단점이 있으므로 질문지와 더불어 중추청각처리장애 선별을 목적으로 몇몇 행동특성검사가 사용되고 있다. 대표적인 중추청각처리장애 선별검사들은 SCAN 검사(A Screening Test for Auditory Processing Disorders)(Keith, 2000, 2009a, 2009b)와 Differential Screening Test of Processing(Richard & Ferre, 2006) 검사다. SCAN 검사는 검사 시간과 비용의 효율성 및 다른 장애와의 관련성에 따른 과다 의뢰 방지 등의 측면에서 가장 널리 사용되는 행동검사다. 기존의 SCAN 검사(Keith, 2000)는 소음하 어음검사(Auditory-figure Ground Test), 주파수여과어음검사(Filtered Word Test), 경쟁단어검사(Competing Word Test) 및 경쟁문장검사(Competing Sentence Test)의 네 가지 하위 검사로 구성되었으나 최근 시간적 처리검사 영역인 간격탐지검사(Gap Detection Test)와 시간압축문장인지검사(Time-compressed Sentence Test)를 추가하여 성인용의 SCAN-3: A(Keith, 2009a)와 아동용인 SCAN-3: C(Keith, 2009b)가 개발되었다. SCAN-3의 모든 하위 검사는 모두 동일한 검사 목록을 사용하나 검사 조건의 난이도를 조정하여 성인용 및 아동용으로 구분된다. 또한 하위 검사 목록을 추가하고 난이도 수준을 조정하여 선별검사 이외의 진단검사로 사용하도록 개발되었다. 국내에서도 SCAN 검사의 하위 검사인 소음하 어음검사, 주파수여과어음검사, 경쟁단어검사의 개발 원칙에 입각하여 '한국어 중추청각처리장애 선별검사도구(K-SCAP)'가 개발되었으며(Lee, 2012), 아동과 성인을 대상으로 적용하였다. 또한 진단검사로 개발된 검사도구들 중 최소한의 언어적 요소를 가진 검사들은 선별검사로 사용될 수 있으며 이러한 대표적인 검사들은 선택적 청각집중검사(Selective Auditory Attention Test), 이분숫자검사(Dichotic Digit Test), 주파수패턴검사(Frequency Pattern Test) 등이다.

2) 중추청각처리 행동검사

중추청각신경계 전반에 걸친 진단이 이루어지기 위해서는 전기음향학적 검사 및 전기생리학적 검사와 더불어 최소한 다섯 가지 영역의 행동검사를 포함해야 한다(American Academy of Audiology, 2010; American Speech-Language-Hearing Association, 2005). 다섯 가지 행동검사 영역은 청각 정보의 시간처리검사(temporal processing test), 이분청취검사(dichotic test), 편이저잉여성검사(monaural low-redundancy test), 양이상호작용검사(binaural interaction test) 및 청각변별검사(auditory discrimination test)다. 중추청각처리 행동검사의 선정 및 시행에서의 고려점은, ① 환자의 주된 어려움을 감안해서 선정해야 하고, ② 서로 다른 중추신경계의 기전이나 기능을 검사해야 하며, ③ 언어적 및 비언어적 자극을 모두 포함해야 하고, ④ 연령에 맞는 검사여야 하며, ⑤ 신뢰성 있고 타당성이 높은 검사를 선정해야 하고, ⑥ 선정된 검사는 개발 기준에 따라 실시 및 해석되어야 하며, ⑦ 숙련된 전문가에 의해 평가 및 해석되어야 한다(AAA, 2010; ASHA, 2005; Schow et al., 2000). 각 영역의 대표적인 검사들을 살펴보면 다음과 같다.

(1) 시간처리검사

시간처리검사(temporal processing tests)는 시간해상(temporal resolution), 시간차폐(temporal masking), 시간통합(temporal integration), 시간순서화(temporal ordering) 등을 측정하기 위하여 실시하는 검사로서 좌반구와 우반구의 청각 영역의 기능과 반구간 통합 능력에 대한 정보를 제공한다. 임상에서 널리 사용되고 있는 시간처리검사들은 시간해상과 시간순서화 영역이며, 시간통합이나 시간차폐 영역은 효율성 문제로 임상적으로 이용되지 못하고 있다. 대부분의 시간처리검사는 비언어성 검사로 다문화적 적용이 가능하나 각 언어권마다 각자 규준을 마련하여 사용하여야 한다.

① 시간해상검사

시간해상검사에는 무작위간격탐지검사(Random Gap Detection Test: RGDT)(Keith, 2000)와 소음하 간격검사(Gap-In-Noise Test: GIN)(Musiek et al., 2005)가 속한다. RGDT는 양쪽 귀에 제시되는 500~4,000Hz 음이나 클릭음이 각 주파수 조건에서 9개의 0~40ms 범위 내 자극 간격으로 무작위로 제시될 때 간격 탐지 능력을 측정하는 검사로, 영어권 정상 성인의 규준은 6.0~7.8ms로 측정되었다(Keith, 2000).

GIN 검사는 6초의 백색 소음(white noise) 내에 0~3개 정도로 제시되는 간격을 탐지하는 검사로, 2~20ms 범위 내의 10개 자극 간격을 사용한다. Musiek 등(2005)은 정상 성인과 중추병변을 가진 환자를 대상으로 GIN 검사의 추정역치와 정답률을 측정한 결과, 정상 성인의 경우 추정역치는 우측 귀 4.9ms, 좌측 귀 4.8ms, 정답률은 우측 귀 70.3%, 좌측 귀 70.2%의 결과를 보고하였으며, 중추병변을 가진 환자의 경우, 유의미하게 긴 간격 탐지 능력을 보였다고 하였다. 시간적 분석력검사인 GIN과 RGDT에 대한 국내 아동과 성인의 연령별 규준이 마련되어 있다(Jang et al., 2011).

② 시간순서화검사

주파수패턴검사(frequency pattern test)(Pinheiro, 1971)와 음길이패턴검사(Duration Pattern test)(Noffsinger, 1994)는 임상에서 가장 많이 사용되고 있는 검사다. 주파수패턴검사는 각 문항이 저주파수(880Hz)와 고주파수(1,220Hz)로 이루어진 연속적인 3개의 순음이 무작위 패턴으로 총 60개의 문항으로 구성되어 있다. 각각의 귀에 30개 검사 문항을 50dB SL로 제시하고, 명명(labeling)이나 허밍(humming)으로 들었던 패턴에 대해 소리의 높고 낮음을 말하도록 한다. 각 귀의 명명 점수와 허밍 점수를 비교하므로 대뇌피질 및 반구 간 병변 여부를 알 수 있다.

음길이패턴검사도 음길이가 길거나(500ms) 짧은(200ms) 세 개의 1,000Hz 음으로 구성된 총 60개의 문항으로 이루어져 있다. 각각의 귀에 30개 검사 문항을 50dB SL로 제시하고 구어나 허밍으로 들었던 패턴에 대해 소리의 길고 짧음을 말하도록 한다. 이 검사는 미로성 난청을 가진 피검자에게 사용하기에 비교적 안정적인 검사로 보고되고 있다.

주파수패턴검사와 음길이패턴검사를 한국인을 대상으로 적용하여 아동, 성인 및 노인의 시간처리 능력을 살펴보았다(Jang et al., 2008; Jang et al., 2011b; Han et al., 2008). 특히 검사 시 주의할 점은 명명 반응 조건에서 구어 반응 요구('고/저' '장/단' 또는 '높고/ 낮고' '길고/짧고')에 따라 수행력이 달라지므로 검사 시 '높고/낮고' 또는 '길고/ 짧고'를 사용하는 것이 바람직하며, 이에 따라 표준화가 이루어져 있다(Jang et al., 2011b; Jang et al., 2011d).

(2) 양이이분청취검사

양이이분청취(dichotic listening)는 양쪽 귀에 동시에 제공되는 서로 다른 음향학적 자극을 통합하거나 분리하는 능력을 의미하며, 중추청각 영역의 대뇌 반구 및 반구 간 연결 기능을 평가한다. 사용되는 자극 유형에 따라 숫자(dichotic digit), 자모음(dichotic consonant vowel), 단어(Staggered Spondaic Word: SSW) 및 문장(Dichotic Sentence, Competing Sentence, Synthetic Sentence Identification: SSI-CCM) 등 다양한 검사로 구분된다.

양이이분청취검사는 일반적으로 대뇌피질의 좌우반구를 연결해 주는 뇌량의 교련섬유가 완전히 수초화되는 시기인 12~15세가 될 때까지 우측 귀의 수행력이 더 좋은 우측 귀 우세(Right Ear Advantage: REA) 현상을 보이다가 정상적인 성숙과 더불어 왼쪽 귀의 점진적인 수행력 향상을 보이고, 12세 후로는 성인과 비슷한 수준에 도달한다(Musiek, 2007).

국내에서 개발된 양이이분청취검사 영역에서는 이분숫자청취검사(Jeon et al., 2009), 이분자모음청취검사(Jeon, 2008), 이음어음검사(Han et al., 2008), 이분어음검사(Jang et al., 2011), 이분어음배치검사(Kim & Jang, 2011) 등이 있다. 이 중 이분숫자청취검사는 남성 화자의 음원을 이용해 한국어 숫자 쌍 조합을 조사하여 음성학적 유사성 오류가 가장 많았던 숫자 '2'를 제외하고 9개의 숫자로 1, 2, 3개의 숫자 쌍 검사 문항을 표준화하였다(Jang et al., 2011b; Jang et al., 2011d). 예를 들어, 2개의 숫자 쌍을 사용하는 이분숫자청취검사 방법은 각각의 귀에 2개의 숫자(총 4개)가 동시에 제시되는 것을 듣고 따라 말하는 검사로서 숫자 2를 제외한 1~10까지의 20개의 숫자 쌍으로 구성되어 있다.

(3) 편이저잉여성검사

편이저잉여성검사(Low-redundancy monaural test)는 편측 귀에 주파수 여과, 시간의 확장 및 압축, 소음 제시 등으로 잉여성을 낮추어 왜곡되거나 변형된 어음을 제시하였을 때, 정상적으로 이해하는 능력을 알아보는 검사로 뇌간과 대뇌피질의 기능을 평가하는 데 사용된다. 이 검사들은 중추청각신경 병변에 대한 민감도가 보통 정도이나 기능적인 결함과 중재에 관한 실제적인 정보를 제공하므로 CAPD의 평가 도구들 중 가장 널리 사용되고 있다. 이에는 주파수여과어음검사, 시간압축어음검사, 소음하 어음검사 등이 있다.

① 주파수여과어음검사

주파수여과어음검사(Filtered speech test)는 주로 저주파수 여과된(low-passed filtered) 어음을 사용하며 절단주파수에 따른 단어 및 문장 인지 능력을 평가하는 것으로, 한쪽 귀에 저주파수 여과된 어음 목록을 선택하여 검사를 실시한다. 다른 목록을 선택하여 다른 쪽 귀에도 동일한 방법으로 검사를 실시한다. 검사의 수행력은 절단주파수에 따라 영향을 받는다.

한국어 CVC 단음절어, 한국어 어음인지도검사의 단음절어 및 문장을 저주파수 또는 고주파수로 여과시켜 한국 성인의 인지 능력을 측정한 연구들은 다양한 한국어 어음 자극에 대한 주파수여과어음검사의 절단주파수 기준을 제시하였는데, 한국어를 이용한 저주파수여과어음검사를 위해 1,500Hz의 절단주파수를 사용할 것을 제안하였다(Hwang et al., 2011). 국내에서 표준화된 주파수여과어음검사(Jang et al., 2011d)는 아동과 성인을 대상으로 1,500Hz 절단주파수로 저주파수 여과시킨 단음절어를 사용한다.

② 시간압축어음검사

시간압축어음검사(Time-compressed Speech Test)는 신호의 주파수 특성에는 변화를 주지 않고 압축률에 따라 시간압축시켜 제시하여 어음인지 능력을 측정하는 검사다. 한쪽 귀에 압축률을 적용하여 처리된 단어(또는 문장) 목록을 선택하여 검사를 실시한 후, 다른 목록을 선택하여 다른 쪽 귀에도 동일한 방법으로 검사를 실시한다. 이 검사는 시간압축률의 정도가 피검자의 수행 능력에 영향을 준다. NU-6 단음절 목록을 사용한 시간압축어음검사(Wilson et al., 1994)에서는 45% 시간압축률을, 문장을 사용한 시간압축문장인지검사(Time-compressed Sentence Test: TCST)(Keith, 2009a)에서는 40%의 시간압축률을 기준으로 중추청각처리장애 평가 규준이 마련되어 있다. 두 검사 모두 60% 이상의 압축률은 정상 청력인에게도 어려운 조건으로 나타났다.

국내의 연구(Park & Jang, 2013)에서는 시간압축시킨 한국어 단어인지도검사의 목록을 아동과 성인을 대상으로 실시하여 시간압축어음검사의 압축률 기준을 45%로 적용할 것을 제시하였다. 국내에서 표준화된 시간압축어음검사(Jang et al., 2011b; Jang et al., 2011d)는 아동과 성인을 대상으로 45% 또는 55% 압축률을 적용한 단음절어를 사용한다.

③ 소음하 어음검사

소음하 어음검사(Speech-in-noise test)는 한쪽 귀에 특정 신호대잡음비(signal-to-noise-ratio: SNR)로 제시되는 소음 속에서 들리는 단어(또는 문장)를 듣고 따라 말하는 검사로, 한쪽 귀를 먼저 검사한 후 다른 쪽 귀에도 동일한 방법으로 검사를 실시한다. 백색 소음, 다화자 소음, 경쟁문장 및 담화 등 다양한 소음을 사용하며 신호대잡음비에 따른 단어 및 문장 인지 능력을 평가한다. SCAN 검사의 하위 검사로 다화자 소음에서 단음절어의 인지 능력을 측정하는 Auditory Figure Ground 검사(Keith, 2009a, 2009b)는 어음을 50dB HL로 제시하고 메시지경쟁비(Message Competition Ratio: MCR)로 아동용은 +8dB, 성인용은 +0dB를 사용한다. 동측에서 경쟁 메시지(유의미 문장)가 제시되는 조건에서 무의미 문장을 확인하는 Synthetic Sentence Identification with Ipsilateral Competing Message(SSI-ICM) 검사(Humes et al., 1996)는 문장이 30dB HL에서 제시되고 다양한 MCR(+10, 0, −10, −20)을 사용한다.

국내 연구(Jang & Jeon, 2013)에서는 성인과 아동을 대상으로 다양한 소음 유형과 신호대잡음비에 따른 어음검사를 실시하여 소음하 어음검사의 소음 유형과 SNR의 기준을 다화자 소음에서 +10SNR을 적용할 것을 제안하였다. 국내에서 표준화된 시간압축어음검사(Jang et al., 2011d)는 아동과 성인을 대상으로 +10SNR을 사용한다.

(4) 양이상호작용검사

양이상호작용검사(Binaural interaction test)는 시간, 주파수, 강도 등이 다른 음향학적인 정보를 양이에 제공하였을 때, 양이에 들어온 소리 자극을 하나의 소리로 인식하고 이 소리의 성질을 파악하는 능력을 측정하는 검사로 뇌간 기능에 대한 정보를 제공한다. 검사들로는 주기적인 간격을 두고 양이 간에 어음을 빠르게 교대시켜 목표 메시지를 인지하는 Rapidly Alternating Speech Perception(RASP), 양이 간 위상 차이 여부에 따라 소음에서 신호를 추출하는 Masking Level Difference(MLD), 서로 다른 정보가 양이로 들어와 하나의 정보로 통합되는 양이통합검사(Binaural Fusion Test: BFT), 다양한 방향과 신호대잡음비로 제시되는 문장의 청취역치를 검사하는 Listening in Spatialized Noise-Continuous Discourse Test(LISN-CD)가 사용되고 있다.

양이상호작용검사 영역에서 검사어음 목록의 개발과 제시 강도에 따른 주파수 패러다임의 양이통합 효과를 측정하여 한국어 양이통합 검사의 임상적 기준을 마련하고자 Jang 등(Jang et al., 2011d; Jang et al., 2011c)은 low-pass(1,200Hz cutoff)와 high-pass(2,100Hz cutoff)로 여과된 일음절 단어 목록을 남성화자 음원으로 개발하여 양이통합 효과를 증명하였고, 35dB SL로 제시하여 아동과 성인을 대상으로 표준화 연구를 진행하였다.

(5) 청각변별검사

청각변별검사(Auditory Discrimination test)는 주파수, 강도 및 시간 차, 음소 차이에 대해 유사한 음향 자극을 변별하는 능력을 평가하는 검사로 대뇌피질에 대한 정보를 제공한다. 중추청각처리장애 아동 및 성인 환자가 어려움을 나타내는 영역임에도 임상적 용이성 등의 문제로 현재 임상적으로는 거의 사용되지 못하고 있다. 환자의 전반적인 영역에서의 어려움을 이해하기 위해서는 이 영역의 검사도구가 임상적으로 사용하기 용이하도록 개발되어야 할 필요가 있다.

3) 전기생리학적 검사

중추청각처리장애 진단에서 전기생리학적 검사는 언어, 인지 및 다른 잠재적 복합체계와의 연계성이 적고 중추청각신경계의 다양한 수준을 검사할 수 있으며, 또한 중재 효과와 중재 진행 과정에 대한 모니터링에 유효하여 그 역할이 더욱 중요시되고 있다.

청성뇌간반응(Auditory Brainstem Response: ABR, click-ABR: c-ABR), 청성중기반응(Auditory Middle-Latency Response: AMR 혹은 MLR) 및 청성후기반응(N1-P2 complex, P300, Mismatch Negativity: MMN)은 순음이나 클릭 자극 이외에 어음 자극을 사용하거나 경쟁 자극을 사용하는 방법으로 중추청각신경계 기능을 더 면밀히 검사할 수 있다. 중추청각처리장애를 가진 환자에게 청능 훈련을 실시하고 전기생리학적인 검사를 사용하여 그 효과를 검증한 연구들을 살펴보면, c-ABR 잠복기 감소(Filippini et al., 2012), MLR 잠복기 감소(Schochat et al., 2010), N1-P2-N2에서 N1과 P2 진폭 증가(Zalcman & Schochat, 2007), 양쪽 귀의 P2 진폭 증가 및 우측 반구의 N1P1의 변화(Tremblay & Kraus, 2002), P300의 잠복기 감소 및 진폭 증가(Alonso & Schochat, 2009) 등을 보고하였다. 청성유발전위 중 MLR 검사가 개인의 언어적 기술이나 소리의 인지처리에 의존하지 않고 객관적인 정보를 제시하기 때문에 CAPD 행동검사 결과와 가장 높은 상관성을 보이며 청능 훈련 후 변화를 평가하고 모니터하기에 가장 좋다(Schochat et al., 2014). 중추청각처리장애를 가진 아동에게 MLR을 적용한 연구들은 잠복기보다는 진폭이 중추청각신경계의 결함을 더 반영한다고 하며, 중추청각처리장애 아동은 문제가 없는 아동에 비해서 낮은 진폭을 가지고 있으며 파형의 절대적인 진폭보다는 두 개의 전극 간 또는 양이 간 Na-Pa의 상대적인 진폭 차가 정상 피검자보다 작은 변인을 보이므로 중추청각처리 문제를 비교하기에 적절하다. P300 검사의 경우, 중추청각신경계의 병변에 대한 민감도가 80% 이상이며, 중추청각처리장애를 가진 아동이나 성인에서 더 긴 P300 잠복기를 보인다. 또한 이 검사는 청각, 시각 및 촉각 자극을 사용할 수 있으므로 이러한 자극에 대한 규준화를 통하여 처리 능력의 결함에 대한 다른 자극과 청각 자극에 대한 특이성을 검사할 수 있다.

전기생리학적인 검사와 더불어 기능적 자기공명영상(functional Magnetic Resonance Imaging: fMRI)과 양전자방사단층촬영(Positron Emission Tomography: PET) 등의 뇌영상기법은 대뇌피질의 고유한 기능 변화를 영상으로 알아보는 방법들로 중추청각처리장애 진단에서 주요한 역할을 담당할 수 있다(Han et al., 2011).

3. 중추청각기능 평가 결과의 해석

중추청각처리장애 진단 평가 결과를 해석하기 위해서 규준기반(norm-based) 해석법과 환자중심(patient-based) 해석법을 사용할 수 있다. 규준기반 해석법은 개인의 수행력을 정상 집단의 능력과 비교하여 해석하는 방법으로 일반적으로 중추청각처리장애를 진단하기 위하여 최소한 두 개 이상의 검사에서 평균의 −2 SD 이하를 보일 때 결함으로 간주한다. 만약 한 개의 검사에서만 수행력이 떨어지면 평균의 −3 SD 이하의 경우에서 장애로 판정하는데, 재검사를 실시하거나 동일한 기능을 평가하는 다른 검사를 사용하여 평가한 후 이전 검사의 결과를 확진해야 한다(American Speech-Language-Hearing Association, 2005). 환자중심 해석법은 수행력을 환자의 기초선과 비교하여 해석하는 방법으로 검사 간 분석(inter-test analysis), 검사 내 분석(intra-test analysis) 및 다학문 간 분석(cross-discipline analysis)을 사용한다.

4. 맺음말

중추청각처리장애에 대한 진단은 다양한 방법으로 얻은 자료를 종합하여 평가하는 과정이다. 그러므로 한 가지 검사법에 의존하지 않도록 다양한 검사법을 익혀야 하며, 병변의 위치를 파악하기 위해서는 여러 검사 방법의 적용이 필수적이다. 또한 진단검사 결과를 토대로 환자가 실질적으로 겪고 있는 문제와 다학문적인 검사 결과를 토대로 종합적으로 해석해야 한다. 향후 다양한 전기생리학적인 검사법, 뇌기능영상법을 통해 구조적인 진단이 뒷받침되도록 발전되어야 한다.

Summary box

- 중추청각처리장애는 발달적 · 후천적 · 이차적 원인으로 전 생애 주기에 걸쳐 발생될 수 있으며, 아동기에는 언어와 학습 발달에 영향을 주고 노인기에는 말초 청력 손실과 결합하여 재활 및 인지 기능 등에 영향을 미칠 수 있으므로 이에 대한 진단 평가와 재활이 적절히 이루어져야 한다.
- 중추청각처리장애는 그 병변 부위와 기전에 따라 특성이 다양하므로 한 가지 검사만을 사용하여 평가되어서는 안 된다. 진단 평가를 위해서는 행동검사와 전기음향학적 및 전기생리학적 검사가 실시되어야 한다.
- 중주청각처리 행동검사는 청각 정보의 시간처리검사, 이분청취검사, 편이저잉여성검사, 양이상호작용검사 및 청각변별검사 영역이 모두 포함되도록 구성하되, 언어적 자극과 비언어적 자극으로 구성되어야 하고 환자의 특성을 고려한 검사도구들이 선택되어야 한다. 국내에서도 이를 검사할 수 있는 다양한 행동검사도구가 한국인을 대상으로 규준화되어 있다.
- 전기음향학적 및 전기생리학적 검사는 행동검사의 특성과의 상호보완적인 정보와 병변 부위에 대한 객관적인 정보를 제공한다.
- 중추청각처리장애의 진단은 진단검사 결과를 토대로 환자가 실질적으로 겪고 있는 문제와 다학문적인 검사 결과를 토대로 종합적으로 해석되어야 한다.

참고문헌

Ahn, J. H., Lee, K. S., Yoon, T. H., & Chung, J. W. (2005). The Development of Test Tools for Diagnosis of Central Auditory Processing Disorder. *Korean J Audiol, 9*(1), 16-22.

Ahn, J., Oh, S. -H., Jang, H., Lee, J. -B., & Chung, J. (2020). Impact of hearing loss on the performance of auditory processing measured by questionnaires in Korean adolescents. *Sci Rep, 10*(1), 10118.

Alonso, R., & Schochat, E. (2009). The efficacy of formal auditory training in children with (central) auditory processing disorders: Behavioral and electrophysiological evaluation. *Brazilian J of Otolaryngol, 75*(5), 726-732.

American Academy of Audiology. (2010). *Clinical practice guidelines: guidelines for the diagnosis, treatment and management of children and adults with central auditory processing disorder*. Available from: URL: www.audiology.org/ resources/

documentlibrary/documents/ capdguidelines.

American Speech-Language-Hearing Association. (1996). Central auditory processing: Current status of research and implications for clinical practice. *Am J Audiol, 5*, 41-54.

American Speech-Language-Hearing Association. (2005). (Central) *auditory processing disorders-The role of the audiologist*. Available from: URL: www.asha. org/members/ deskref-journals/deskref/default.

Anderson, K. L. (1989). *Screening instrument for targeting educational risk*. Danville, IL: Interstate.

British Society of Audiology. (2011). *Position Statement: Auditory Processing Disorders*. Available from: URL: www.thebsa.org.uk/images/stories/docs/BSA_APD_ PositionPaper_31March11_ FINAL.pdf.

Carlson, M., Earls, F., & Todd, R. D. (1988). The importance of regressive changes in the development of the nervous system: towards a neurobiological theory of child developement. Psychia Dev, 1, 1-22.

Downs, M. P. (1985). Effects of mild hearing loss on auditory processing. *Otolaryngol Clin North Am, 18*, 337-344.

Filippini, R., Befi-Lopes, D. M., & Schochat, E. (2012). Efficacy of audioty training using the auditory brainstem response to complex sounds: Auditory processing disorder and specific language impairment. *Folia Phoniatrics Logopedia, 64*(5), 217-126.

Fisher, L. (1976). *Fisher's auditory problems checklist*. Bemidji, MN: Life Products.

Häggström, J., Hederstierna, C., Rosenhall, U., Östberg, P., & Idrizbegovic, E. (2020). Prognostic Value of a Test of Central Auditory Function in Conversion from Mild Cognitive Impairment to Dementia. *Audiology Neurotol. 25*(5), 276-282.

Han, M. W., Ahn, J. H., & Chung, J. W. (2008). The application of diagnostic tools of central auditory processing disorder and their normative value in each age group in Korea. *Korean J Otolaryngol, 51*, 694-698.

Han, M. W., Ahn, J. H., Kang, J. K., Lee, E. M., Lee, J. H., Bae, J. H., & Chung, J. W. (2011). Central auditory processing impairment in patients with temporal lobe epilepsy. *Epilepsy Behavior, 20*, 370-374.

Humes, L. E., Coughlin, M., & Talley, L. (1996). Evaluation of the use of a new compact disc for auditory perceptual assessment in the elderly. *J Am J Audiol, 7*, 419-427.

Hwang, S. E., Jang, H. S., Lee, J. Y., & Kim, Y. K. (2011). Recognition of low-or high-pass filtered Korean monosyllables and sentences. *Audiology, 2*, 74-84.

Jang, H. S., & Jeon, S. K. (2013). Effects of noise type and signal-to-noise ratio on word recognition performance of adults and children with normal hearing sensitivity. *Audiology, 9*, 137-147.

Jang, H. S., Choi, J. H., Son, H. S., Park, H. M., & Espinoza-varas, B. (2011a). *GIN(Gap-In-Noise) tests in the Korean population*. Chicago: AudiologyNow.

Jang, H. S., Kim, Y. K, Lee, J. Y., Choi, J. H., Hwang, S. E., Son, H. S., et al. (2011b). Development of diagnostic batteries of central auditory processing disorder. *The Korean Academy of Audiology*, 15-17.

Jang, H. S., Kim, Y. K., Hwang, H. K., Lee, M. S., Cho, S. J., Tak, P. K., et al. (2011c). Standardization of Korean Central Auditory Processing Assessment (CAPA-K). *The Korean Academy of Audiology*, 53-57.

Jang, H. S., Kim, Y. K., Lee, J. Y., Lee, M. S., Son, H. S., Choi, J. H., et al. (2011d). *Developmental trends in binaural fusion tests with Korean monosyllable words*. Chicago: AudiologyNow.

Jang, H. S., Lee, H. J., & Kim, Y. K. (2012). *A study on the development of KNISE-Auditory Behavioral Checklist*. Chungnam: Korean National Institute for the Special Education.

Jang, H. S., Lee, J. Y., & Yoo, S. Y. (2008). Aging Effects on Frequency Pattern Recognition. *Audiology, 4*(1), 11-15.

Jeon A. (2008). Effects of stimulus complexity, presentation mode & age on dichotic listening tests. Master's Thesis, Hallym University.

Jeon, A. R., & Jang, H. S. (2009). Effects of stimulus complexity, attention mode & age on dichotic digit tests. *J Special Education: Theory and Practice, 10*(4), 377-395.

Jerger, S., & Jerger, J. (1983). Neuroaudiologic findings in patients with central auditory disorder. *Seminar Hear, 4*, 133-59.

Keith, R. (2000). *SCAN-C: Test for Auditory Processing Disorders in Children-Revised*. San Antonio, TX: The Psychological Corporation.

Keith, R. (2009a). *SCAN-3:A Tests for Auditory Processing Disorders in Adolescents and Adults*. San Antonio, TX: Pearson.

Keith, R. (2009b). *SCAN-3:C Tests for Auditory Processing Disorders for Children*. San Antonio, TX: Pearson.

Kim, Y. K., & Jang, H. S. (2011). Development of Korean staggered spondaic word test.

Audiology, 6, 179-189.

Lee, J. Y. (2012). Development of a Korean Screening Battery for Central Auditory Processing Disorders (K-SCAP). Ph. D. Diss., Hallym University.

Musiek, F. E., & Chermak, G. D. (2007). *Handbook of (Central) Auditory Processing Disorder: Auditory Neuroscience and Diagnosis.* (Vol. I). San Diego: Plural Publishing.

Musiek, F. E., Shinn, J., Jirsa, R., Bamiou, D., Baran, J., & Zaidan, E. (2005). The GIN (Gaps in Noise) test performance in subjects with and without confirmed central auditory nervous system involvement. *Ear & Hearing, 26*, 608-618.

Myklbust, H. R. (1954). *Auditory disorders in children: A manual for differential diagnosis.* Grune & Stratton, New York.

Noffsinger, D., Martinez, C. D., & Wilson, R. H. (1994). Dichotic listening to speech. Background and preliminary data for digits, sentences, and nonsense syllables. *Am J Audiol, 5*, 248-254.

Park, H. M., & Jang, H. S. (2013). Recognition of time-compressed words in adults and children. *Audiology, 9*, 34-40.

Pinheiro, M. L., & Ptacek, P. H. (1971). Reversals in the perception of noise and tone patterns. *Journal of the Acoustical Society of America,* 49(6), 1778-1783.

Richard, G. J., & Ferre, J. M. (2006). *Differential screening test for processing.* LinguiSystems: Incorporated.

Sardone, R., Battista, P., Panza, F., et al. (2019). The Age-Related Central Auditory Processing Disorder: Silent Impairment of the Cognitive Ear. Frontiers in *Neuroscience, 13*, 619.

Schochat, E., Musiek, F. E., Alonso, R., & Ogata, J. (2010). Effect of auditory training on the middle latency response in children with (central) auditory processing disorders. *Brazilian J of Otolaryngol, 43*(8), 777-785.

Schochat, E., Rabelo, C. M., & Musiek, F. E. (2014). Electroacoustic and electrophysiological auditory measures. In F. E. Musiek & G. D. Cermak (Eds.), *Handbook of (central) Auditory Processing Disorder: Auditory Neuroscience and Diagnosis* (pp. 471-490). (Vol. I). San Diego: Plural Publishing. 471-490.

Schow, R. L., Seikel, J. A., Chermak, G. D., & Berent, M. (2000). Central auditory processes and test measures: ASHA 1996 revisited. *Am J Audiol, 9*, 63-68.

Smoski, W. J., Brunt, M. A., & Tannahill, J. C. (1992). Listening characteristics of children with central auditory processing disorders. *Language, Speech, and Hearing Services in*

Schools, 23(2), 145.

Tepe, V., Papesh, M., Russell, S., Lewis, M. S., Pryor, N., & Guillory, L. (2020). Acquired Central Auditory Processing Disorder in Service Members and Veterans. *J Speech Lang Hear Res, 63*(3), 834–857.

Tremblay, K., & Kraus, N. (2002), Auditory training induces asymmertrical changes in cortical neural activity. *J Speech, Lang, Hear Res, 45*(3), 564–572.

VanDyke, J. (1985). Evaluation of classroom listening behaviors. *Rocky Mountain Journal of Communication Disorders, 1*, 7–9.

Welsh, L. W., Welsh, J. J., & Healy, M. P. (1983). Effect of sound deprivation on central hearing. *Laryngoscope, 93*, 1569–1575.

Wilson, R. H., Preece, J. P., Salamon, D. L., Sperry, J. L., & Bornstein, S. P. (1994). Effects of time compression and time compression plus reverberation on the intelligibility of Northwestern University Auditory Test No. 6. *Am J Audiol, 5*(4), 269–277.

Won, K. H., & Jang, H. S. (2010). A study of Children's Auditory Processing Performance Scale for Screening of central auditory processing disorders. *Audiology, 6*, 137–45.

Yoon, M. H. (2013). Preliminary studies for the standardization of Fisher's Auditory Problems Checklist (FAPC) and Scale of Auditory Behaviors (SAB). Master's Thesis, Hallym University.

Zalcman, T. Z., & Schochat, E. (2007). Formal auditory training efficacy in individuals with auditory processing disorder. Review Society Brazil Fonoaudiology, 12(4), 310–314.

부록

SNUH 성인-아동 말지각검사

서울대학교병원 언어청각센터

- 성인 일상적인 문장검사(SNUH Everyday Sentence Test)
- 아동 일상적인 문장검사(SNUH Child Everyday Sentesce Test)

문장검사(SNUH Everyday Sentence Test: List 1) – 성인

서울대학교병원 언어청각센터

검사일: ____________

이름: ____________ 성별: 남 · 여 생년월일: ____________ (;) 검사자: ____________

검사 항목	AO	AV
1. 할아버지는 시내에서 조금 먼 곳에 계신다.	/6	/6
2. 누군가 아침마다 가게 앞을 청소한다.	/5	/5
3. 제가 무엇을 도와드릴까요?	/3	/3
4. 동그란 안경이 너한테 잘 어울린다.	/5	/5
5. 해가 뜨거워서 커다란 모자를 쓰고 거리로 나갔다.	/7	/7
6. 먼지를 털고 빗자루로 쓸어라.	/4	/4
7. 날씨가 추워지면 두꺼운 잠바를 입을게요.	/5	/5
8. 치마에 묻은 얼룩을 깨끗이 지웠어요?	/5	/5
9. 감기에 걸리지 않으려면 손을 자주 씻어야 한다.	/6	/6
10. 일곱 시까지 교실로 모이자.	/4	/4
점수	/50= %	/50= %

문장검사(SNUH Everyday Sentence Test: List 2) – 성인

서울대학교병원 언어청각센터

검사일: ____________

이름: ____________ 성별: 남 · 여 생년월일: ____________ (;) 검사자: ____________

검사 항목	AO	AV
1. 냄비 손잡이는 장갑을 끼고 잡아라.	/5	/5
2. 어제는 도로 공사로 차가 막혀서 회사에 지각했다.	/7	/7
3. 추석에는 온 가족이 함께 송편을 만들어요.	/6	/6
4. 검정색 양복을 세탁소에 맡길까요?	/4	/4
5. 주유소 옆 마트에는 과일이 비싸다.	/5	/5
6. 점심에 라면이나 먹읍시다.	/3	/3
7. 따뜻한 이불을 덮고 푹 잤다.	/5	/5
8. 영수증은 어떤 상자에 보관할까요?	/4	/4
9. 아저씨가 싱싱한 것만 골라서 택배로 보냈어요.	/6	/6
10. 지하철에서 깜빡 졸다가 신문을 떨어뜨렸다.	/5	/5
점수	/50= %	/50= %

문장검사(SNUH Everyday Sentence Test: List 3) – 성인

서울대학교병원 언어청각센터

검사일: ____________

이름: ____________ 성별: 남 · 여 생년월일: ____________ (;) 검사자: ____________

검사 항목	AO	AV
1. 시간에 맞춰 서둘러 출발합시다.	/ 4	/ 4
2. 장난치다가 바지가 찢어졌다.	/ 3	/ 3
3. 지금 운동장에서 축구 경기가 열리고 있다.	/ 5	/ 5
4. 우리가 서로 돕는다면 일이 훨씬 쉬워질 거야.	/ 6	/ 6
5. 왜 화장실 불을 껐어요?	/ 4	/ 4
6. 덜 익은 사과는 바구니에 따로 담아라.	/ 6	/ 6
7. 작은 목소리로 용건만 간단히 통화한다.	/ 5	/ 5
8. 선생님도 뉴스에서 그 소식을 들으셨죠?	/ 5	/ 5
9. 오후에는 더워서 공원을 산책하지 않았다.	/ 5	/ 5
10. 찌개에 넣으려고 파를 써는데 매워서 눈물이 났다.	/ 7	/ 7
점수	/50= %	/50= %

문장검사(SNUH Everyday Sentence Test: List 4) – 성인

서울대학교병원 언어청각센터

검사일: ____________

이름: ____________ 성별: 남 · 여 생년월일: ____________ (;) 검사자: ____________

검사 항목	AO	AV
1. 내일은 하루 종일 바람이 세게 불거야.	/ 6	/ 6
2. 컵에 우유를 따르다가 바닥에 흘렸다.	/ 5	/ 5
3. 언제 수건을 빨았습니까?	/ 3	/ 3
4. 서울역까지 택시로 30 분 걸린다.	/ 5	/ 5
5. 올림픽에서 금메달을 두 번이나 따다니 대단합니다.	/ 6	/ 6
6. 밤에는 어두워서 운전하기가 매우 나쁘다.	/ 5	/ 5
7. 오빠가 복도에서 공을 차다가 모퉁이의 항아리를 깼다.	/ 7	/ 7
8. 시원하게 주스를 한 잔 마셔라.	/ 5	/ 5
9. 다같이 의자에 편하게 앉읍시다.	/ 4	/ 4
10. 레몬을 짜서 생선에 뿌릴까요?	/ 4	/ 4
점수	/50= %	/50= %

문장검사(SNUH Everyday Sentence Test: List 5) – 성인

서울대학교병원 언어청각센터

검사일: ____________

이름: ____________ 성별: 남 · 여 생년월일: ____________ (;) 검사자: ____________

검사 항목	AO	AV
1. 이가 아파서 치과에 가는 중이다.	/ 5	/ 5
2. 내년 봄에는 넓은 아파트로 이사할 거예요.	/ 5	/ 5
3. 빨간 봉투에 우표를 붙이셨나요?	/ 4	/ 4
4. 이제 이삿짐 박스를 하나씩 풀어서 정리합시다.	/ 6	/ 6
5. 유리창이 너무 더러워서 밖이 안 보인다.	/ 6	/ 6
6. 백화점 지하에서 누구를 만났어요?	/ 4	/ 4
7. 오늘은 흐렸다가 맑아진대요.	/ 3	/ 3
8. 아버지는 사업 때문에 잠시 외국 출장을 떠났다.	/ 7	/ 7
9. 학교에서 돌아오면 얼른 옷부터 갈아입어라.	/ 5	/ 5
10. 국은 오래 끓일수록 맛이 좋다.	/ 5	/ 5
점수	/50= %	/50= %

문장검사(SNUH Everyday Sentence Test: List 6) – 성인

서울대학교병원 언어청각센터

검사일: ____________

이름: ____________ 성별: 남 · 여 생년월일: ____________ (;) 검사자: ____________

검사 항목	AO	AV
1. 여행가방은 선반 위로 올려놓자.	/ 4	/ 4
2. 옛날에는 겨울에 먹을 김치를 미리 담갔다.	/ 6	/ 6
3. 어디서 핸드폰을 새로 구입하셨나요?	/ 4	/ 4
4. 열린 창문으로 벌레 세 마리가 들어왔다.	/ 6	/ 6
5. 딸기와 설탕을 약한 불에 졸이면 잼이 된다.	/ 7	/ 7
6. 부엌이 좁아서 식탁을 놓지 못했다.	/ 5	/ 5
7. 번호표를 뽑고 기다리세요.	/ 3	/ 3
8. 이층 베란다 화분에 물을 주셨어요?	/ 5	/ 5
9. 언니는 도서관에서 열심히 공부를 하고 있다.	/ 5	/ 5
10. 최신 카메라로 태풍의 피해를 촬영했다.	/ 5	/ 5
점수	/50= %	/50= %

문장검사(SNUH Everyday Sentence Test: List 7) – 성인

서울대학교병원 언어청각센터

검사일: ____________

이름: ____________ 성별: 남 · 여 생년월일: ____________ (;) 검사자: ____________

검사 항목	AO	AV
1. 우산을 가져온 사람은 아무도 없다.	/ 5	/ 5
2. 지난 토요일에 찍은 사진이 벌써 나왔어요?	/ 6	/ 6
3. 할머니께 예쁜 반지를 선물했다.	/ 4	/ 4
4. 비행기가 예정보다 빨리 부산에 도착했다.	/ 5	/ 5
5. 책은 9 일까지 꼭 돌려주세요.	/ 5	/ 5
6. 갑자기 하늘이 컴컴해지더니 천둥이 치고 비가 쏟아졌다.	/ 7	/ 7
7. 아이가 넘어졌을 때는 혼자 일어나게 두어야한다.	/ 6	/ 6
8. 자리를 어떻게 바꿀까요?	/ 3	/ 3
9. 나무 그늘 밑에서 잠깐만 쉬자.	/ 5	/ 5
10. 모기에 물려서 약을 발랐다.	/ 4	/ 4
점수	/50= %	/50= %

문장검사(SNUH Everyday Sentence Test: List 8) – 성인

서울대학교병원 언어청각센터

검사일: ____________

이름: ____________ 성별: 남 · 여 생년월일: ____________ (;) 검사자: ____________

검사 항목	AO	AV
1. 누구한테 꽃을 전달할까요?	/ 3	/ 3
2. 알람 소리에 놀라서 깼다.	/ 4	/ 4
3. 예식하신 분은 대기했다가 호명하면 입장하십시오.	/ 5	/ 5
4. 며칠 전에 내린 눈이 얼어서 길이 미끄럽다.	/ 7	/ 7
5. 약국과 경찰서 사이에 은행 건물이 있다.	/ 6	/ 6
6. 초록색 화살표를 따라가면 쉽게 찾을 거야.	/ 5	/ 5
7. 생일파티를 위해 음식을 정성껏 준비했다.	/5	/ 5
8. 나는 살이 찔까봐 매일 규칙적으로 운동한다.	/ 6	/ 6
9. 촛불을 켜고 고개를 숙여 기도합시다.	/ 5	/ 5
10. 이모가 빵을 맛있게 구웠어요?	/ 4	/ 4
점수	/50= %	/50= %

문장검사(SNUH Everyday Sentence Test: List 9) – 성인

서울대학교병원 언어청각센터

검사일: ____________

이름: ____________ 성별: 남 · 여 생년월일: ____________ (;) 검사자: ____________

검사 항목	AO	AV
1. 설날에는 차례를 지내고 어른들께 세배를 드린다.	/6	/6
2. 쓰레기는 종류별로 분리해서 버려라.	/4	/4
3. 무서운 꿈을 꾸었어요?	/3	/3
4. 네모난 접시는 싱크대 아래 칸으로 치우자.	/6	/6
5. 터널 안에서는 속도를 줄여야 안전하다.	/5	/5
6. 삼촌네 가족은 모두 몇 명입니까?	/5	/5
7. 화요일에 주문한 물건이 오전에 배송된다고 문자가 왔다.	/7	/7
8. 짧은 끈만 따로 모았다.	/4	/4
9. 구두를 포장지에 싸고 리본을 달았다.	/5	/5
10. 풍선을 크게 불다가 터뜨리고 말았다.	/5	/5
점수	/50= %	/50= %

문장검사(SNUH Everyday Sentence Test: List 10) – 성인

서울대학교병원 언어청각센터

검사일: ____________

이름: ____________ 성별: 남 · 여 생년월일: ____________ (;) 검사자: ____________

검사 항목	AO	AV
1. 동생이 어떻게 문을 잠갔을까요?	/4	/5
2. 도장과 신분증이 필요합니까?	/3	/3
3. 세탁기에 밀린 빨래를 한꺼번에 돌렸다.	/5	/5
4. 친구가 자꾸 약속을 미루어서 짜증난다.	/5	/5
5. 허리를 다쳐서 침을 맞았다.	/4	/4
6. 텃밭에서 키운 오이와 쑥갓을 따서 이웃집과 나눠먹자.	/7	/7
7. 전화를 받는 동안 커피가 다 식었다.	/6	/6
8. 땅 밑으로 굴을 팠다.	/4	/4
9. 갈비탕을 시켰는데 육개장으로 잘못 나왔다.	/5	/5
10. 가전제품은 반드시 설명서를 읽은 후에 사용하세요.	/6	/6
점수	/50= %	/50= %

문장검사(SNUH Child Everyday Sentence Test: List 1) – 아동

서울대학교병원 언어청각센터

검사일: ____________

이름: ____________ 성별: 남 · 여 생년월일: ____________ (;) 검사자: ____________

연습 항목	AO/AV
1. 유치원(학교)에 가요.	
2. 아이스크림 사 주세요.	

검사 항목	AO	AV
1. 엄마랑 버스를 탔어요.		
2. 불을 끄고 자요.		
3. 문 쾅 닫지마.		
4. 책을 보고 놀아요.		
5. 사탕 두 개 주세요.		
6. 너는 이름이 뭐야?		
7. 파란색 바지를 입어요.		
8. 그림을 예쁘게 그렸어요.		
9. 오늘은 날씨가 추워요.		
10. 텔레비전 소리가 시끄러워요.		
점수	/30= %	/30= %

문장검사(SNUH Child Everyday Sentence Test: List 2) – 아동

서울대학교병원 언어청각센터

검사일: ____________

이름: ____________ 성별: 남 · 여 생년월일: ____________ (;) 검사자: ____________

연습 항목	AO/AV
1. 유치원(학교)에 가요.	
2. 아이스크림 사 주세요.	

검사 항목	AO	AV
1. 과자 안 먹어요.		
2. 아빠 어디 갔어요?		
3. 나한테 공 던져.		
4. 물이 너무 뜨거워요.		
5. 빵이 하나 없어졌어요.		
6. 의자 밑에 넣어요.		
7. 코끼리는 코가 길어요.		
8. 우유 꺼내서 마셔요.		
9. 언니하고 오빠가 뛰어가요.		
10. 아침에 일어나서 세수해요.		
점수	/30= %	/30= %

문장검사(SNUH Child Everyday Sentence Test: List 3) – 아동

서울대학교병원 언어청각센터

검사일: ____________

이름: ____________ 성별: 남 · 여 생년월일: ____________ (;) 검사자: ____________

연습 항목	AO/AV
1. 유치원(학교)에 가요.	
2. 아이스크림 사 주세요.	

검사 항목	AO	AV
1. 양말과 모자를 샀어요.		
2. 냉장고 위에 있어요.		
3. 아까 비가 왔어요.		
4. 칼로 사과를 깎아요.		
5. 빨간 연필 가져와.		
6. 아저씨는 눈이 커요.		
7. 접시에 딸기를 담아요.		
8. 형은 키가 작아요.		
9. 누구랑 같이 만들었니?		
10. 핸드폰 만지면 안 돼요.		
점수	/30= %	/30= %

문장검사(SNUH Child Everyday Sentence Test: List 4) – 아동

서울대학교병원 언어청각센터

검사일: ____________

이름: ____________ 성별: 남 · 여 생년월일: ____________ (;) 검사자: ____________

연습 항목	AO/AV
1. 유치원(학교)에 가요.	
2. 아이스크림 사 주세요.	

검사 항목	AO	AV
1. 치즈는 식탁에 놓아라.		
2. 할머니가 풀을 붙여요.		
3. 가위로 종이를 잘라요.		
4. 침대에서 노래를 불러요.		
5. 수건으로 잘 말렸어요.		
6. 언제 이를 닦아요?		
7. 노랑색 운동화를 신어요.		
8. 거울에 손 대지 마.		
9. 아파트가 무척 높아요.		
10. 포도 냄새를 맡아요.		
점수	/30= %	/30= %

문장검사(SNUH Child Everyday Sentence Test: List 5) - 아동

서울대학교병원 언어청각센터

검사일: ____________

이름: ____________ 성별: 남 · 여 생년월일: ____________ (;) 검사자: ____________

연습 항목	AO/AV
1. 유치원(학교)에 가요.	
2. 아이스크림 사 주세요.	

검사 항목	AO	AV
1. 놀이터에서 친구를 만났어요.		
2. 누나가 개미를 잡아요.		
3. 네모는 검정색으로 색칠해라.		
4. 화장실에서 손을 씻어요.		
5. 풍선을 크게 불어요.		
6. 발이 왜 차가워요?		
7. 기차에서 머리를 빗었어.		
8. 가방 옆에 앉지마.		
9. 집에 바나나가 많아요.		
10. 토끼는 꼬리가 짧아요.		
점수	/30= %	/30= %

문장검사(SNUH Child Everyday Sentence Test: List 6) – 아동

서울대학교병원 언어청각센터

검사일: ______________

이름: ______________ 성별: 남 · 여 생년월일: ______________ (;) 검사자: ______________

연습 항목	AO/AV
1. 유치원(학교)에 가요.	
2. 아이스크림 사 주세요.	

검사 항목	AO	AV
1. 쓰레기통에 휴지를 버려.		
2. 선생님이 약을 발라요.		
3. 하마가 입을 벌려요.		
4. 칫솔로 문지르면 안돼.		
5. 선물을 늦게 보냈어요.		
6. 누가 불을 껐어요?		
7. 핑크색 구두를 좋아해요.		
8. 혼자 이불에 누워요.		
9. 감자를 깨끗이 씻어요.		
10. 어제 이모랑 공부했어.		
점수	/30= %	/30= %

찾아보기

인명

내용

말지각검사의 실제(2판)

Speech Perception Test in Practice (2nd ed.)

2015년 4월 1일 1판 1쇄 발행
2017년 2월 15일 1판 2쇄 발행
2021년 7월 30일 2판 1쇄 발행

엮은이 • 대한청각학회
펴낸이 • 김진환
펴낸곳 • (주)학지사
04031 서울특별시 마포구 양화로 15길 20 마인드월드빌딩
대표전화 • 02-330-5114 팩스 • 02-324-2345
등록번호 • 제313-2006-000265호

홈페이지 • http://www.hakjisa.co.kr
페이스북 • https://www.facebook.com/hakjisa

ISBN 978-89-997-2460-2 93510

정가 23,000원